医学本科院校“十四五”创新教育教材

（供BL-420S生物机能实验系统使用）

生理学实验指导

SHENGLIXUE SHIYAN ZHIDAO

主　审　许　红

主　编　彭　芳

副主编　陈代勇　周　慧　陈天琪

编　者（按姓氏笔画排序）

王　嫣　史　琴　朱　璨　江励华

李尧锋　罗　坤　唐文超　彭丹虹

谭　希

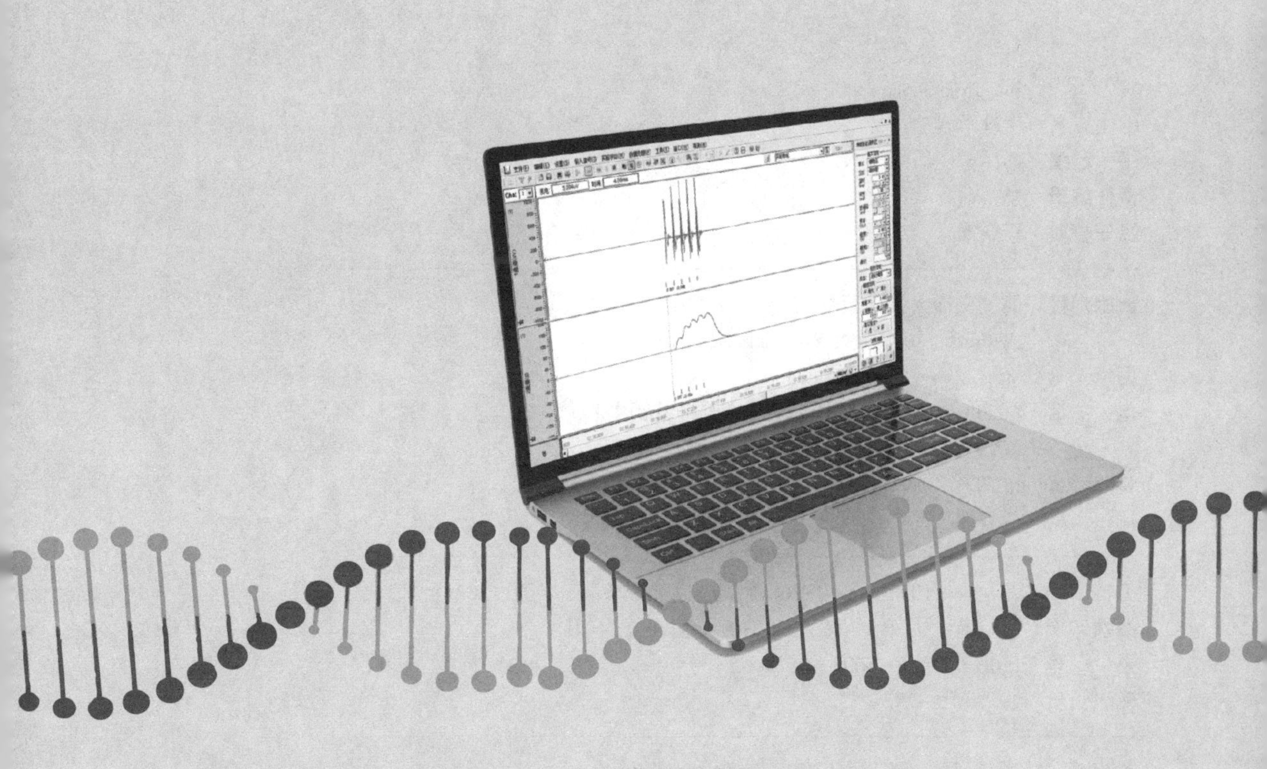

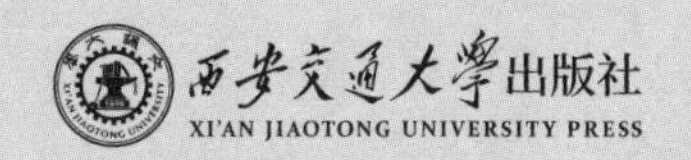

西安交通大学出版社
XI'AN JIAOTONG UNIVERSITY PRESS

图书在版编目（CIP）数据

生理学实验指导/彭芳主编. —西安：西安交通大学出版社，2023.1（2023.6 重印）
ISBN 978-7-5693-2829-5

Ⅰ. ①生… Ⅱ. ①彭… Ⅲ. ①人体生理学-实验 Ⅳ. ①R33-33

中国版本图书馆 CIP 数据核字（2022）第 189780 号

Shenglixue Shiyan Zhidao
书　　名　生理学实验指导
主　　编　彭　芳
责任编辑　李　晶
责任校对　秦金霞

出版发行　西安交通大学出版社
　　　　　（西安市兴庆南路 1 号　邮政编码 710048）
网　　址　http://www.xjtupress.com
电　　话　（029）82668357　82667874（市场营销中心）
　　　　　（029）82668315（总编办）
传　　真　（029）82668280
印　　刷　西安明瑞印务有限公司

开　　本　787 mm×1092 mm　1/16　　印张　13.75　　字数　282 千字
版次印次　2023 年 1 月第 1 版　　2023 年 6 月第 2 次印刷
书　　号　ISBN 978-7-5693-2829-5
定　　价　49.00 元

如发现印装质量问题，请与本社市场营销中心联系。
订购热线：（029）82665248　（029）82667874
投稿热线：（029）82668805
读者信箱：med_xjup@163.com

前　言

生理学是在严格受控的生物学实验基础上建立起来的基础医学学科，生理学实验教学是生理学教学的重要组成部分。计算机和信息技术的引入和更新，使生理学实验的手段发生了很大的变化，明显提高了观察、记录以及分析生物学指标的先进性和准确性，推动了相关课程的教学和科研迅速发展。为此，我们根据全国高等中医药院校生理学教学大纲的要求，结合现代教育技术在生理学实验教学中的应用，编写了以 BL-420S 生物机能实验系统为主要观测仪器的《生理学实验指导》，并适当融入部分运动生理和病理生理的实验内容。

本教材共分三章。第一章主要介绍生理学实验要求、常用器械的使用、常用溶液及其配制、常用气体及其制取、常用动物麻醉方法和操作技术、BL-420S 生物机能实验系统的使用等。第二章是本教材的主体部分，内容上除保留了传统经典实验要求的多数实验观察项目，以保持学科发展的连续性和稳定性外，还根据多年实验教学改革的实践经验，增加了一些突破传统的学科分科范畴的实验项目，这些实验项目可供相关课程实验借鉴应用，可以在一个动物身上连续进行多项实验，观察多个生理学指标在不同时间、施加不同条件（因素）情况下的变化，这是实验教学改革的一项成果。试图通过这些具体的实验训练，培养学生严肃的科学态度、严谨的工作作风，以及对事物变化进行客观观察、分析，应用科学的思维方法独立解决实际问题的能力。同时，部分实验还附有实验流程图，并通过二维码链接实验视频、课件、测试等教学资源，使教材更具数字化、立体化特征，并有效衔接课前、课中和课后教学环节，从而提升学生的学习效率。本章还简单介绍了生理学实验设计的基本知识，意在启发部分学有余力、对科学实验探索有浓厚兴趣的学生独立设计创新性的实验，培养他们的创新精神和实践能力。第三章为生理学习题，题后附有参考答案，利于学生进行自我测试，将所学实验知识灵活运用，并得以巩固。

由于编者的知识水平有限，编写时间也较为仓促，教材中难免有疏漏之处，恳请同道和广大师生批评指正，以便后期修订完善。

编者

2022 年 12 月

目　录

第一章 生理学实验基本内容

第一节 生理学实验要求

一、开设生理学实验课的目的和要求

生理学是研究正常人体生命活动规律的基础医学学科。学科内容引入了动物实验研究方法，因此，在一定意义上，它既是理论性的学科，也是实验性的学科。

开设实验课的目的，不仅在于通过它加深学生对医学基础理论知识、基本操作技术的理解，增强学生动手实践的能力，更重要的还在于培养学生的创新意识，科学的思维方法，独立思考、不唯书只唯实的科学精神，以及团结协作、共同完成工作任务的团队精神。

为了达到以上目的，学生在实验课的学习中，要注意做到以下几点。

（1）实验前认真阅读实验指导，做到对本次实验的目的、要求、实验步骤和操作方法心中有数。

（2）认真听取指导教师的讲解并仔细观摩示范操作，特别注意教师强调的关键步骤和注意事项。实验操作中应做到一丝不苟，因为任何疏忽都可能导致实验失败。

（3）仔细、耐心地观察实验结果，如实进行记录。

（4）爱护实验动物和器材。对于贵重仪器，一定要在熟悉仪器性能和操作方法后才使用。不要在动物身上任意操作。注意节约实验药品和材料。

（5）实验组成员应进行合理、明确的分工，轮流承担手术操作和仪器调试工作，以保证按时圆满完成实验课的学习任务。

（6）实验结束后应清理、洗净、擦干所用手术器械。如有损坏或丢失，应立即报告指导教师。妥善处理动物和标本。

（7）整理实验记录，认真撰写实验报告。

二、实验结果的记录和处理

1. 实验结果的记录

实验时要仔细观察，并及时记录有关实验数据。如实验时间，刺激的种类、强度，药品名称、剂量，给药方法，动物（或标本）受到刺激后的表现、特征等。实验记录应是实验结果的客观反映，记录时应做到具体、清楚、客观、完整。

记录实验结果一定要有对照。前后对照时不要改变扫描速度和增益。要等前一项实验引起的效应基本恢复正常后才可进行下一项实验。实验结果应是实验过程中

的真实记录，不能按主观想象进行描述，或在实验结束后再根据回忆追记。

2. 实验结果的处理

从实验中得到的有关数据等，属于原始资料。为研究机体功能活动变化的规律，需对大量的实验原始资料进行整理和分析。凡属能定量的观察指标，如电压高低、张力大小、血压水平、尿量多少，应标出具体数值。有曲线记录的实验结果，应在曲线上标明单位、刺激信号、强度和扫描速度等。需附结果图时，应使用原始记录。为了便于比较、分析，实验结果还常用表格来表示。一般将观察的项目列在表格的左侧，右侧列实验结果，由上至下逐项填入，从而能对整个实验结果有一个完整的记录。有些结果还要进行统计学处理，绘制成统计表或图形来进行表达。

三、实验报告的撰写要求

作为学术论文的一种，实验报告的结构应包括文题、署名、摘要、关键词、引言、材料、方法、结果、结论、讨论、参考文献、致谢等部分，但对于学生实验报告，一般只要求具有以下几部分。

（1）实验题目。

（2）实验日期及当日室温。

（3）实验者姓名、所在班级及学号。

（4）实验目的。

（5）实验原理。

（6）实验对象（动物）。

（7）器材和药品。

（8）操作步骤。

（9）实验观察项目和实验观察结果：一般可列表登记，以使结果更加直观、醒目，格式如下。

实验观察项目	实验观察结果	备注
1. ……		
2. ……		
3. ……		
……		

（10）讨论：学生实验报告中的讨论应是重点内容。虽然目前开设的生理学实验项目大多是经典的验证性实验，但学生仍必须利用已知的理论知识对结果进行针对性的分析和讨论。由于实验中环境条件、动物个体、药物剂量等的差异，可能出现非预期性的实验结果，这时就应客观分析其产生的原因，尽可能提出有价值的见解，在这一过程中也许会有一些有价值的新发现。

（11）结论：是对实验结果进行符合逻辑的理论分析，从而推导得出一般性规律的推断。结论不应再具体罗列结果，而应是一种概括性、原则性、理论性的简明总结，应当准确、完整而有条理。若有的实验结果不能明确地推导出某种理论性的结论，也可以不写结论。

学生撰写实验报告，是通过对实验资料的整理、分析、讨论，对实验结果进行正确的分析和解释，从而帮助学生巩固理论知识，并增强应用理论知识解决实际问题的能力。学生通过撰写实验报告，初步了解学术论文的基本结构和绘图、制表的方法，为以后撰写学术论文打下一定的基础。撰写实验报告时要注重培养学生的独立思考能力和创造性思维，切忌互相抄袭和盲目引用书本既定结论。

四、实验室守则

除了认真执行全校性的“实验室安全守则”“实验室安全管理制度”之外，还需强调以下几点。

（1）遵守学习纪律，不迟到、早退，不无故缺席。有事需向教师请假。

（2）实验前须认真预习，了解相关理论知识。

（3）保持实验室安静。不得进行与实验无关的活动。

（4）实验仪器出现故障，应立即报告，不得自行拆修。

（5）动物尸体和废弃物放到指定地点。做好实验室的卫生清洁，以及门窗、水、电等的安全检查。

第二节　生理学实验常用器械的使用方法

一、手术器械

生理学实验常用手术器械见图 1-1。

1. 手术刀

手术刀用于切开皮肤或脏器。常用的持刀方法有四种：执弓式、握持式、执笔式和反挑式（图 1-2）。前两种用于切开较长或需用力较大才能切开的切口；后两者用于切较小的切口，如切开血管、神经等组织。手术刀片可以更换，更换过程包括安装刀片和取刀片（图 1-3）。

2. 剪刀

剪刀包括粗剪和手术剪。剪动物毛和皮肤时使用粗剪。手术剪包括线剪、组织剪、眼科剪，剪线用线剪，剪皮下组织、肌肉用组织剪，剪深部组织用弯头组织剪，剪小血管和神经用眼科剪（图 1-4）。

3. 手术镊

手术镊分有齿和无齿两种。有齿镊用于夹持较坚韧的组织，如皮肤和肌腱；无齿镊用于夹持较脆弱的组织，如血管、神经、脏器等；小血管和神经用无齿的小镊子（即眼科镊）夹持（图 1-5）。

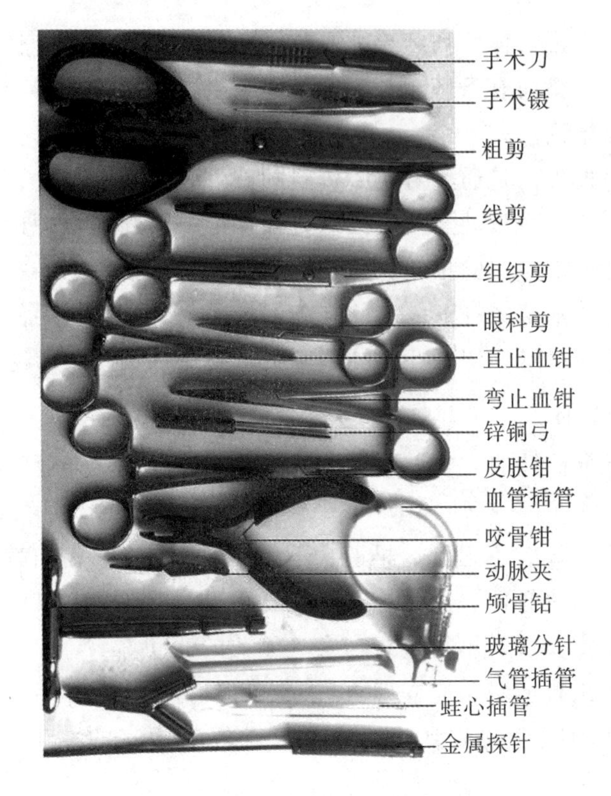

图 1-1　生理学实验常用手术器械

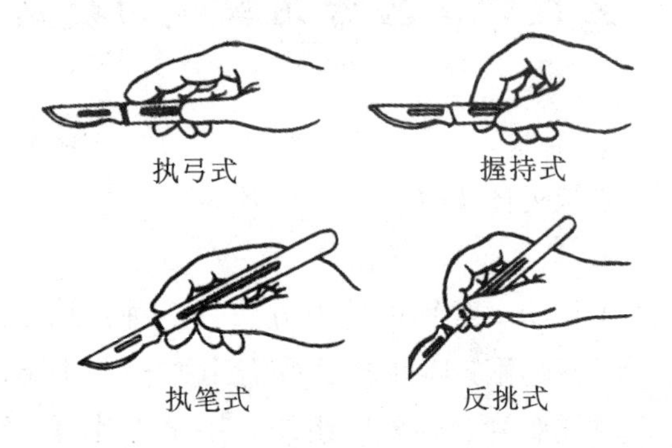

图 1-2　手术刀持刀手法

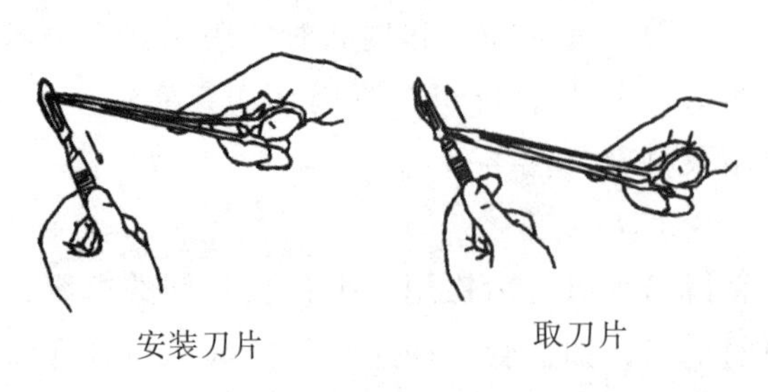

图 1-3　更换刀片法

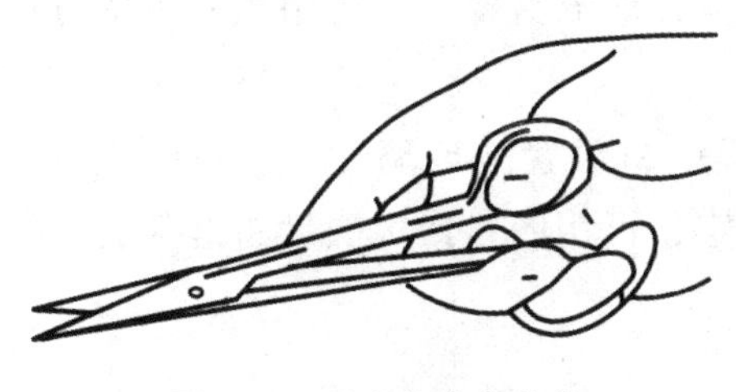

图 1-4 手术剪执剪姿势

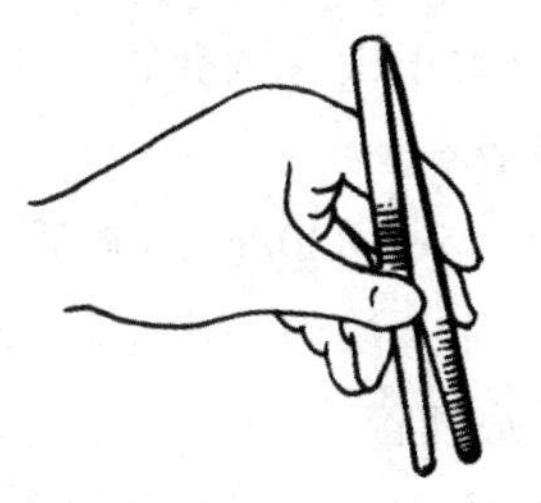

图 1-5 执镊姿势

4. 止血钳

止血钳用于钳夹出血点以止血，或用于分离组织。止血钳有各种尺寸，及直、弯型号，蚊式止血钳适于分离小血管及小神经周围组织。

5. 皮肤钳

皮肤钳尖端较宽，有齿，可用于牵拉皮肤、骨骼等组织。

6. 咬骨钳

咬骨钳用于在打开颅腔、骨髓腔时咬切骨质，可根据动物大小选用相应型号。使用时，钳头稍仰起，以保护骨下组织。切勿撕拉、拧扭咬骨钳，以防撕裂骨膜、损伤骨内组织。

7. 颅骨钻

颅骨钻用于开颅打孔。使用时应右手握钻，左手固定头骨，钻头应与骨面垂直，沿顺时针方向旋转，钻到内骨板时要小心慢转，防止穿透骨板而损伤脑组织。

8. 动脉夹

动脉夹用于暂时阻断动脉血流，用时须检查其弹性是否良好，并先用生理盐水湿润。

9. 气管插管

在实验过程中，有必要的情况下插入气管可保证实验动物呼吸道通畅。连接压力换能器可记录气道内压力。

10. 血管插管

血管插管时把细硅胶管的一端剪成斜面插入血管。动脉插管一般用以连接压力换能器以记录血压信号，静脉插管便于实验中静脉注射各种药物。通过动、静脉插管，也可进行器官灌流实验。

11. 金属探针

金属探针用于破坏蛙脑和脊髓。

12. 玻璃分针

玻璃分针用于分离神经和血管等组织。

13. 锌铜弓

锌铜弓是一种简便的刺激器具，用于刺激神经肌肉标本，以检查其兴奋性。锌铜弓的作用原理为，由于锌、铜的活泼性不同，当它们同时与湿润组织接触时，锌失去电子成为正极，铜获得电子成为负极，电流沿锌—活体组织—铜的方向流动。

14. 蛙板

蛙板为15cm×20cm的软质木板，板中央放置一玻璃片。制备蛙类标本时应在清洁的玻璃片上操作。木板用于蛙的固定，可用图钉或大头针将蛙腿钉在木板上。

15. 蛙心插管

蛙心插管用于蛙心灌流。

二、电极

在生理学实验中，用电脉冲刺激组织或从组织中引导生物电活动均离不开电极。

1. 刺激电极

（1）普通电极：将两条银丝装嵌在有机玻璃或电木的框套内，银丝上端与引线连接，再进入生物信号记录系统。

（2）保护电极：将银丝包埋在绝缘框套中，下端挖一空槽，使银丝裸露少许。其他构造与普通电极相同。这种电极用于刺激在体神经干，以保护周围组织免受刺激（图1-6）。

图1-6　保护电极

使用刺激电极时，必须先检查是否有电刺激输出。常用的方法是用刺激电极刺激一小块新鲜肌肉，观察其有无收缩反应。刺激电极周围不应有较多组织液或生理盐溶液，避免电极短路。

2. 引导电极

（1）普通电极：通常用银丝制作，常用于记录神经干动作电位、骨骼肌肌电等。

（2）玻璃微电极：是用硬质玻璃管拉制成的尖端很细的引导电极。玻璃管充灌有3mol/L的KCl溶液。玻璃微电极常用于记录心肌细胞内的生物电活动和神经系统核团放电等。

三、换能器（传感器）

换能器是将非电变量的观察指标的变化转化成电变量的装置。在生理学实验中，有很多生理指标的变化是非电变量的，如肌肉收缩、血压的变化、心脏的搏动、尿量的多少、体温的高低等，为便于记录和分析以上各种参数，需要用换能器将它们转换成电变化。换能器的种类很多，如压力换能器、张力换能器、心音换能器、脉搏换能器、呼吸换能器等。常用的是压力换能器和张力换能器。

1. 压力换能器

该类换能器主要用于测量血压、胃肠道内压、呼吸道内压等。压力换能器有一定的测量范围，应根据测量要求选择一定测压范围的换能器（图1-7）。

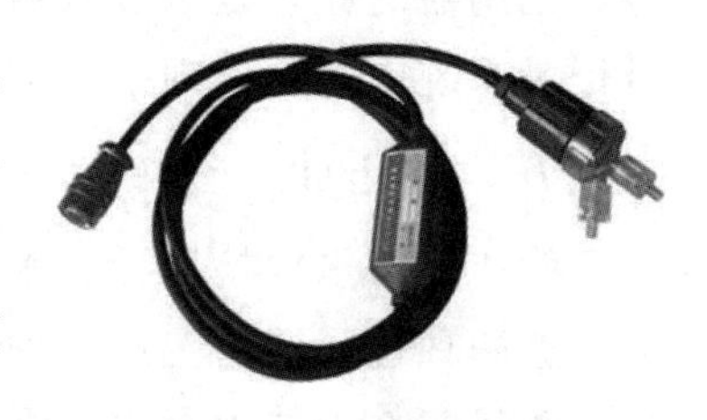

图1-7　压力换能器

换能器的工作原理为其内部有一套平衡电桥，该电桥的一部分由敏感元件（应变电阻元件）构成，它可把压力变化转变成电阻值的变化。当外界无压力时，电桥平衡，换能器输出为零。当外界压力作用于换能器时，敏感元件的电阻值发生改变，引起电桥失衡，即有电流输出。其电流的大小与外加压力的大小呈线性相关。

使用压力换能器记录血压时，要将换能器的两个侧管分别连接三通管和测压插管。从三通管的一个侧管注入抗凝液体，排出换能器内的气泡。将换能器与大气相通以确定零压力基线，然后将充满抗凝液体的测压插管（通常是塑料或硅胶管）插进血管，即可进行血压测量。

测量血压时，压力换能器应放置在与心脏水平的位置，根据测定的血压水平范围选用适合的压力换能器。使用过程中严禁在换能器管道处于闭合时，用注射器向换能器内加压。用完后应及时清除换能器内的液体或血液，并用蒸馏水洗净晾干。

2. 张力换能器

张力换能器的工作原理和压力换能器类似，张力换能器的应变电阻元件粘贴在应变梁上，当外力作用于应变梁时，应变梁变形，应变元件电阻值改变，电桥失衡，换能器可将张力信号转换成电信号。张力换能器主要用于记录骨骼肌的收缩、心肌的收缩、小肠平滑肌的收缩等。使用时肌肉的一端固定，另一端用丝线与换能器的受力片相连，尽量使受力方向与肌肉运动方向一致（即丝线与应变梁呈垂直方向），连接的松紧度以丝线拉直为宜。张力换能器也有一定的张力承受范围，根据所测张力的大小选择合适的张力换能器，以避免对换能器桥臂的过分牵拉损坏换能器。实验时勿使液体流入换能器内部，调整实验装置时防止碰撞换能器（图1-8）。

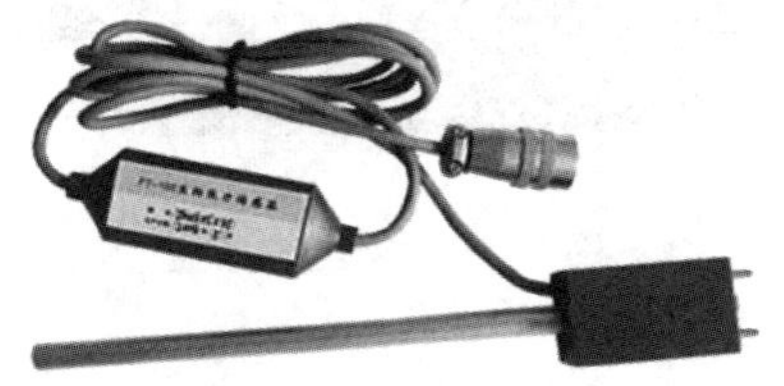

图1-8　张力换能器

四、记滴器

记滴器是记录液体流出滴数的装置，常用于记录腺体的分泌量和尿的生成量等。记滴器的原理是当液滴通过两个金属丝时使其短路，电路连通，此时在生物信号记录系统中就会出现一标记。

五、检压计

检压计有水银检压计和水检压计两种，由 U 形玻璃管固定在有刻度的木板上构成，这两种检压计的工作原理是相同的。将 U 型管的一侧与需测压的器官相连通，另一侧暴露在大气中，当器官内压力发生变化时，液面将随压力变化而变化。水银检压计常用于记录较高的压力变化，例如动脉血压的测定（图 1-9）。水检压计常用作记录较低的压力变化，如静脉压、胸膜腔内压等（图 1-10）。

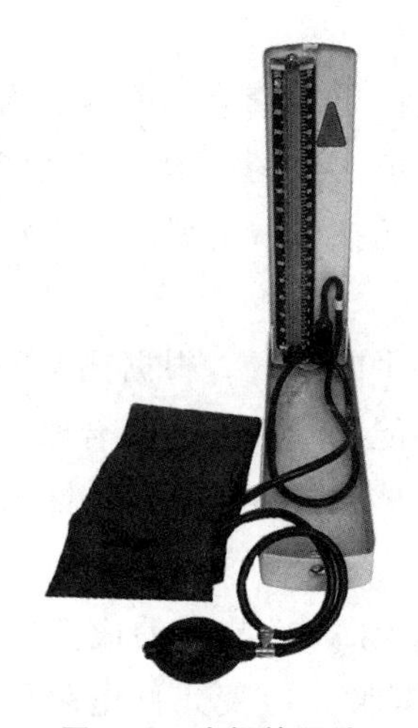

图 1-9　水银检压计

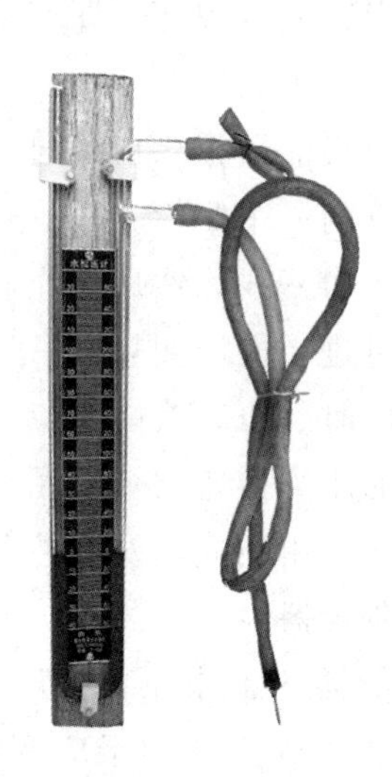

图 1-10　水检压计

六、神经屏蔽盒

神经屏蔽盒是一个有机玻璃小盒或铝盒，里面有一长形支架，分布有一对刺激电极柱、几对引导电极柱以及接地电极柱，主要用于神经干动作电位的记录。盒外有一金属板，可用于防止外来电信号对生物电的干扰（图 1-11）。

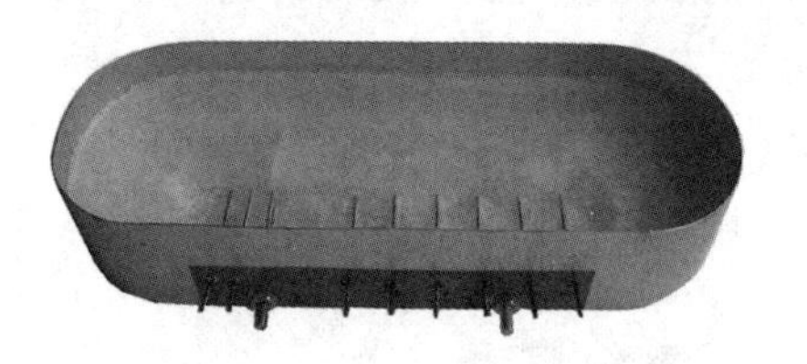

图 1-11　神经屏蔽盒

七、肌动器

肌动器用于固定和刺激蛙类神经肌肉标本，常用的有平板式肌动器和槽式肌动器（图 1-12、图 1-13）。肌动器有一孔以便插入股骨固定标本，还有固定螺丝和刺激电极。

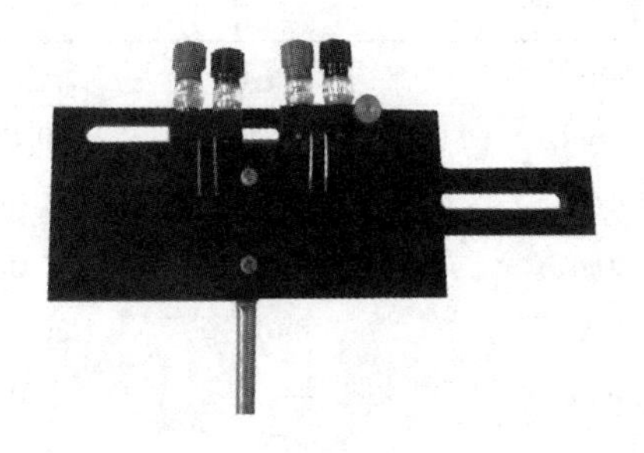

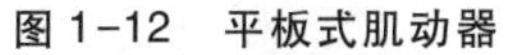

图 1-12　平板式肌动器

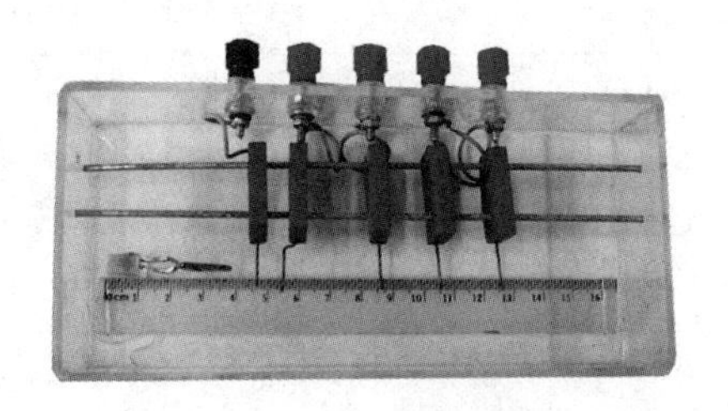

图 1-13　槽式肌动器

八、铁支架

铁支架配合使用双凹夹和金属杠杆可用于固定标本、引导电极和换能器。

第三节　生理学实验常用溶液及其配制方法

一、常用生理盐溶液

生理盐溶液指渗透压、酸碱度、各种离子成分等都和动物细胞外液相类似的盐溶液（表 1-1）。

常用生理盐溶液的配制方法是将各种成分分别配制成一定浓度的基础溶液，然后按表 1-2 混合而成。

表 1-1　常用生理盐溶液（Ⅰ）

药品名称	生理盐水		任氏溶液（Ringer's）	乐氏溶液（Locke's）	台氏溶液（Tyrode's）
	用于两栖类	用于哺乳类	用于两栖类	用于哺乳类	用于哺乳类小肠
氯化钠（NaCl）	6.5g	9.0g	6.5g	9.0g	8.0g
氯化钾（KCl）	—	—	0.14g	0.42g	0.2g
氯化钙（$CaCl_2$）	—	—	0.12g	0.24g	0.2g
碳酸氢钠（$NaHCO_3$）	—	—	0.2g	0.1～0.3g	1.0g
磷酸二氢钠（NaH_2PO_4）	—	—	0.01g	—	0.05g
氯化镁（$MgCl_2$）	—	—	—	—	0.1g
葡萄糖	—	—	2.0g	1.0～2.5g	1.0g
加蒸馏水至	1000mL	1000mL	1000mL	1000mL	1000mL

表 1-2 常用生理盐溶液（Ⅱ）

成分	浓度	任氏溶液	乐氏溶液	台氏溶液
氯化钠（NaCl）	20%	32.5mL	45.6mL	40.0mL
氯化钾（KCl）	10%	1.4mL	4.2mL	2.0mL
氯化钙（$CaCl_2$）	10%	1.2mL	2.4mL	2.0mL
碳酸氢钠（$NaHCO_3$）	5%	4.0mL	2.0mL	20.0mL
磷酸二氢钠（NaH_2PO_4）	1%	1.0mL	—	5.0mL
氯化镁（$MgCl_2$）	5%	—	—	2.0mL
葡萄糖	—	2.0g（可不加）	1.0~2.5g	1.0g
加蒸馏水至	—	1000mL	1000mL	1000mL

注意：氯化钙（$CaCl_2$）溶液须在其他基础溶液混合并加蒸馏水稀释之后，再一边搅拌一边逐滴加入，否则易生成钙盐沉淀。葡萄糖应在临用时加入，因加入葡萄糖的溶液不能久置。

二、常用抗凝剂

1. 草酸钾

草酸钾用于血液样品检验时的抗凝，可配制成10%水溶液。每毫升血加1~2mg的草酸钾可起到抗凝作用，通常5~10mL试管加10%草酸钾0.1mL。用时使其均匀分散于管壁，在温度≤80℃的烘箱内烘干备用。

2. 草酸盐合剂

配方：草酸铵　　1.2g
　　　草酸钾　　0.8g
　　　福尔马林　　1.0mL
　　　加蒸馏水至　　100mL

每毫升血加草酸盐合剂2mg（相当于草酸铵1.2mg，草酸钾0.8mg）可起到抗凝作用。草酸盐合剂配制成2%水溶液，用前根据取血量将计算好的量加入玻璃容器内烘干备用，如取2%草酸盐合剂0.5mL于试管中，烘干后每管可使5mL血不凝固。此抗凝剂量适用于红细胞比容的测定，能使血凝过程中所需的钙离子沉淀达到抗凝的目的。

3. 枸橼酸钠

枸橼酸钠常配制成3%~5%水溶液，也可直接用粉剂。每毫升血加3~5mg枸橼酸钠粉剂，即可达到抗凝的目的。

枸橼酸钠可使钙失去活性，故能防止血凝。但其抗凝作用较差、碱性较强，不适合做化学检验，可用于红细胞沉降速度测定。急性血压实验中所用的枸橼酸钠为5%~7%的水溶液。

4. 肝素

肝素（heparin）的抗凝作用很强，常用作全身抗凝剂，特别是在进行与微循环有关的动物实验时，肝素的应用更有重要意义。用于试管内抗凝时，一般可配成

1% 肝素生理盐溶液，取 0.1mL 肝素加入试管内，放入 100℃烘箱内烘干，每管能使 5~10mL 血液不凝固。用于动物全身抗凝血时，一般剂量如下。

大白鼠：2.5mg/(0.2~0.3)kg。

兔：10mg/kg。

狗：5~10mg/kg。

如果肝素的纯度不高，所用的剂量应增大 2~3 倍。

三、常用麻醉剂

1. 氨基甲酸乙酯

氨基甲酸乙酯（ethyl carbamate）为无色无味的结晶粉末，易溶于水，常配制成 20% 或 25% 的溶液，使用时多采用静脉注射或腹腔注射的方式，剂量见表 1-3。该药价格低廉，使用方便，一次给药可维持 4~6 小时麻醉效果，且麻醉过程平稳，对循环、呼吸功能影响较小。动物麻醉后苏醒慢，偶有麻醉意外。长期使用本品易诱发兔及猫的肿瘤，因此本品适用于急性动物实验。

2. 巴比妥类

（1）硫喷妥钠（sodium thiopental）：为浅黄色粉末，其水溶液不稳定，需临用时配制，常配成 2.5% ~5.0% 的溶液静脉注射，不宜做皮下和肌内注射。静脉注射作用迅速，但维持时间短，仅为 0.5~1 小时。若需维持较长时间，需多次注射。

（2）戊巴比妥钠（sodium pentobarbital）：为白色粉末，适用于大多数动物，常配成 3% 的水溶液，使用时多由静脉或腹腔注射。如在实验中动物醒来或未达到麻醉效果，可由静脉或腹腔补注原剂量的 1/5。动物麻醉后体温下降，应注意保温。

3. 氯醛糖

氯醛糖（chloralose）为白色结晶粉末，一般应于临用前配制，常配成 1% 水溶液使用。由于其溶解度小，在配制时需适当加温溶解，但温度不宜过高，以免降低药效，而且应放凉后（40℃以下）注射。使用本药的实验动物在深麻醉期还能保留许多生理反射，故较常用于神经系统的急性实验。单用氯醛糖时若达不到所需麻醉深度，可配合局部麻醉或给予少量止痛药。实验中常用氯醛糖和氨基甲酸乙酯的混合液，即取氯醛糖 1g、氨基甲酸乙酯 1g，分别用少量生理盐水溶解后混合在一起，再加入生理盐水至 100mL。用量按氯醛糖标准取用。

4. 乙醚

乙醚（ether）是一种呼吸性麻醉药物，无色，有强烈的刺激性气味，易燃易爆，挥发性强，开瓶后在光和空气作用下，乙醚可生成乙醛及过氧化物而具有强烈的毒性，故开瓶后不能久置，超过 24 小时不宜再用。乙醚可用于各种动物的麻醉，尤其适用于狗、猫、兔、鼠等的短时间手术操作或实验，可用面罩进行开放式吸入麻醉。乙醚吸入后 10~20 分钟开始生效。注意不同动物所需剂量不同，乙醚麻醉初期动物会出现较强的兴奋表现，因乙醚的刺激性可使呼吸道黏膜产生大量分泌物，引起呼吸道阻塞，所以最好在麻醉前注射阿托品 0.1~0.3mg/kg 进行预防。乙醚的优点是安全、苏醒快，麻醉深度和用药量容易掌握。

以上药物的使用剂量及方法可参考表1-3。

表1-3　常用动物麻醉药物剂量及使用方法

麻醉药	动物	给药途径	浓度	剂量	持续时间	其他
氨基甲酸乙酯	兔、猫	静脉	25%	1000mg/kg	2～4h	对器官功能影响较小
		腹腔	25%	1000mg/kg		
	鼠	腹腔	25%	1000mg/kg		
	蛙	皮下囊	25%	2000mg/kg		
戊巴比妥钠	兔	静脉	3%	30mg/kg	2～4h	麻醉平稳
	狗、猫	腹腔	3%	35mg/kg		
	鼠	腹腔	3%	40mg/kg		
硫喷妥钠	狗、猫	静脉	2.5%～5%	15～25mg/kg	0.5～1.5h	溶液不稳定，用时现配。注射速度要慢，不宜做皮下及肌内注射
	兔	静脉	2.5%～5%	10～20mg/kg		
氯醛糖	狗、兔	静脉	1%	70mg/kg	3～4h	对呼吸和血管运动中枢影响较小
		腹腔	1%	100mg/kg		
	猫	腹腔	1%	100mg/kg		

四、常用消毒液

常用消毒液的配制方法及用途见表1-4。

表1-4　常用消毒液的配制方法及用途

名称	常用浓度及配制方法	用途
碘酒	碘化钾3.0～3.5g溶于100mL 75%乙醇	皮肤消毒，待干后用75%酒精擦去
高锰酸钾液	高锰酸钾10g溶于100mL蒸馏水	皮肤洗涤消毒
硼酸消毒液	硼酸2g溶于100mL蒸馏水	冲洗眼结膜、口腔、鼻腔、直肠
福尔马林	40%甲醛溶液	实验室蒸汽消毒
	10%甲醛溶液	器械消毒
漂白粉	10%水溶液	消毒动物的排泄物、分泌物，消毒严重污染区域
	0.5%水溶液	实验室喷雾消毒
石炭酸	5%水溶液	器械消毒、实验室消毒
	1%水溶液	手术部位皮肤洗涤、洗手
新洁尔灭	0.1%水溶液	洗手、消毒手术器械
碘伏	有效碘含量为0.45%～0.55%	皮肤消毒

五、常用洗涤液

常用洗涤液的配制方法及用途见表1-5。

表1-5 常用洗涤液的配制方法及用途

名称	常用浓度		用途
盐酸酒精洗液	含1%～2%浓盐酸的乙醇溶液		洗涤有染色物质附着的器皿
碱性酒精液	含10%氢氧化钾（钠）的乙醇溶液		洗涤污物
草酸盐洗液	含5%草酸钾（钠）的水溶液		洗涤高锰酸钾污迹
氨水溶液	10%氨水溶液		洗涤血迹
乙二胺四乙酸二钠（EDTA-2Na）	5%～10%水溶液		洗涤玻璃器皿上的白色沉淀物
重铬酸钾硫酸洗液（洗洁液或洗液）	稀洗液	重铬酸钾10g	洗涤血、尿、油脂等
		浓硫酸200mL	
		水100mL	
	浓洗液	重铬酸钾20g	
		浓硫酸350mL	
		水40mL	

注意：稀洗液配制时先将重铬酸钾配成10%水溶液（可加热帮助溶解），再将浓硫酸缓缓沿容器边缘加入上述溶液中，同时用玻璃棒不断搅拌，勿使硫酸外溢。切记不能把水加入硫酸中。

第四节 生理学实验常用气体及其制取

一、CO_2的制取

稀盐酸与碳酸钙反应生成CO_2。

$2HCl+CaCO_3 \rightarrow CO_2\uparrow+H_2O+CaCl_2$

用气体发生器可以得到CO_2，将产生的CO_2收集入气囊中备用。

二、CO的制取

浓硫酸与甲酸（或蚁酸）加热反应可以产生CO。CO有毒，空气中的浓度达到0.5%即可使人感到头痛，浓度更高时便可引起死亡，故必须特别注意，一般宜在室外制取，收集入气囊中备用。

三、O_2的制取

氯酸钾（$KClO_3$）与二氧化锰（MnO_2）反应可产生氧气。将4份$KClO_3$与1份MnO_2混合于烧瓶中，略加热便有O_2逸出，收集入气囊中备用。

四、Cl_2的制取

浓盐酸与重铬酸钾加热反应即可产生Cl_2，收集入气囊中备用。

第五节　生理学动物实验的基本操作技术

一、实验动物的选择

实验动物的选择依据主要是实验内容和要求，及实验所要达到的目的，一般应遵循如下原则（表 1-6）。

（1）所要观察的动物的功能特性与人类的功能特性要有相似性。例如两栖类动物（蛙）的心肌细胞与人类的心肌细胞都有自律性，故观察心肌细胞的自动去极化过程可以选用蛙，但蛙的皮肤有呼吸功能而人的却没有，所以不能以蛙的皮肤呼吸功能类比人的皮肤功能。

（2）动物的种属及其生物特性，适合复制稳定可靠的某种模型，用来观察相应的生理学指标。例如哺乳动物已经有发育完善的心脏，和人相似，有完全分隔的左心和右心，所以可用来进行循环系统功能的研究。但兔作为食草动物，其消化系统功能与人差异较大，消化液中酶的种类和数量与人均不同，呕吐反射也不发达，所以兔不适宜做消化系统功能的研究。

（3）经济易得。只要能达到实验目的，就应尽量选择价格较低、容易获得的动物。此外，还要注意制作模型的方法应简便、可靠、需要时间较短，例如灌服四氯化碳制作急性肝损伤模型可选择小鼠。

（4）选取健康的动物。健康的温血动物表现活泼，反应灵活，毛有光泽，两眼明亮，眼、鼻无分泌物，食欲良好；健康的蛙皮肤湿润，喜爱活动；进行与能量代谢有关的实验还要求动物的年龄必须统一；慢性实验还应选择年轻健壮的动物。若性别对研究有影响时，例如研究与性激素分泌功能有关的项目，应选择同一性别的动物。若妊娠对实验有影响，应选择无妊娠的动物。若性别对研究无影响，应选择雌、雄动物各半。科研实验对动物的品系和纯度要求比较严格，教学实验一般不做严格要求。

此外，据有关文献报道，同一药物对不同动物的同一器官效应可能不同，甚至相反，例如吗啡对人、猴、犬、兔的中枢神经系统产生抑制效应，而对小鼠、猫、虎的中枢神经系统产生兴奋效应。

表 1-6　生理学实验常用动物选择举例

动物	常用系统（疾病）	实验项目举例	选择理由	优缺点
猴	中枢神经系统	针麻原理研究	神经系统功能与人近似	价格昂贵
犬	循环系统	血压调节	循环系统结构与人近似	易获得
	消化系统	观察消化腺分泌	易建立条件反射	
兔	循环系统	降压神经放电	主动脉神经在颈部自成一束	操作方便
猫	消化系统	止吐药物效应	呕吐反射灵敏	不易操作

续表

动物	常用系统（疾病）	实验项目举例	选择理由	优缺点
豚鼠	听觉系统	观察微音器效应	耳蜗发达，乳突骨质薄	操作方便
大鼠	循环系统	血流动力学	心脏耐受性好，心血管反应灵敏	价格适中 —
	内分泌系统	应激反应	垂体-肾上腺皮质系统灵敏	—
	消化系统	胆汁分泌	无胆囊	胆汁计量准确
	神经系统	止痛药物效应	疼痛表现易于观察	—
小鼠	感染性疾病	抗感染药物效应	对多种疾病易感	品种最多，价格低
	肿瘤	抗肿瘤药物效应	易制作肿瘤模型	—
鸽	消化系统	止吐药物效应	呕吐反射灵敏	易操作
蛙	神经系统	神经细胞生物电活动，刺激频率与收缩形式的关系	离体标本存活时间长	价格低
	循环系统	心肌细胞生物电活动，体液因素对心肌收缩的影响	—	—
小香猪	与犬类似	与犬类似	与犬类似	价格较贵

二、常用实验动物的捕捉方法

1. 蛙

实验者用左手无名指和中指夹住蛙前肢，使蛙趴在左手掌中，用拇指轻压其脊柱，示指轻压蛙鼻，使蛙头与脊柱在颈部成一角度，交角的菱形窝为枕骨大孔的进针处，右手持金属探针刺入以破坏脑和脊髓，也可进行蛙背部皮下淋巴囊注射。

2. 小鼠

实验者右手提鼠尾使小鼠趴在鼠笼上，稍提起尾部使后肢悬空，左手拇、示指捏住其耳和颈后部皮肤，右手将鼠尾递到左手，用左手无名指和小拇指夹住即可（图 1-14）。

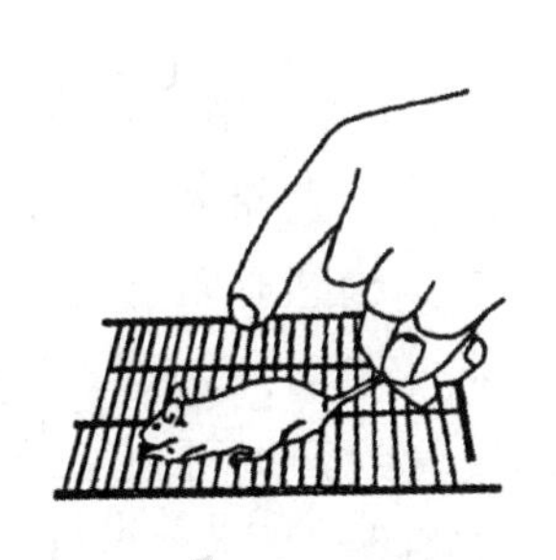
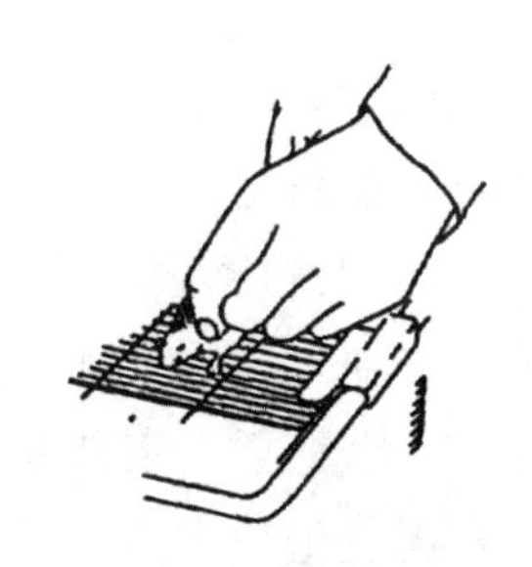
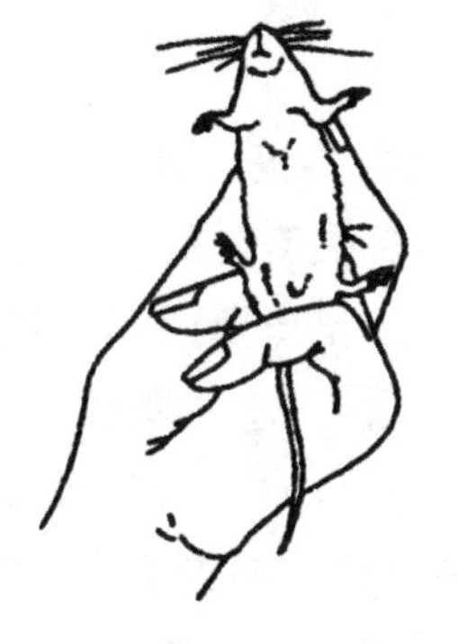

图 1-14 小鼠的捉拿、固定

3. 大鼠

大鼠较凶猛，为防止被鼠咬伤，可采用捉小鼠的方法，但应戴上棉手套，或用布盖住大鼠再捉。

4. 豚鼠

豚鼠性情温顺，实验者用左手抓住其颈、背部皮肤拿起即可。

5. 兔

实验者右手抓住兔颈后部皮肤，左手托住其臀部，使其成坐位姿势（图 1-15）。

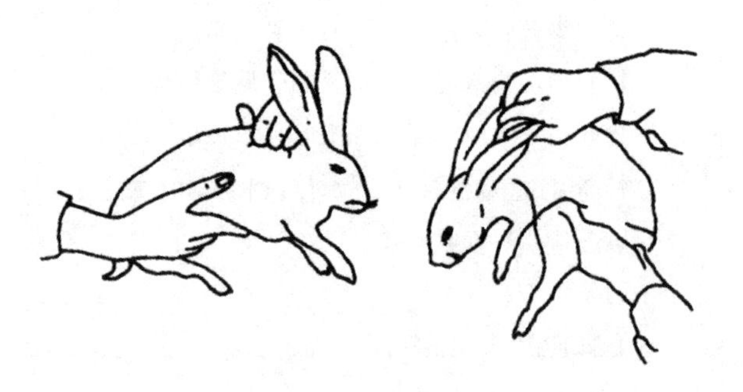

图 1-15　家兔捉持法

6. 猫

捉猫时应戴手套，防止被抓伤。可先将猫赶入特制的玻璃容器中，用乙醚将其麻醉。或将猫诱入一已称重的口袋，扎紧袋口，称重后隔着口袋进行腹腔注射麻醉。

7. 犬

用长柄犬钳夹持犬颈部，并将其按压在地，向后牵拉后肢后，可进行犬后肢小腿外侧的小隐静脉注射麻醉，或前肢头静脉注射麻醉。

三、常用实验动物给药法

1. 经口给药法

此法有口服与灌胃两种方法，适用于小鼠、大鼠、豚鼠、兔、犬等动物。口服法可将药物放入饲料或溶于水中让动物自行摄取。若为保证剂量准确，可使用灌胃法。

（1）小鼠：以左手捉持小鼠，使其腹部朝上，右手持灌胃器（用 1～2mL 注射器连接针尖磨钝的注射器针头制成），灌胃管的长度为 4～5cm，直径为 1mm。先将胃管从小鼠口角插入口腔内，然后沿着上腭壁轻轻插入食管，稍感有阻力时（大约插入胃管 1/2），即相当于食管通过膈肌的部位，此时，即可推动注射器，进行灌胃（图 1-16）。若注射器推动困难，应重插。若误插入气管给药，可使小鼠死亡（将灌胃管一端置于一杯清水中，若无气泡冒出，说明灌胃管没有插入气管）。注药后轻轻拔出灌胃管，一次投药量为 0.01～0.03mL/g。

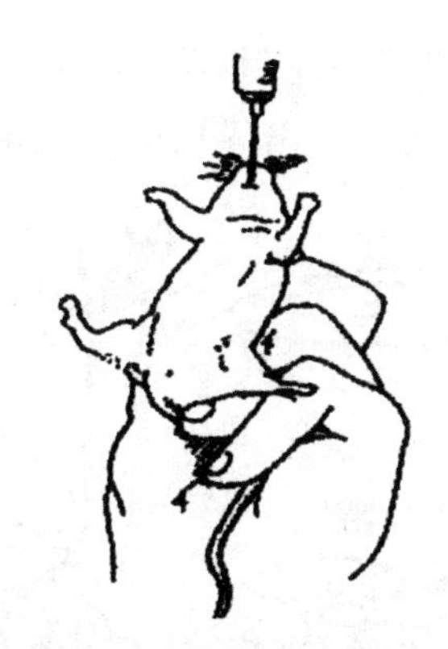

图 1-16 小鼠的捉持法和灌胃法

（2）大鼠：用左手捉持大鼠（若两人合作时，助手用右手抓住大鼠后肢和尾巴），灌胃方法与小鼠相类似，使用安装在 5~10mL 注射器上的金属灌胃管（长度为 6~8cm，直径为 1.2mm，尖端为球状）。一次投药量为 0.01~0.02mL/g。

（3）豚鼠：给药方法如下所述。

1）口服（适用于固体剂型药物）：把豚鼠放在金属网上，实验者以左手掌从背部握住豚鼠的头颈部以固定之，以拇指和示指压迫其口角部使口张开。用镊子夹住药物，放进豚鼠舌根部的凹处，使其迅速闭口而咽下。当证实药物被豚鼠咽下后即可放开豚鼠。

2）灌胃（适用于液体剂型药物）：助手用左手从豚鼠的背部把其后腿伸开，并把其腰部和后腿一起固定，用左手的拇指和示指捏住其两前腿固定。实验者以右手持豚鼠用灌胃管沿其上腭壁滑行插入食管，进而插入胃给药（或用木或竹制开口器，把导尿管或直径为 1mm 的尼龙管通过开口器中央的孔插入胃内给药）。

上述两种方法皆需稍回抽一下注射器的内栓，证实注射器内无空气时，再慢慢注入药液。最后注入 0.9% 氯化钠注射液 1~2mL，冲尽管内药液，以保证剂量的准确。

（4）猫：给药方法如下所述。

1）口服（适用于固体剂型药物）：将猫固定，扒开其上下腭的齿列，开启猫嘴，用镊子夹住药物放在其舌根部，迅速封合上下腭，即可使猫咽下药物。对于特别驯服的猫，可轻轻固定其全身，将头部向上方拉，使其张开口，用镊子将药物放到其舌根部即可。对于性情凶狠的猫必须用固定袋固定后给药。无臭味的能溶于水的药物也可混入饲料中，任猫自行摄入（若为保证剂量准确，须应用灌胃法）。

2）灌胃（适用于液体剂型药物）：将导尿管或直径为 1mm 的尼龙管从猫的鼻腔或口腔插入食管内给药。

（5）兔：固体剂型药物的口服法与豚鼠基本相同。液体剂型药物灌胃法需两人合作（图 1-17）。一人坐好，两腿将兔身夹住，左手抓住兔双耳，固定其头部，右手抓住其双前肢。另一人用木或竹制开口器压其舌，以导尿管经开口器中央小孔慢慢沿上腭壁插入食管 16~20cm。将导尿管一端置于一杯清水中，若无气泡冒出，说明导尿管没有插入气管。这时即可用注射器抽取需要量药液，经导尿管灌入兔胃，然后用 3～5mL 清水冲洗导尿管后，抽出导尿管，取出开口器。

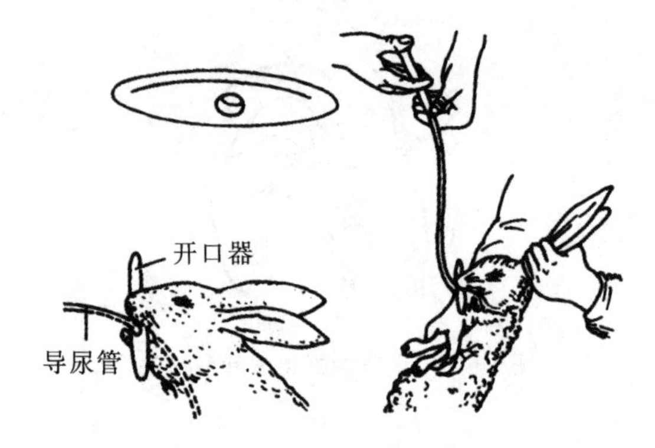

图 1-17　兔的灌胃法

（6）犬：给药方法如下所述。

1）口服（适用于固定剂型药物）：其口服给药法与猫相似。但犬较易伤人，应先用铁制犬夹夹住其头颈部，以绳拴住嘴。一人以双手抓住犬的双耳，两腿夹住犬身固定。解开拴嘴绳，由另一人用木制开口器将舌压住，用镊子夹住药物从开口器中央孔送至犬的舌根部，迅速取下开口器，使犬吞下药物。给药前先以水湿润犬的口腔内部，使其易吞下药物。

2）灌胃（适用于液体剂型药物）：与兔灌胃法相似。

2. 注射给药法

（1）淋巴囊内注射：蛙皮下有多个淋巴囊（图 1-18），易吸收药物。一般情况下，将药物注射于蛙胸、腹或股淋巴囊。因蛙皮肤较薄，为避免药物从针眼中漏出，在做胸部淋巴囊注射时，针头应由口腔底部穿下颌肌层而达胸部皮下淋巴囊（图 1-19）；做股部淋巴囊注射时，针头应从小腿皮肤刺入，通过膝关节达大腿部皮下。注入药液量一般为 0.25～0.5mL。

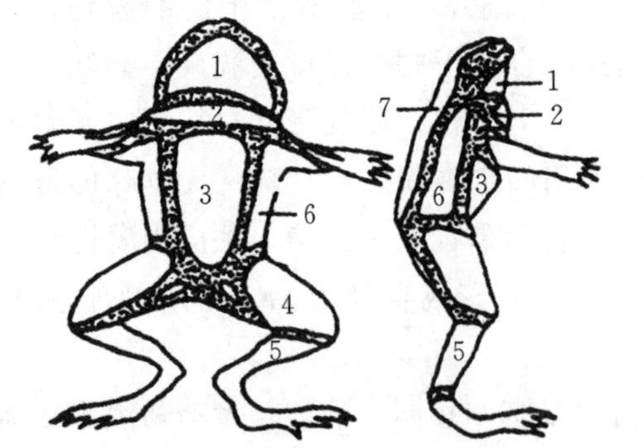

1. 颌下淋巴囊　2. 胸淋巴囊　3. 腹淋巴囊　4. 股淋巴囊

5. 胫淋巴囊　6. 侧淋巴囊　7. 头背淋巴囊

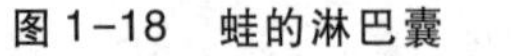

图 1-18　蛙的淋巴囊

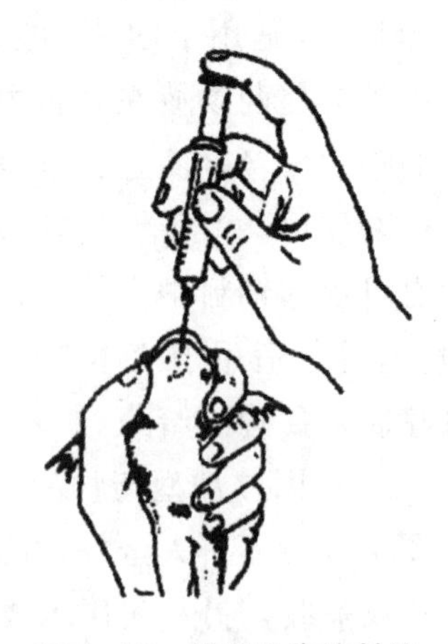

图 1-19　蛙淋巴囊注射法

（2）皮下注射：给药方法如下所述。

1）小鼠：通常在小鼠背部皮下注射（图1-20）。将皮肤拉起，注射针刺入皮下，将针尖轻轻向左右摆动，易摆动表示已刺入皮下，然后注射药物；拔针时，用手指按住针刺部位，以防止药物外漏。注射药量为0.01~0.03mL/g。

2）大鼠：以捉持法握住大鼠，于大鼠背部或大腿部拉起皮肤，将注射针刺入皮下。一次注射药量小于0.01mL/g。

3）豚鼠：注射部位可选其大腿内侧面、背部、肩部等皮下脂肪少的部位，但通常在大腿内侧面注射。一般需两人合作，一人固定豚鼠，一人进行注射。

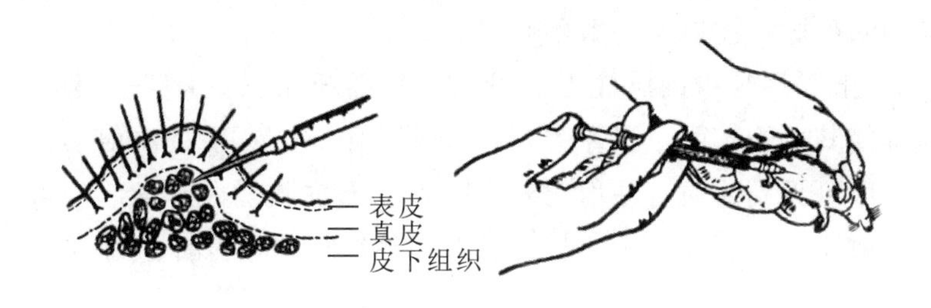

图1-20 小鼠皮下注射法

4）兔：左手将兔背部皮肤提起，右手持注射器，针尖刺入皮下后松开左手，进行注射。

5）猫：将猫臀部皮肤拉起，将注射针刺入皮肤与骨骼肌之间，注入药液。

6）犬：于犬的颈部或背部将皮肤拉起，注射针刺入皮下进行注射。

（3）皮内注射：剪去注射部位的被毛，用酒精消毒。提起注射部位的皮肤，注射针沿皮肤表浅层刺入，注射药液，这时注射处出现白色小皮丘。大鼠、豚鼠一般选背部或腹部行皮内注射。

（4）肌内注射：兔、猫、犬选择两侧臀部肌注射。在固定动物后，使注射器与骨骼肌成60°角，一次刺入骨骼肌内注射，但应避免将针刺入肌内血管。注射完后轻轻按摩注射部位，以助药物吸收。小鼠、豚鼠因骨骼肌较小，较少采用肌内注射。若必须采用肌内注射，以股部肌较适合，用药量不宜过大，特别是小鼠，每侧用药不宜超过0.1mL。

（5）静脉注射：具体如下。

1）大鼠和小鼠：一般采用尾静脉注射法。事先将小鼠和大鼠置于固定的鼠笼内或铁丝罩内，或扣于烧杯内，使尾巴露出，将尾巴置于45~50℃的温水中浸泡或用75%的酒精棉球揩擦，使其血管扩张。选择尾巴左右两侧静脉注射（图1-21）。注射时若出现隆起的白色皮丘，说明未注入血管，应重新向尾根部移动，寻找静脉注射。一次注射量，小鼠为0.005~0.01mL/g，大鼠为0.01~0.02mL/g。

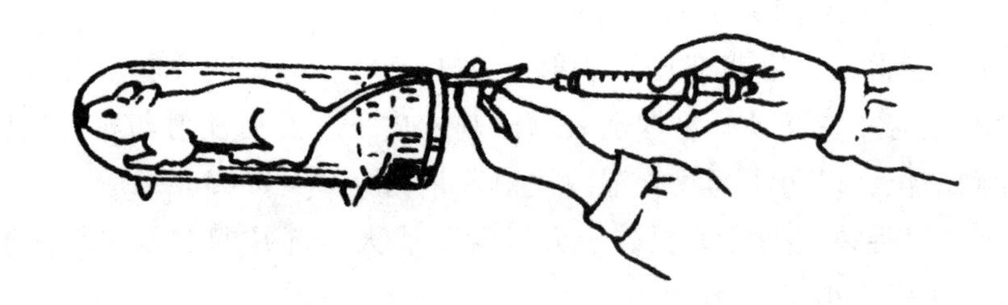

图 1-21 小鼠尾静脉注射法

2）豚鼠：一般选前肢皮下头静脉注射或后肢小隐静脉注射。注射时越接近下部越较容易刺入静脉。注射量一般不超过 2mL。

3）兔：一般采用耳缘静脉注射。可用酒精棉球涂擦兔耳部边缘静脉，或用电灯泡烘烤兔耳使其血管扩张。以左手指在兔耳下作垫，右手持注射器，针头经皮下进入血管，一般可见到回血；注射时若无阻力也无皮肤发白、隆起现象，说明针头在血管内。注射完毕，压住针眼，拔去针头，继续压迫数分钟止血（图 1-22）。

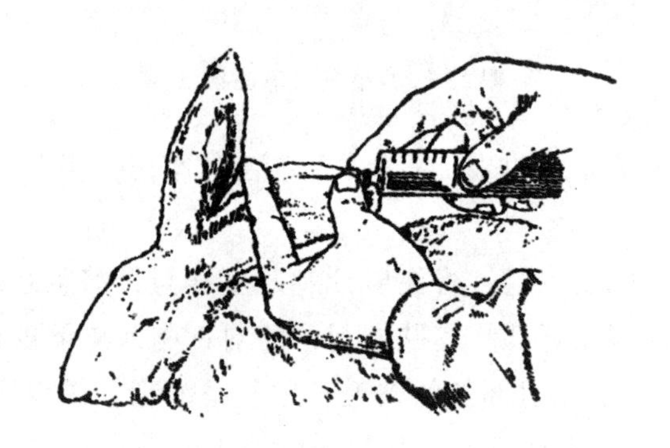

图 1-22 兔耳缘静脉注射法

4）猫：一般选前肢皮下头静脉注射。注射前先将猫装于固定袋或笼内，左手抓住猫前肢，用酒精消毒后，经前肢的末端将注射器针头刺入静脉。若有回血证实针在静脉内后，即可注射。

5）犬：可选前肢皮下头静脉或后肢小隐静脉注射。以手或橡皮带将犬静脉向心端扎紧，使血管充血。用酒精消毒后，针沿近心端刺入静脉，有回血即可推注药液（图 1-23）。

（6）腹腔注射：具体如下。

1）小鼠：以左手捉持小鼠，使其腹部向上，右手将注射器针头刺入皮肤，其部位是距离下腹部腹白线稍向左或右的位置。针头向前推进 3～5mm，接着使注射器针头与皮肤呈 45°刺入腹肌。继续向前刺入，针头通过腹肌进入腹腔后抵抗消失，这时即可轻轻注入药液。小鼠的一次注射量为 0.01～0.02mL/g（图 1-24）。

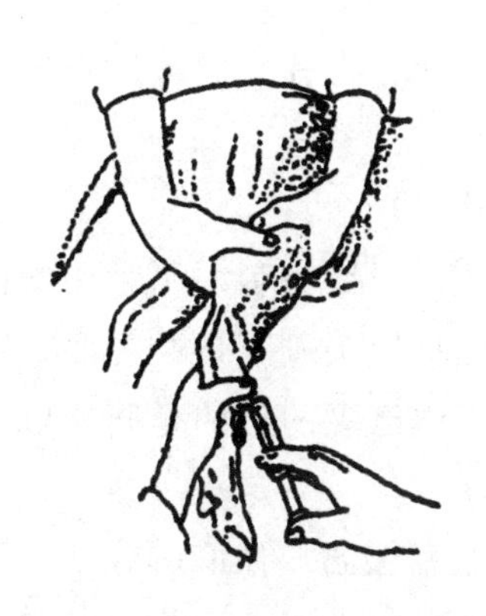
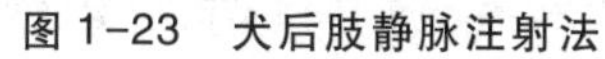

图 1-23　犬后肢静脉注射法

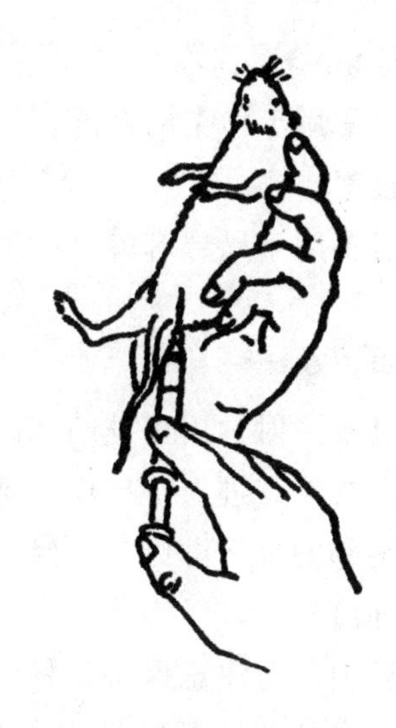

图 1-24　小鼠腹腔注射法

2）大鼠：腹腔注射方法与小鼠相同。注射量为 0.01～0.02mL/g。

3）豚鼠、猫、兔等：豚鼠、猫腹腔注射部位同小鼠。兔在下腹部近腹白线左右两侧注射。

（7）椎管内注射：具体如下。

1）兔：剪去兔腰骶部位的毛，用酒精消毒。左手使兔腰骶部凸出，以增大棘突间隙；右手持注射器，将针头自第一骶骨前面正中轻轻刺入。当刺到椎管时有刺透硬膜的感觉，此时兔尾巴随针刺而动，或后肢有跳动，则证明刺入椎管，即可注射。一般一只兔注射药量为 0.5～1.0mL。

2）犬：椎管内注射方法与兔相似。

四、常用麻醉给药途径

1. 静脉注射

静脉注射常用于狗和兔的麻醉。狗一般选前肢皮下头静脉或后肢小隐静脉注射麻醉，兔常选耳缘静脉注射麻醉。注射前，先将注射部位剪毛、湿润，阻断静脉回流，使血管进一步充盈。注射器针头沿静脉回流方向刺入静脉内。注意，注射部位应尽量从远心端开始，以便同一血管可进行多次注射。注射时先将药量的 1/3 快速注入，余下的 2/3 缓慢注射。同时密切观察动物的麻醉状态及反应，当动物出现四肢松软、呼吸平稳缓慢、角膜反射迟钝或消失、皮肤疼痛反射消失时为最佳麻醉状态。

2. 腹腔注射

腹腔注射常用于猫和鼠的麻醉，也可用于兔、犬、鸽、蛙等的麻醉。腹腔注射时，将注射器针头在腹部正中线旁与皮肤成 45°角斜行刺入，当针头穿过腹肌后感到阻力消失时，说明针头已进入腹腔，轻轻回抽注射器，若无肠内容物、血液、尿液抽出，说明针头未进入内脏，便可缓缓注入麻醉药。腹腔注射麻醉效果出现较慢。

3. 肌内注射

肌内注射常用于鸟类的麻醉，注射部位多选取胸肌或腓肠肌。

4. 皮下注射

皮下注射多用于局部麻醉。注射时将动物皮肤提起，将针头刺入皮下，缓缓注入麻醉药。

5. 皮下淋巴囊注射

皮下淋巴囊注射常用于蛙的麻醉。注射时先将注射器针头刺入尾骨两侧的肌肉内，再推进针头使其进入背部皮下淋巴囊内；也可先将针头刺入口腔黏膜，穿过下颌肌层进入胸部的皮下淋巴囊。经肌肉或黏膜再刺入淋巴囊的目的是防止麻醉药经注射穿刺孔外溢。

麻醉过程中，应注意保持动物的呼吸道通畅，注意保温。如麻醉较浅，可补充麻醉药，但一次补药量不能超过总用药量的1/5。如麻醉过深，应紧急进行人工通气，在人工通气的同时，注射呼吸、循环兴奋剂，如洛贝林、尼可刹米、肾上腺素等。

五、实验动物的急救方法

实验过程中常会出现一些紧急情况，如动物麻醉过量、大失血、发生较大的创伤、窒息等，使动物出现心跳、呼吸停止等临床死亡症状。此时应积极进行紧急抢救，使实验能继续下去。以救治创伤家兔为例，在进行心脏按压和人工通气的同时，应立即进行以下处理。

1. 注射强心剂

肌内或静脉注射0.1%肾上腺素0.5~1mL，必要时直接做心腔注射。注射肾上腺素后心脏开始起搏但不甚有力，此时可静脉或心腔注射一定量的1% $CaCl_2$。

2. 注射呼吸中枢兴奋剂

当动物呼吸变慢、不规则甚至呼吸停止时，可注射洛贝林0.5mL和尼可刹米50mg。

3. 注射高渗葡萄糖液

经动脉采用加压、快速冲击的方法注射50%葡萄糖溶液40mL，可有效改善实验动物的血压和呼吸。

4. 动脉快速输血、输液

动脉快速输血、输液在失血性休克时的抢救意义较大。动物发生失血性休克时，快速加压从动脉输血和低分子右旋糖酐，可保持实验动物的微血管血流通畅，避免出现血液凝固。

六、常用实验动物的手术操作技术

1. 清理手术野

在进行哺乳类动物实验前，应将实验动物手术操作区的毛去掉，可用剪刀剪和剃刀剃。剪毛只能用家用粗剪，贴皮肤将毛剪去，剪毛范围应大于切口长度。为避免剪伤皮肤，可用一手绷紧皮肤，另一手持剪刀贴着皮肤逆着毛的方向剪。勿用手提起毛剪，这样很易剪伤皮肤。剪下的毛应及时放入纸袋中，以免到处飞扬，污染环境或被人吸入呼吸道。

如在慢性实验中进行无菌手术，要求去毛干净，可用脱毛法。脱毛剂配制：硫化钠 8g、淀粉 7g、糖 4g、甘油 5g、硼酸 1g、水 75g，调成稀糊状。用时先将手术野的毛尽量剪短，再涂上薄层脱毛剂，3 分钟后洗净、擦干，涂上薄层油脂保护。注意在脱毛前不要用水弄湿脱毛部位，以免脱毛剂渗入毛囊根部。

2. 切口与止血

切开皮肤之前，先用左手示指和拇指将预定切口部位的皮肤绷紧，右手持手术刀，一次性将皮肤和皮下组织切开，然后钝性分离肌肉。切开皮肤时注意避开神经、血管或内脏器官。

手术过程中注意止血。止血的方法视破裂血管的大小而定。如果是毛细血管出血，可用温热生理盐水纱布按压出血点止血。如为较大血管出血，先用止血钳将出血点或其周围的少量组织一起夹住，再用丝线结扎止血。分离肌肉时，应尽量顺肌纤维方向钝性分离，不要随意切断肌肉，以免破坏大量肌肉血管而出血。另外，用生理盐水纱布按压止血时，不要来回揩擦组织，以免刚形成的血凝块脱落，又造成新的出血。

3. 气管插管术

在哺乳类动物急性实验中，为保证实验过程中动物呼吸道通畅，一般要求做常规气管插管术。操作方法是将麻醉后的动物仰位固定于手术台上，颈前区剪毛，从甲状软骨下沿颈正中线切开皮肤和皮下组织（家兔 3~5cm，狗 5~7cm），沿正中线在气管两侧钝性分离肌肉，暴露气管，分离气管周围的结缔组织，游离气管，在气管下方穿一条较粗的丝线。在甲状软骨下方 3~4 个气管软骨环上做一横切口，切口长度约为气管直径的 1/3，再向头端剪断 1~2 个软骨环，使成一个“⊥”形切口，将气管插管沿支气管方向插入，用丝线结扎，然后将结扎线固定于气管插管的分叉处以免滑脱。

做气管插管时，应及时清理气管中的分泌物和血液，以保持动物呼吸道通畅，气管插管不要过深，以免刺激动物引起躁动，或堵塞左、右支气管，造成动物窒息。

4. 神经和血管的分离术

神经、血管都是易损伤的组织，在分离时要动作轻柔、小心谨慎。在分离较大的血管和神经时，应先用玻璃分针将血管或神经周围的结缔组织稍加分离，再用细小的玻璃分针插入已被分开的结缔组织中，沿神经、血管的走向逐步扩大。分离时应保持其神经血管的自然解剖位置，以便辨认，同时要注意先分离细的神经。例如在分离兔颈部的神经时，应首先分离降压神经，其次是交感神经，最后是迷走神经。将神经都分离穿线后再分离颈总动脉。切断血管的小分支时，应采取双结扎的方法，从中间剪断，切不可用止血钳或带齿镊子夹持血管和神经，以免损坏其结构和功能。神经、血管下穿线时，丝线必须用生理盐水湿润。

5. 动脉插管术

动脉插管可用于抽血和记录动脉血压。术前选择口径和动脉相一致的插管，检查其是否有破损、尖端是否光滑。分离好动脉以后（一般选择颈总动脉和股动脉），用一根丝线结扎动脉的远心端，在结扎线下方2～3cm处用动脉夹夹闭动脉的近心端。在动脉夹和动脉的结扎线之间再预置一根线。用眼科剪在靠近远心端结扎处剪一斜切口，切口大小约为血管的一半。将动脉插管沿心脏方向插入血管内（注意不要插入外膜夹层），用备用丝线将插管及血管结扎牢。结扎线的剩余部分固定于插管的侧支或胶带结上以防滑脱。插管后，应注意插管的方向与血管一致，防止插管尖端刺破血管。

6. 静脉插管术

静脉插管术一般用于测量静脉血压和注射药物，术前准备好合适的静脉插管，检查其是否有破损，尖端是否光滑。分离好所需静脉后，结扎静脉的远心端，此时由于缺乏静脉回流，静脉将变瘪，在静脉下再穿一线，轻轻提起静脉，用眼科剪剪一斜切口，插入静脉插管，由于静脉血倒流的可能性小，可不必在向心端夹动脉夹。由于静脉管壁薄、弹性小，分离时应注意避免机械损伤和穿透管壁。

7. 其他

因实验目的不同，还有许多其他插管术，如输尿管插管术、膀胱插管术、蛙心插管术、胰导管插管术、胆总管插管术等，插管方法基本类似。

七、实验动物的采血方法

1. 大鼠和小鼠的静脉采血法

将鼠固定于鼠盒中，露出鼠尾，用手轻揉（或用45℃左右水加温鼠尾），使静脉充血后，用剪刀剪去尾尖，尾静脉血即可流出。用手轻轻地从尾根部向尾尖部推挤，即可采集到少量血液。如需多次采血，每次采血时可将鼠尾剪去一小段，取血后及时用棉球压迫止血。

2. 大鼠和小鼠的眼眶动脉和静脉采血法

左手抓住鼠，用拇指和示指将鼠头部皮肤捏紧，使鼠眼球突出。右手用一小弯镊子在鼠右侧眼球根部将眼球摘去，立即倒置鼠头，此时鼠眼眶内动、静脉同时有血流出。

3. 大鼠、小鼠和豚鼠的心脏采血法

将动物仰位固定，在动物左侧第3～4肋间摸到心脏搏动，使用注射器针头选择心脏搏动最明显处穿刺，当针头正确刺入心脏后，血液即可进入注射器。

4. 兔的采血法

（1）耳中央动脉采血法：固定家兔，用手轻揉或用温水加温兔耳，使其充血。在耳中部可见一条较粗、颜色较鲜红的血管，此为耳中央动脉，用注射器沿动脉平行方向穿刺，血液即进入注射器，取血后做压迫止血。此外，还可以在耳中央动脉靠耳尖处，用手术刀片轻轻切断动脉，血液即可从切口流出，取血后压迫止血。

（2）耳缘静脉采血法：将兔固定后，轻揉其耳缘，使耳缘静脉充盈，用注射器沿耳缘静脉方向穿刺，抽取血液。

（3）动、静脉采血法：首先做动、静脉分离术。采血部位可选取颈动、静脉，也可选取股动、静脉。分离出血管后，动脉结扎远心端，静脉结扎近心端。在血管另一端用动脉夹阻断血流，然后在靠近结扎线处的血管上剪一“V”形切口，置入合适的胶管，结扎固定，防止滑脱，可根据需要放出一定量血液。

（4）心脏采血法：与鼠的心脏采血法类似。

5. 犬的采血法

（1）耳缘静脉采血法：将犬固定，剪去耳尖部短毛，即可见到耳缘静脉。轻揉耳朵使耳缘静脉充血，在靠近耳尖部静脉丛处刺破静脉（或用注射器抽取），血液即可流出。

（2）前、后肢皮下静脉采血法：采血部位一般是犬前肢的桡侧皮静脉和后肢外侧的隐静脉。取血时握住犬肘部，使其静脉怒张。待静脉充盈后直接抽取血液。抽血时速度要稍慢，以免针口吸着血管内壁，使血液不能通畅流出。

八、常用实验动物的处死方法

1. 空气栓塞法

在实验动物的静脉内注入一定量的空气，使之发生栓塞死亡。通常给家兔注入20~40mL空气很快就能使其死亡。

2. 急性放血法

可在实验动物动脉或大静脉处插入血管插管，快速放血，致动物失血性休克而死亡。

3. 开放性气胸法

开胸可致实验动物开放性气胸，使其肺脏发生萎陷，窒息而死亡。

4. 化学药物注射处死法

静脉注射10% KCl溶液5~10mL，可致大鼠、家兔等由于心脏停搏而死亡。

5. 静脉注射麻醉药

注射过量的麻醉药也可快速致死实验动物。

6. 其他

大鼠和小鼠的处死还可采取用力牵拉头部和脊椎的脊椎脱位法、断头法等。

第六节 常用实验动物生理指标常数

一、常用实验动物的一般生理常数

常用实验动物的一般生理常数，见表1-7。

表1-7 常用实验动物的一般生理常数

生理指标	家兔	狗	猫	小鼠	大鼠	豚鼠
适用体重（kg）	1.5～2.5	5.0～15.0	2.0～3.0	0.018～0.025	0.12～0.20	0.3～0.5
呼吸（次/分）	35～56	20～30	25～50	136～216	100～150	100～150
心率（次/分）	150～220	100～150	120～140	400～600	230～350	180～250
平均动脉压（kPa）	13.3～17.3	16.1～18.6	16.0～20.0	12.6～16.6	13.3～16.1	10.0～16.1
潮气量（mL）	19.0～24.5	250～430	20～42	0.1～0.23	1.5	1.0～4.0
肛温（℃）	38.5±1.0	38.5±1.0	38.5±1.0	37±1.0	38.5±1.0	39.0±1.0
性成熟年龄（月）	5～6	10～12	10～12	1.2～1.6	2～8	4～6
孕期（日）	30～35	58～65	60～70	20～22	21～24	65～72
寿命（年）	5～7	10～15	6～10	1.5～2	2～2.5	5～7

二、常用实验动物的血液生理常数

常用实验动物的血液生理常数，见表1-8。

表1-8 常用实验动物的血液生理常数

生理指标	家兔	狗	猫	小鼠	大鼠	豚鼠
总血量（占体重%）	5.6	7.8	7.2	7.8	6.0	5.8
红细胞（10^{12}/L）	4.5～7.0	4.5～7.0	6.5～9.5	7.7～12.5	7.2～9.5	4.5～7.0
血红蛋白（g/L）	80～150	110～180	70～155	100～190	120～175	110～165
红细胞比容（%）	33～50	38～53	28～52	39～53	40～42	37～47
血小板（10^{10}/L）	38～52	10～60	10～50	50～100	50～100	68～87
白细胞总数（10^{9}/L）	7.0～11.3	9.0～13.0	14.9～18.0	6.0～10.0	6.0～15.0	8.0～12.0

第七节　BL-420S 生物机能实验系统使用介绍

活的生物体不断发出大量信号，称为生物信号。生物信号来自生命活动过程，这些过程具有高度复杂性和动态性。任何生物体，从其细胞到器官组织都可成为生物信号源。这些信号可以是电变量的，如神经细胞、心肌细胞的跨膜电位；也可以是非电变量的，如心脏瓣膜振动产生的声音、血液中的二氧化碳分压。因此，生物信号包括生物体自身具有的电信号或非电信号，这些生物信号可被用于临床诊断、对患者的监护和生物医学研究。非电信号必须经过相应的换能器转化为电信号。电信号包括交流信号和直流信号，交流信号是正负极性不断改变的信号，即信号在0电压上下波动的信号，如心电、脑电、神经放电、肌电、动作电位等电信号为交流信号；直流信号是正负极性不改变的信号。医学上的直流信号不是绝对的直流信号（理论上直流信号应是一条线，其电压值是不变的），往往是含有变化量的信号，比如动脉血压的波动范围为80～120mmHg，其中0～80是不变的，而80～120是变化的。信号的参考点是某个具体值（如0）。这类信号包括各种压力信号（血压、颅内压、中心静脉压、胸膜腔内压等）、各种张力信号（平滑肌张力、骨骼肌张力等）、温度、浓度、流量等。

BL-420S 生物机能实验系统是配置在计算机上的生物信号采集、放大、显示、记录与处理系统。它由三个主要部分构成：①计算机；②BL-420S 系统硬件；③TM_WAVE 生物信号采集与分析软件。BL-420S 系统硬件是一台程序可控的，带4个具有生物信号采集与放大功能的通道，并集成高精度、高可靠性以及宽适用范围的程控刺激器于一体的设备。TM_WAVE 生物信号采集与分析软件利用计算机强大的图形显示与数据处理功能，可同时显示4个通道的从生物体内或离体器官中探测到的生物电信号或张力、压力等生物非电信号的波形，并可对实验数据进行存储、分析及打印。该系统适用于生理、药理、病理生理等实验教学和研究工作，它能替代传统的放大器、示波器、记录器、刺激器、照相机等多种仪器，是新一代智能化的生物信号采集、记录、分析仪器。其工作原理是从生物体内获取电活动、压力、张力或位移等电变量或非电变量的模拟信号，经过信号采样、模数转换，以及计算机处理，输出信号图形。

一、系统组成

BL-420S 系统由硬件和软件两部分组成。其外观、原理见图1-25、图1-26。

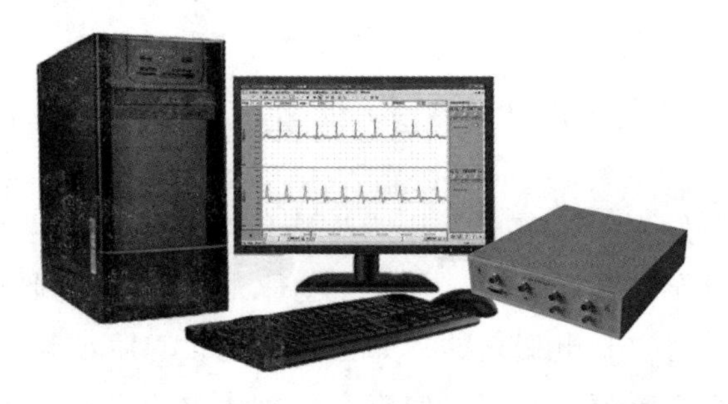

图 1-25　BL-420S 生物机能实验系统外观示意图

输入接口
生物信号
BL－420S 系统
USB 2.0 接口
计算机

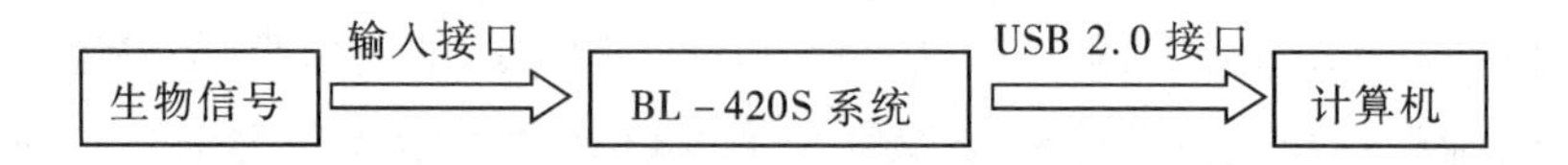

图 1-26　BL-420S 生物机能实验系统原理示意图

（一）硬件部分

1. 前面板

前面板包括电源指示、信号输入接口、全导联心电图专用输入口、刺激输出、记滴输入、监听输出等接口，见图 1-27。

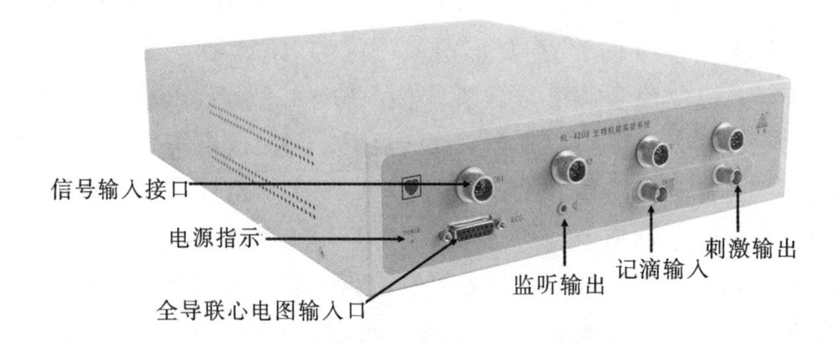

图 1-27　BL-420S 生物机能实验系统前面板示意图

信号输入接口：CH1、CH2、CH3、CH4，5 芯生物信号输入接口，用于交、直流生物信号的输入（可连接引导电极、压力换能器、张力换能器等，4 个输入通道的性能完全相同）。

全导联心电图输入口：专门用于连接全导联心电图的输入线，用于输入全导联心电信号。

监听输出：音箱接口，可以监听相应通道生物信号的声音。

记滴输入：2 芯记滴输入接口，记录液体的滴数。

刺激输出：3 芯刺激输出接口，电压、电流刺激信号的输出端口。

电源指示：发光二极管，指示系统工作状态。

2. 背面板

背面板包括电源开关、电源插座、接地柱、接收数据信号端口等，见图 1-28。

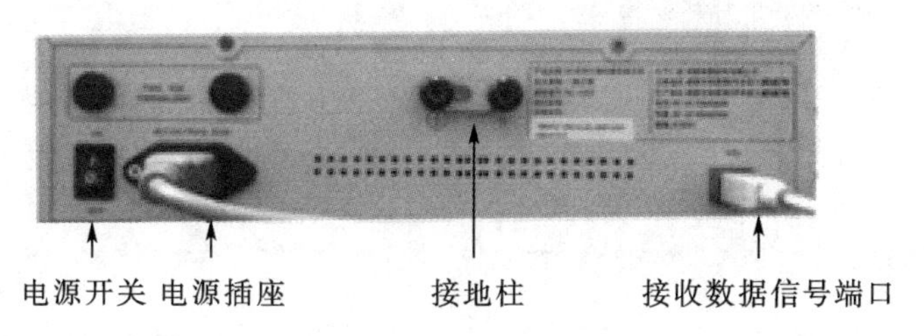

图 1-28　BL-420S 生物机能实验系统背面板示意图

电源开关：工作时需打开系统电源的按钮。

电源插座：电源线的输入接口。

接地柱：连接地线，避免外界信号干扰。

接收数据信号端口：连接 USB 接口线，将数据传送到计算机。

（二）软件部分

软件由 TM_WAVE 生物信号采集与分析软件构成，安装于 Windows XP 操作系统中，用鼠标单击或双击操作。

二、系统的启动与退出

（一）启动

（1）打开电源，连接 BL-420S 系统与计算机，按顺序分别打开显示器电源、BL-420S 生物机能实验系统电源，最后开计算机主机电源。

（2）启动 BL-420S 系统，见图 1-29。

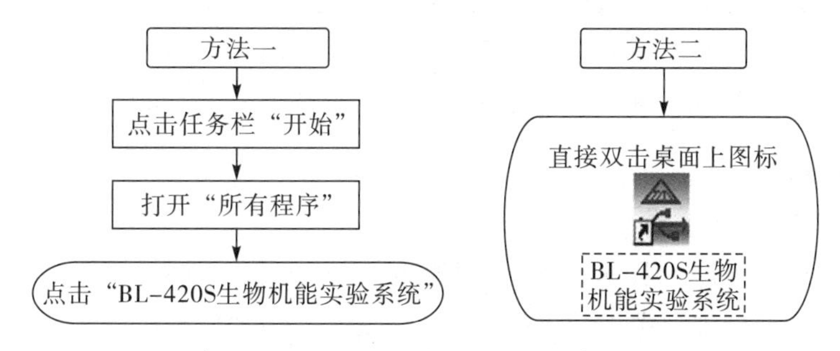

图 1-29　BL-420S 生物机能实验系统启动方法

（二）退出

选择 TM_WAVE 软件“文件”菜单中的“退出”命令即可退出软件。

三、图形界面与系统状态

（一）主界面

TM_WAVE 生物信号采集与分析软件的主界面如图 1-30 所示。

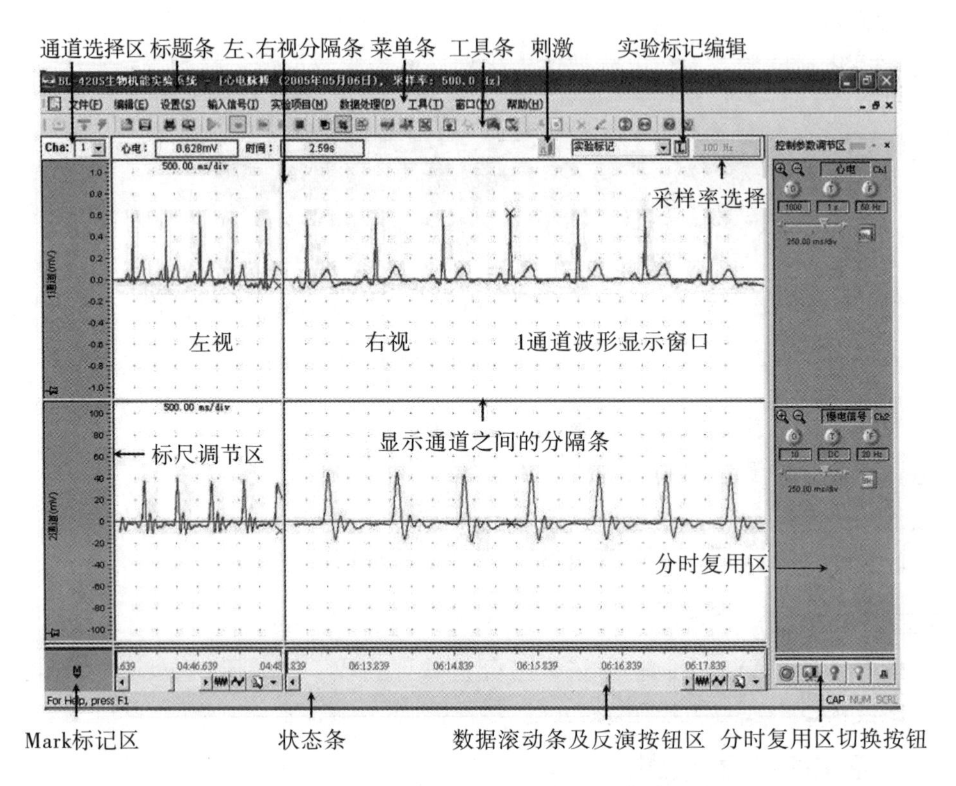

图 1-30　TM_WAVE 生物信号采集与分析软件的主界面

主界面从上到下依次分为：标题条、菜单条、工具条、波形显示窗口、数据滚动条及反演按钮区、状态条等六个部分；从左到右分为：标尺调节区、波形显示窗口和分时复用区三个部分。

在标尺调节区的上方是通道选择区，其下方是 Mark 标记区。

分时复用区包括：控制参数调节区、显示参数调节区、通用信息显示区、专用信息显示区和刺激参数调节区五个分区。

（二）系统状态

1. 监视状态

系统启动后首先进入监视状态，该状态可采样显示，对主菜单各项功能均可操作。通常在实验准备过程中，让系统处于此状态来显示信号波形的变化，待需要存储时再进入记录状态，以免占用过多磁盘空间。

2. 记录状态

开始存储实验数据，记录过程中，主菜单各项均可进行操作。记录状态可随时调到监视状态，此时暂停记录，反之亦然。再次打开“记录状态”时，仍打开原数据文件继续存储。

3. 反演状态

当进入菜单条中“打开”命令时，可选取已记录的数据文件进行反演。

四、生物信号波形显示窗口

生物信号波形显示窗口是 TM_WAVE 软件主界面中最重要的组成部分，实验人员观察到的所有生物信号波形及处理后的结果波形均显示在波形显示窗口中。

BL-420S 系统可以同时观察 CH1～CH4 共 4 个通道的生物信号波形，每个采样通道对应有一个波形显示通道。图 1-31 表示一个通道的波形显示窗口，其中包含有标尺基线、波形显示和背景标尺格线等三部分；表 1-9 中列举了波形显示窗口中各部分的功能。

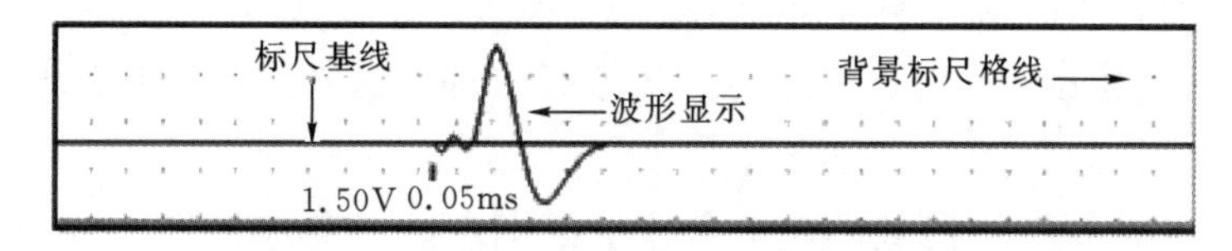

图 1-31 TM_WAVE 软件生物信号显示窗口

表 1-9 生物信号波形显示窗口各部分功能一览表

名称	功能	备注
标尺基线	生物信号的参考零点，其上为正，下为负	—
波形显示	显示采集到的生物信号波形或处理后的结果波形	—
背景标尺格线	波形幅度大小和时间长短的参考刻度线或点	其类型和颜色可选

实验时可以根据自己的需要在屏幕上显示 1～4 个波形显示窗口，还可以通过波形显示窗口之间的分隔条调节各个窗口的高度。若在某个通道显示窗口上双击鼠标左键，则这一个窗口最大化；再在这个最大化的显示窗口上双击鼠标左键，则所有的通道显示窗口恢复到初始大小。若分隔条调乱了显示窗口，则只需在任何一个显示窗口上双击鼠标左键，就可将所有通道的显示窗口恢复到初始的大小。

在信号波形显示窗口上单击鼠标右键，弹出一个快捷菜单，见图 1-32。

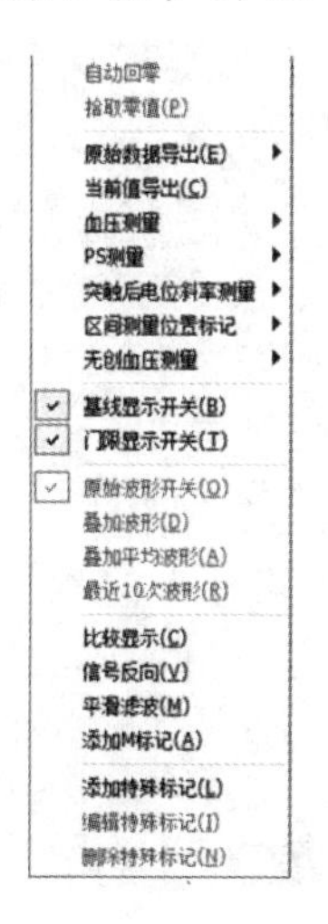

图 1-32 信号波形显示窗口中的快捷菜单

在理解显示窗口快捷菜单命令之前，还需要了解一个概念——区域选择，所谓区域选择是指在一个或多个通道显示窗口中选择一块区域，并且该区域以反色方式显示。区域选择之所以重要，是因为有很多功能与其相关，包括显示窗口快捷菜单中的数据导出功能；另外，在进行区域选择的同时，TM_WAVE 软件内部还完成了选择区域参数测量（与区间测量相似，但不完全相同）和选择区域图形复制等操作，所以区域选择是一个基础性的概念。必须了解这个概念、掌握区域选择的方法，才能理解后面与其相关的一些描述。

区域选择有两种方法，具体如下。

（1）在某个通道显示窗口中进行区域选择，即只选择这一个通道显示窗口中的内容。

操作方法：在要选择区域的左上角按下鼠标左键以确定选择区域的左上角，然后按住鼠标左键，向右下方拖动鼠标以选择区域的右下角，选中区域以反色显示，当选择好区域的右下角后松开鼠标左键即完成区域选择操作，见图 1-33。

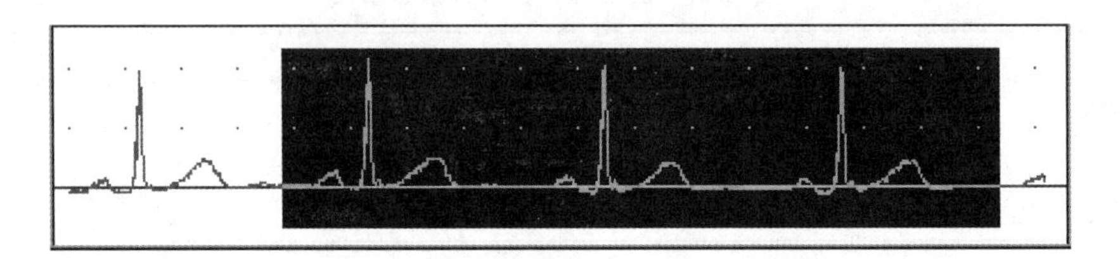

图 1-33　某个通道显示窗口中的区域选择

（2）在时间显示窗口中选择所有通道显示窗口中相同时间段的一块区域。

操作方法：首先在时间显示窗口选择区域的起始位置按下鼠标左键，然后按住鼠标左键不放，向右拖动鼠标以选择区域的结束位置，这时所有通道被选择区域均以反色显示，最后在确定结束位置后松开鼠标左键完成区域选择，见图 1-34。

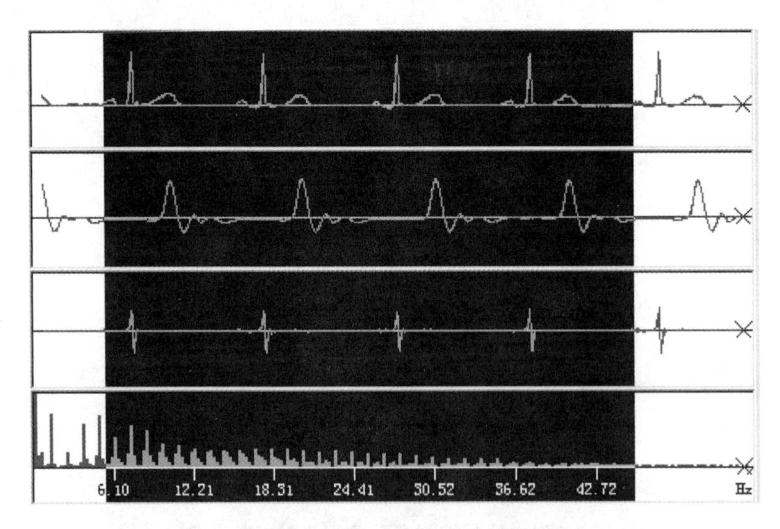

图 1-34　多个通道显示窗口中相同时间段的区域选择

当进行区域选择后，系统内部将自动完成选择区域的图形复制功能。所谓图形复制，就是将区域选择的一块窗口区域连同从这块区域波形中测出的数据一起以图形的方式发送到 Windows 操作系统的一个公共数据区——剪贴板内，以后可以将选择的这块图形粘贴到任何可以显示图形的 Windows 应用软件，如 Word、Excel 中。

下面对信号波形显示窗口的快捷菜单中的常用命令进行介绍。

1. 自动回零

自动回零功能可以使由于输入饱和而偏离基线的信号迅速回到基线上。如果给 BL-420S 系统的信号输入接口加入一个很大的输入信号，会引起该通道放大器信号饱和，执行该命令可以立刻消除放大器的零点飘移。

2. 拾取零值

在当前通道实时实验过程中，信号波形偏离基线时，选择该命令，可使信号波形快速回到基线位置。

3. 叠加波形

该命令在刺激触发方式下有效。它用于打开或关闭叠加波形曲线。刺激触发的叠加波形以金黄色显示，见图 1-35。

4. 叠加平均波形

该命令在刺激触发方式下有效。它用于打开或关闭叠加平均波形，叠加平均波形以深灰色显示。

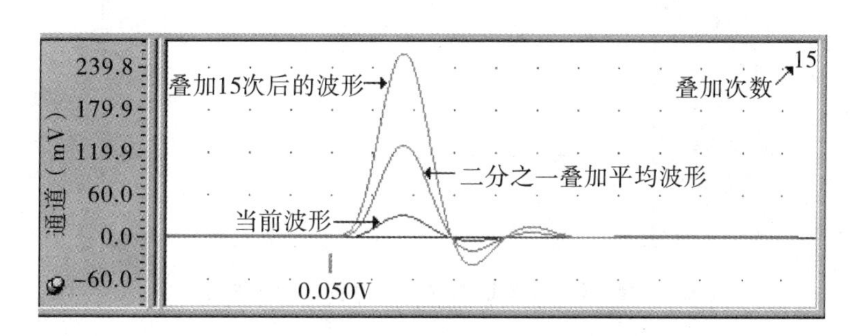

图 1-35 刺激触发方式下的叠加波形及叠加平均波形

叠加平均波形是叠加波形除以一个整数倍数得到的。选择该命令，会弹出一个“平均倍数输入对话框”，见图 1-36。平均倍数的有效范围为 1 ~ 2 倍于当前刺激次数，默认为当前刺激次数。

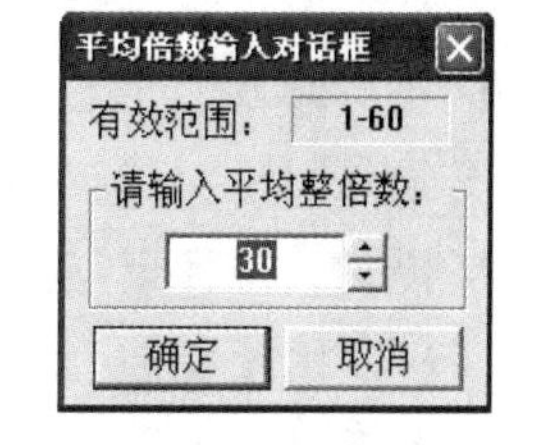

图 1-36 平均倍数输入对话框

5. 最近 10 次波形开关

该命令在刺激触发方式下有效。选择该命令，可以打开或关闭最近 10 次刺激触发得到的波形。

最近 10 次波形的同时显示构成一幅伪三维图形，见图 1-37，它将有助于前后波形的比较。在同时显示的 10 次波形中，最上面的一条波形是时间最近的一条波形曲线，越下面的波形时间越远，每两条波形之间相隔 0 ~ 25 个屏幕像素值。

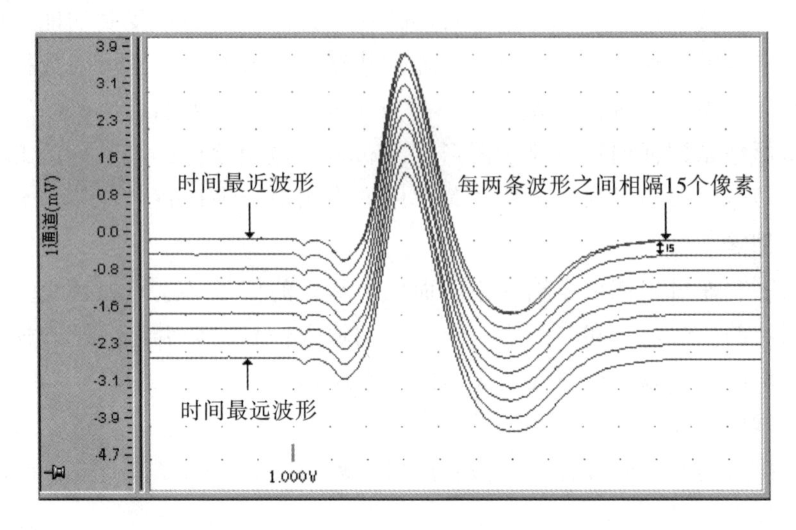

图 1-37 刺激触发方式下的最近 10 次波形显示

6. 比较显示

该命令用于打开或关闭比较显示。

比较显示是指将所有通道的波形一起显示在 1 通道的波形显示窗口中进行比较，见图 1-38。该功能在神经干动作电位传导速度的测定实验中非常有用。

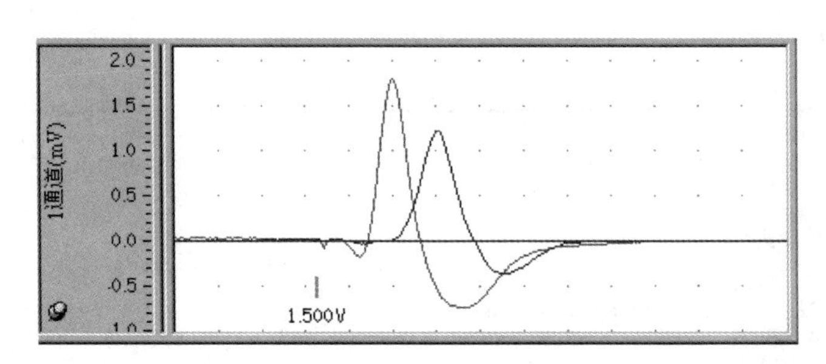

图 1-38 对 1、2 通道的动作电位进行比较显示

7. 信号反向

该命令用于将选择通道的波形曲线进行正负反向显示。

8. 平滑滤波

该命令用于对选择通道的显示波形进行平滑滤波。

9. 添加特殊标记

该命令用于在波形的指定位置添加一个特殊实验标记。选择该命令，弹出“特殊标记编辑对话框”，见图 1-39。

在编辑框中输入新添加的特殊实验标记内容，然后按下“确定”按钮，该特殊实验标记将添加在单击鼠标右键的地方。

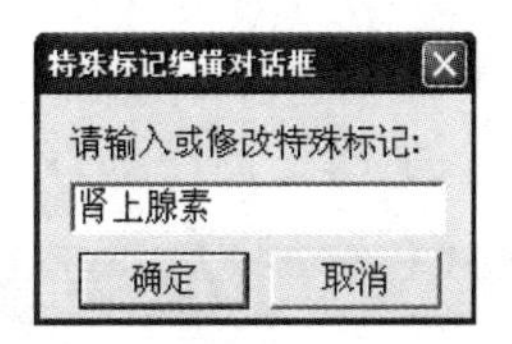

图 1-39　特殊标记编辑对话框

10. 编辑特殊标记

该命令用于编辑记录波形中一个已标记的特殊实验标记。在已标记的特殊实验标记上单击鼠标右键，选择该命令，将弹出“特殊标记编辑对话框”，直接在这个对话框的编辑框中修改原有的特殊实验标记内容。

11. 删除特殊标记

该命令用于删除记录波形中一个已标记的特殊实验标记。在已显示的特殊实验标记上单击鼠标右键，将弹出删除特殊实验标记确认框，按下“是（Y）”按钮，该特殊标记被删除。

五、软件菜单操作及设置

BL-420S 系统的 TM_WAVE 软件有许多功能菜单，例如“输入信号”“实验项目”“剪辑图形”“实验标记”等，下面主要介绍完成生理学实验常用的菜单操作及设置。

（一）菜单条

图 1-40 为 TM_WAVE 软件的顶级菜单条。

文件(F)　编辑(E)　设置(S)　输入信号(I)　实验项目(M)　数据处理(P)　工具(T)　窗口(W)　帮助(H)

图 1-40　顶级菜单条

在顶级菜单条上一共有 9 个菜单选项。

当打开某一个顶级菜单项之后，有一些菜单项以灰色浮雕方式显示，这种以灰色浮雕方式显示的菜单项表示在当前的状态下这些菜单命令不能被使用。

当打开某一个顶级菜单项之后，可能在该菜单的最下面有两个向下指的黑色小箭头，表明该菜单中有一些不常用的命令被隐藏。如果想看见这个菜单中所有的命令项，只需将鼠标移动到这两个向下指的小箭头上，菜单将自动展开以显示。

1. 文件

单击顶级菜单条的“文件”菜单项，其下拉式菜单将被弹出，见图 1-41。

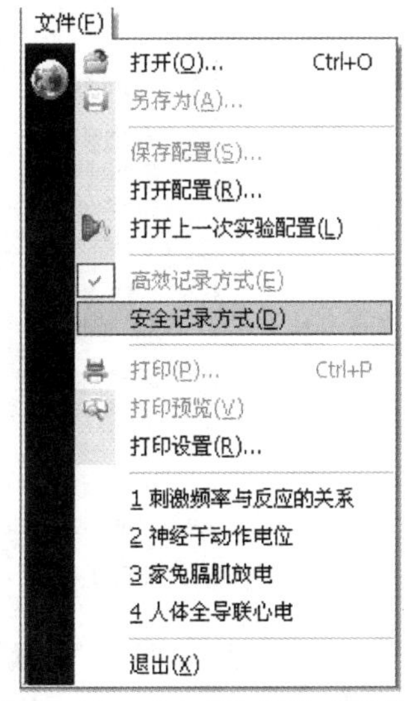

图 1-41　“文件”下拉式菜单

（1）打开：该命令用于打开一个反演数据文件。选择该命令，将弹出“打开”对话框，见图1-42。直接在对话框选择要打开的文件，然后按“打开”按钮就可以打开一个已存储的文件。

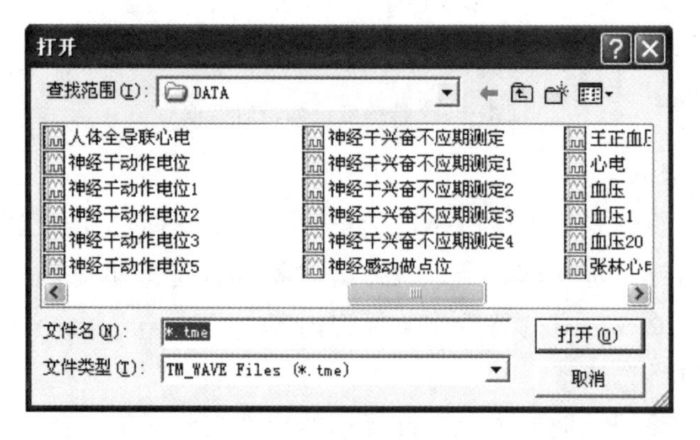

图1-42　“打开”对话框

（2）另存为：“另存为”命令只在数据反演时起作用，该功能可以将正在反演的数据文件另起一个名字进行存储，或者将该文件存储到其他目录的位置。

（3）最近打开过的文件：即最近一段时间反演过的数据文件。

（4）退出：在停止实验后选择该命令，将退出TM_WAVE软件。

2. 设置

单击顶级菜单条的“设置”菜单项，其下拉式菜单将被弹出，见图1-43。

（1）记滴时间：选择该命令，将弹出“记滴时间选择”对话框，见图1-44。它用于选择统计记滴的单位时间。如果选择“影响尿生成的因素”实验模块，那么BL-420S软件不仅能实时统计尿滴的总数，也能统计单位时间的尿滴数。

设置(S)
工具条(T)
状态栏(S)
实验标题(H)...
实验人员(P)...
实验相关数据(R)...
记滴时间(D)...
实时测量时间(I)...
自动导出Excel时间
自动记录时间(T)...
光标类型(C)...
数据剪辑方式
显示方式(M)
显示方向(O)
显示刷新速度(R)
显示通道数(N)
收缩压舒张压测量标记
定标(A)

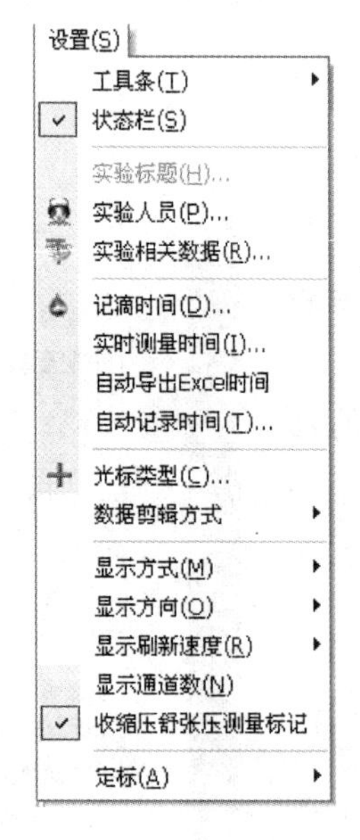

图1-43　“设置”菜单

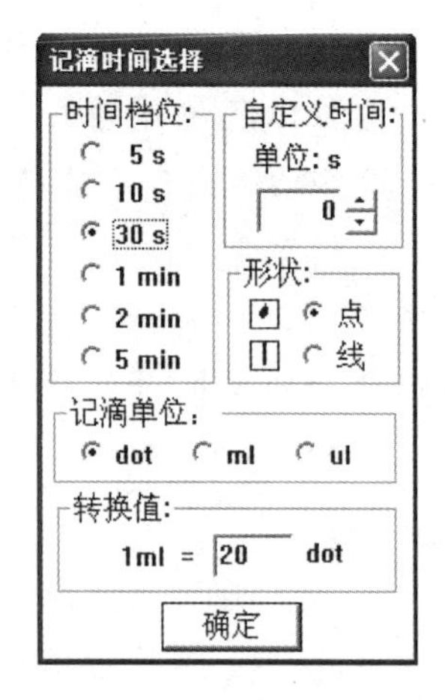

图1-44　“记滴时间选择”对话框

（2）实时测量时间：实时实验状态下，每隔固定的时间间隔，系统就会自动对最新采集到的实验数据进行一次测量，测量的数据量为1/4屏幕宽度，测量的时间间隔默认为2秒，其数值可以通过实时测量时间命令进行改变。测量的数据值显示在通用信息显示区中。

（3）自动导出Excel时间：实时实验状态下，每间隔固定的时间，系统就会自动将实时测量的数据结果导出到Excel中，导出时间间隔可以通过该命令中“写入Excel时间间隔”进行调整。

注：自动导出Excel首先需要通过工具条上的“打开Excel”命令打开Excel应用软件，如果没有事先打开Excel电子表格，那么自动导出Excel功能不会起作用。

（4）显示方式：选择该命令，将弹出子菜单，见图1-45。

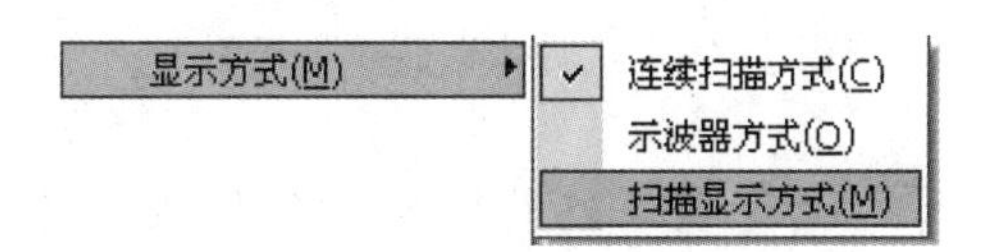

图1-45　“显示方式”的子菜单

连续扫描方式：指波形从左向右或从右向左连续移动，这是默认的显示方式。

示波器方式：指波形从左向右移动一整屏后消失，新的波形又从左边开始显示，与传统示波器的显示方式相似。

扫描显示方式：指以心电监护仪的工作方式进行波形显示，即整个波形并不移动，每次只刷新需要改变的一部分波形。这种显示方式可以减少波形移动带来的抖动感觉，但此方式在实验中较少使用。

（5）显示方向：选择该命令，将弹出子菜单，见图1-46。默认的显示方向是从右向左。

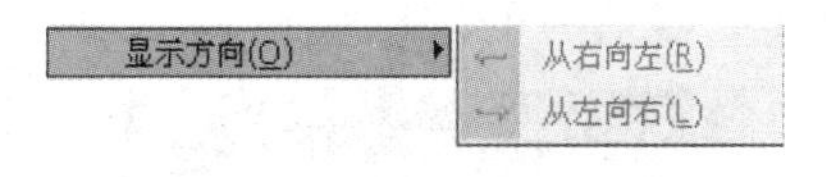

图1-46　“显示方向”的子菜单

（6）定标：定标是给计算机提供一个标准参照信号值，计算机根据这个定标值自动计算输入信号的值，即：输入信号值=（输入信号放大后的高度/定标值）/增益。

定标的目的是确定换能器与计算机的关系，如果想将同一个换能器在不同的通道上使用，那么必须在每个通道上都定标，因为每个通道对同一个换能器而言，可能使用不同的定标值，在某一通道上的定标值不能被其他通道所使用。定标后的换能器只能在对它进行定标的计算机上使用才能得到精确的测量结果。

注意：定标由专门的负责人管理，学生不能随意进行操作。

选择定标命令，将弹出子菜单，包含两个命令：调零和定标（图1-47）。

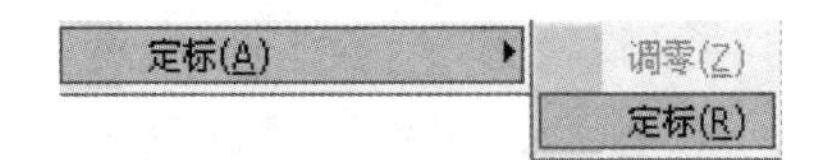

图 1-47 “定标”的子菜单

1）调零：选择“调零”命令，按提示选择确定后，会弹出“放大器调零”对话框，见图 1-48，同时，系统打开所有硬件通道并自动启动数据采样和波形显示。

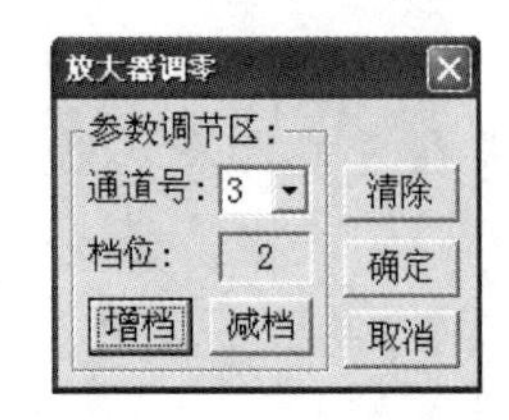

图 1-48 “放大器调零”对话框

如对 3 通道进行调零，当 3 通道的波形显示在基线下方，就按“增档”按钮，直到波形曲线抬高到离基线最近的位置为止，反之按“减档”，以此类推，对其他通道进行调零处理。当每个通道均调零完毕后，按“确定”存储调零结果并且结束本次调零操作。若按“清除”，则清除上一次调零的结果；若按“取消”，则结束本次调零操作，但不将本次调零的结果存储到磁盘上。

注意：一般情况下，在整个 BL-420S 系统使用期间，只需进行一次放大器调零工作；该功能只对直流信号起作用。

2）定标：选择“定标”，弹出“定标密码输入”对话框，默认定标密码为 123456。

输入正确的定标密码后，4 个信号采集通道将自动启动数据采样，并且弹出定标对话框，见图 1-49。通过选择定标对话框中的不同参数，可在一次定标过程中，同时完成 4 个通道的不同换能器信号的定标操作。

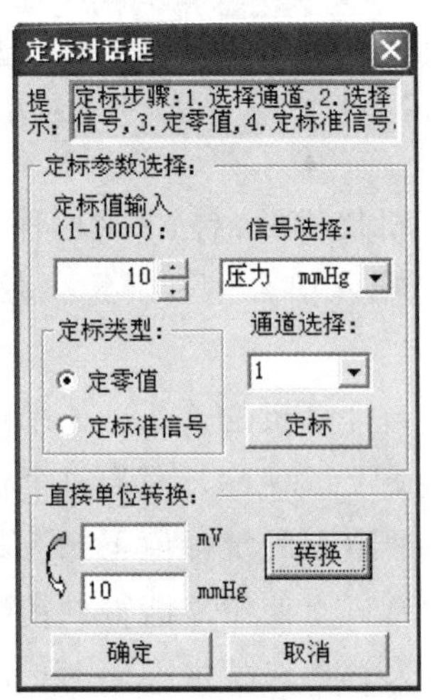

图 1-49 “定标”对话框

张力信号定标过程：

a. “信号选择”选张力信号。

b. “通道选择”选“1”，“定标类型”设定为“定零值”，然后将张力换能器插入1通道上，并使其处于不加任何负载状态，通过观察1通道出现的波形，调节张力换能器的零点，使其输入信号处于离1通道基线最近的位置。当输入信号稳定后，按下定标对话框中的“定标”完成定零值。

c. 将定标类型参数设定为“定标准信号”，然后在张力换能器上挂一个砝码，砝码的大小可以在1～20g范围内任意选择，比如选择10g重的砝码，然后在“定标值输入”编辑框中输入在张力换能器上吊挂的砝码重量“10”。观察1通道波形显示的位置，不能使输入信号饱和（如果输入信号线处于窗口顶部，可以认为输入信号已经饱和），如果输入信号饱和，可以通过减小1通道的增益或减小换能器上吊挂砝码的重量等方法来使换能器的输入处于非饱和状态。当输入信号稳定后，用鼠标按下定标对话框中“定标”，完成1通道张力信号的定标。

注意：在“定标准信号”之前，必须首先“定零值”。

d. 将通道选择参数设定为2通道，定标类型参数设定为“定零值”，然后将同一个张力换能器插入2通道的信号输入接口上，但需注意，此时，无论2通道的输入信号线是否在基线上，均不可再调节张力换能器的零点，否则，1通道的定标值将不准确。重复步骤b、c完成2通道的定标操作。一般而言，科研工作者为了获得精确的测量结果，不同的通道应该使用不同的换能器。

e. 使用与2通道定标同样的方法为3通道、4通道定标。

f. 如果需要为其他换能器信号（如压力信号、温度信号、气体流量信号等）定标，其定标方法与张力信号定标的方法类似，只是需要将“信号选择”参数改为其他信号的名称，同时连接不同的换能器即可。

g. 定标完成后，如果按“确定”，定标结果将被存贮到TM_WAVE.cfg配置文件中；如果按“取消”，本次定标无效，定标结果将不被存储。

压力信号定标过程：

a. 压力信号定标过程基本与张力信号定标过程类似，压力单位通常选毫米汞柱（mmHg），压力换能器与汞柱式血压计相连接。

b. “定零值”时血压计刻度为0。

c. “定标准信号”时将血压计充气至压力显示100mmHg，“定标值输入”编辑框中输入100，实际操作时压力不一定是100mmHg，只要输入的定标值与所给的压力大小相等即可。

除了按照上面的步骤通过输入信号定标外，对于一些已经知道转换值的信号，如PT-100免定标压力换能器，1mV=10mmHg的转换值已经固定，FT-100免定标张力换能器，1mV=1g的转换值也已固定，可以直接输入转换值来实现定标操作，只需在“定标”对话框下面的“直接单位转换”组框中输入“mV”和要转换的信号值，然后按下“转换”按钮完成定标。直接转换和信号定标是两种独立的定标方法，但两者达到的效果完全一样。

3. 输入信号

单击顶级菜单条的“输入信号”，其下拉式菜单将被弹出，见图 1-50。

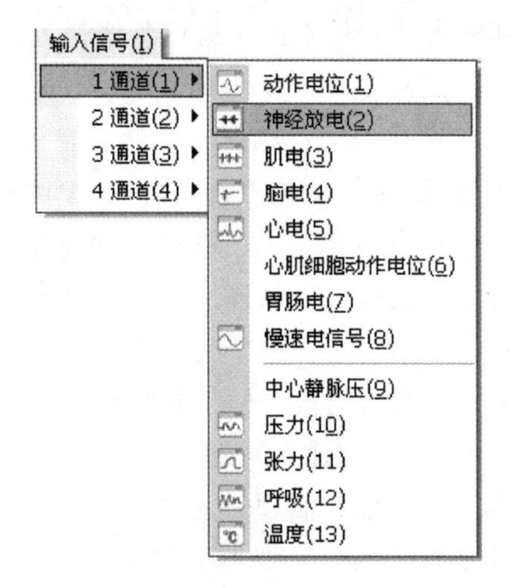

图 1-50　“输入信号”下拉式菜单

输入信号菜单中包括 1～4 通道菜单项，它们与硬件输入通道相对应，每一个菜单项的子菜单上包括多个可供选择的信号类型。

当为某个输入通道选择了一种输入信号类型后，这个实验通道的相应参数就被设定好了。可以为不同的通道选择不同的信号，当选定所有通道的输入信号类型后，单击工具条上的“开始”命令按钮，就可以启动数据采样，观察生物信号的波形变化。

4. 实验项目

单击顶级菜单条的“实验项目”，其下拉式菜单将被弹出，见图 1-51。

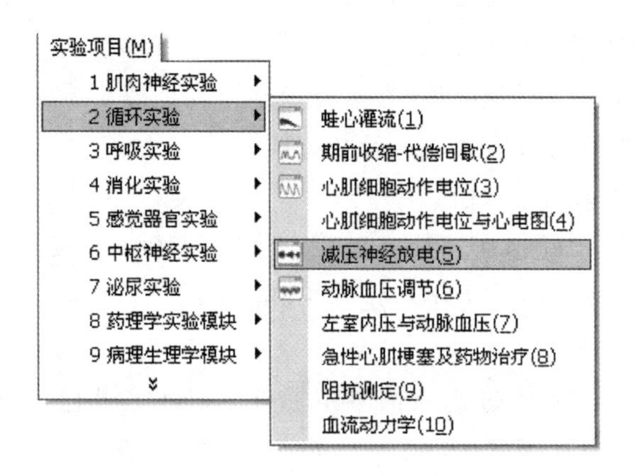

图 1-51　“实验项目”下拉式菜单

实验项目下拉式菜单中包含的菜单项分别是肌肉神经实验、循环实验、呼吸实验、消化实验、感觉器官实验、中枢神经实验、泌尿实验、药理学实验模块和病理生理学模块等。

这些实验项目组将生理及药理实验按性质分类，在每一组分类实验项目下又包含若干个具体的实验模块。

当选择了一个实验模块之后，系统将自动设置该实验所需的各项参数，并且将自动启动数据采样，使实验者直接进入实验状态。

例如，当选择了“肌肉神经实验”项目组中的“神经干动作电位的引导”实验模块后，系统将自动把生物信号输入通道设为1通道，采样率设为50kHz，扫描速度设为1.0ms/div，增益设为200倍，时间常数设为0.01s，滤波设为10kHz，刺激器参数设为：单刺激、波宽0.05ms、强度1为1.0V等。

5. 帮助

单击顶级菜单条的“帮助”菜单项，其下拉式菜单将被弹出，见图1-52。其中“帮助主题”包含BL-420S生物机能实验系统的全部使用说明书。

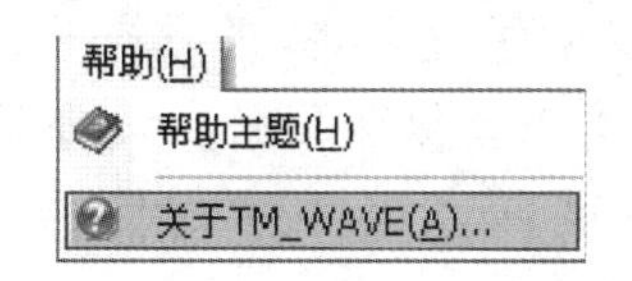

图1-52 “帮助”下拉式菜单

（二）工具条

工具条可把一些常用的命令方便、直观（图形）地呈现出来（图1-53）。鼠标指在工具条的某图标上，可显示该命令的名称。下面主要介绍打开、记录、启动、暂停、停止、格线显示、区间测量、打开Excel、图形剪辑窗口等命令。

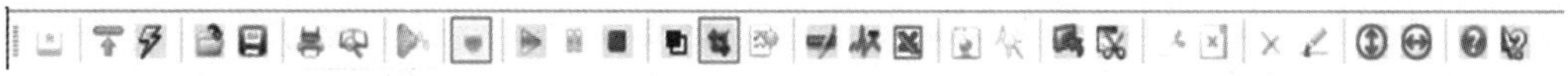

图1-53 工具条

1. 打开

该命令与“文件”菜单中的“打开”功能相同，即打开一个反演数据文件。

2. 记录

该命令是一个双态命令，所谓双态命令是指每执行该命令一次，其所代表的状态就改变一次，这就好像是一盏电灯的开关，这种命令通过按钮标记的不同变化来表示两种不同的状态。当记录命令按钮的红色实心圆形标记处于蓝色背景框内时，说明系统现在正处于记录状态，否则系统仅处于观察状态而不进行观察数据的记录。

3. 启动

选择该命令，将启动数据采集，并将采集到的实验数据显示在计算机屏幕上；如果数据采集处于暂停状态，选择该命令，将继续启动波形显示。

4. 暂停

选择该命令后，将暂停数据采集与波形动态显示。

5. 停止

选择该命令，将结束当前实验。

6. 格线显示

当波形显示背景没有标尺格线时，单击此按钮可以添加背景标尺格线；再次单击此按钮可以删除背景标尺格线。

7. 区间测量

可测量任意通道波形中所选择波形的时间差、频率、最大值、最小值、平均值、峰值、面积、最大上升速度（dmax/dt）及最大下降速度（dmin/dt）等参数，测量的结果显示在通用信息显示区中。

区间测量的数据结果将被保存为 Excel 的数据格式（此前需要使用打开 Excel 命令打开 Excel 电子表格，才能自动保存数据）及普通的文本格式，文本格式的文件保存在 data 子目录下的 resulti. txt 文件中（其中 i 为通道号）。

区间测量的操作步骤（图 1-54）：

（1）选择区间测量命令。

（2）将鼠标移动到需要进行区间测量的波形段的起点，单击鼠标左键确定，并移动鼠标，此时出现两条垂直线，一条固定的垂直线代表选择区间的测量起点，另一条垂直线可随着鼠标的左右移动而移动，用来确定区间测量的终点，单击左键确定终点。

（3）此时，在两条垂直线区间内将出现一条水平直线，该直线用来确定频率计数的基线，该水平基线将随着鼠标的上下移动而移动，并且该水平直线所在位置的值将显示在通道的右上角，按下鼠标左键确定该基线的位置，完成本次区间测量。

（4）重复上面的步骤（2）、（3），对不同通道内的不同波形段进行区间测量。

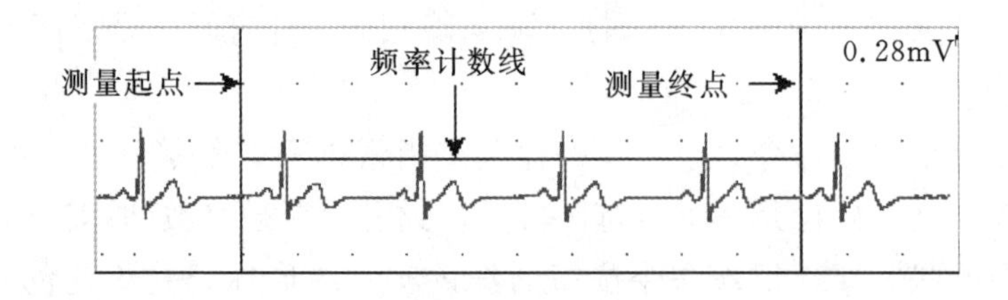

图 1-54 “区间测量”示意图

（5）在任何通道中按下鼠标右键都将结束本次区间测量。

8. 打开 Excel

选择该命令，将打开 Excel 电子表格。此时，Excel 电子表格就和 TM_WAVE 软件之间建立了一种联系，以后的区间测量、心肌细胞动作电位测量和血流动力学测量的结果将会被自动写入 Excel 电子表格中（图 1-55）。

注意：在关闭 TM_WAVE 软件之前，不要先关闭 Excel 电子表格程序，因为 TM_WAVE 软件不能弹出对话框询问是否保存 Excel 文件，可能造成数据丢失。

Microsoft Excel - result.xls

A9 = 平均值

	A	B	C	D	E	F	G	H	I	J	K
1	2通道区间测量数据结果：										
2	序号(次)	心率	时间(s)	最大值(mV)	最小值	峰峰值	平均值(	面积(mV*s)	最大上升速度(mV/ms)	最大下降速度	均方误差(mV)
3	1	162	2.152	0.674	-0.748	1.422	-0.003	0.135	0.841	-0.2	0.123
4	2	168	1.464	0.675	-0.743	1.418	-0.009	0.089	0.821	-0.19	0.123
5	3	169	1.352	0.651	-0.674	1.325	-0.013	0.107	0.751	-0.117	0.1313
6	4	169	2.104	0.657	-0.681	1.336	-0.016	0.163	0.736	-0.12	0.13
7	5	169	3.528	0.657	-0.681	1.336	-0.016	0.271	0.751	-0.12	0.13
8	对上面5组数据进行统计平均：										
9	平均值	167	2.12	0.6628	-0.705	1.3674	-0.011	0.153	0.78	-0.1494	0.12746

1通道 / 2通道 / 3通道 / 4通道 / HA / 血流动力学 / 心功能参数

就绪　求和=171.74446

图 1-55　各种测量结果存储为 Excel 文件

9. 图形剪辑

图形剪辑是指将通道显示窗口中选择的一段波形连同从这段波形中测出的数据一起以图形的方式发送到 Windows 操作系统的一个公共数据区内，以后可以将这块图形粘贴到 BL-420S 软件的剪辑窗口中或任何可以显示图形的 Windows 应用软件（如 Word、Excel）中。

图形剪辑的操作步骤（图 1-56）：

（1）在实时实验过程或数据反演中，按下“暂停”使实验处于暂停状态，再按下工具条上的图形剪辑按钮，使系统处于图形剪辑状态。

（2）对需要的一段波形进行区域选择。

（3）区域选择后将弹出“图形剪辑窗口”，刚才选择的图形会自动粘贴到图形剪辑窗口中。

（4）选择图形剪辑窗口右边“Exit”按钮，退出图形剪辑窗口。

（5）重复前面四个步骤，剪辑其他波形段的图形，然后拼接成一幅整体图形，此时可以打印或存盘，也可把这张整体图形复制到其他应用程序，如 Word、Excel 中。

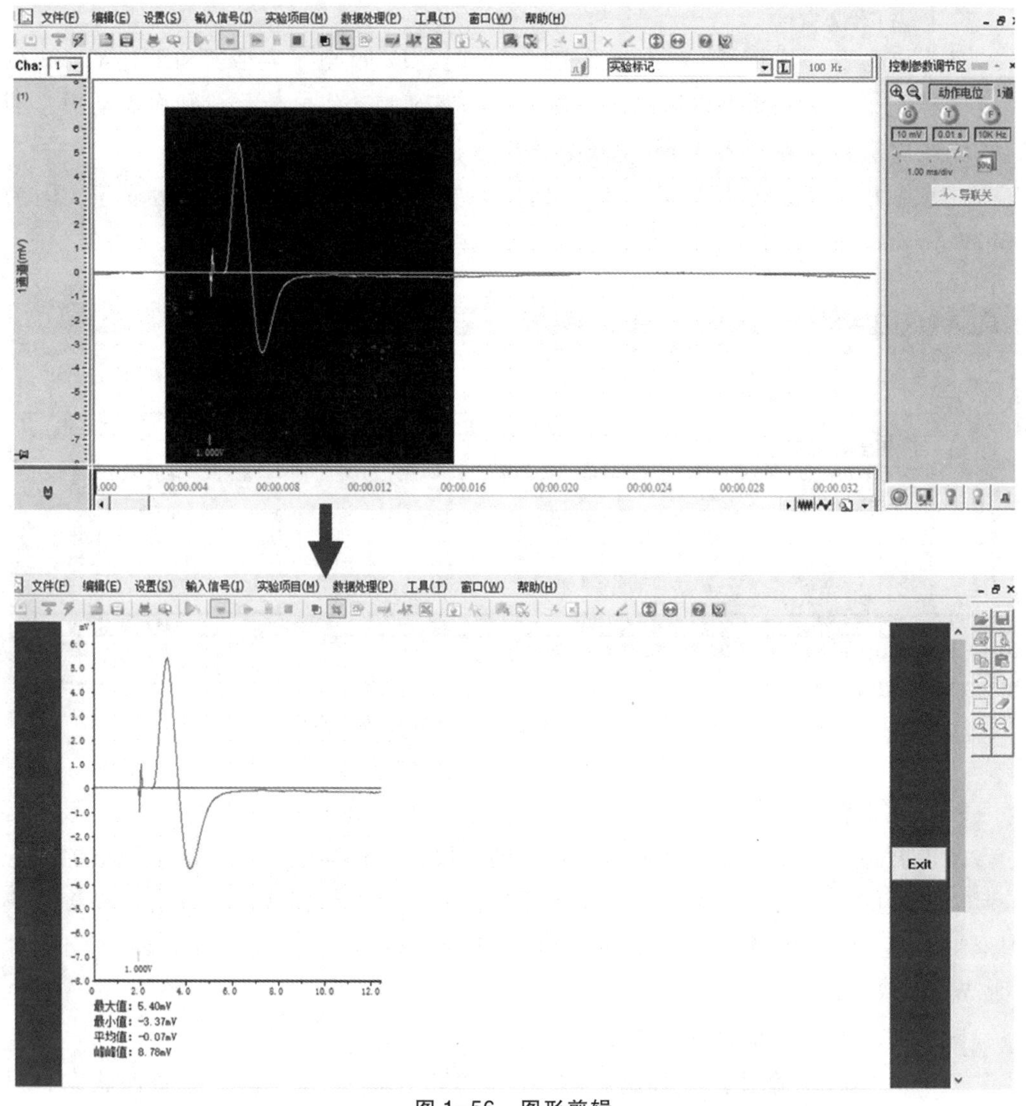

图 1-56 图形剪辑

10. 图形剪辑窗口

图形剪辑窗口见图 1-57，进入方法有两种：一是执行图形剪辑操作后自动进入；二是选择工具条上的“图形剪辑窗口”命令按钮。

退出图形剪辑窗口：点击“Exit”按钮，退回到软件主界面。

（1）图形剪辑页：位于图形剪辑窗口的左边，占据图形剪辑窗口的大部分空间，图形剪辑页用于拼接和修改从原始数据通道剪辑的波形图。剪辑的图形只能在剪辑页的白色区域内移动。

（2）图形剪辑工具条：位于图形剪辑窗口的右边。

注意：刚进入图形剪辑窗口的时候，图形剪辑工具条上的命令按钮处于不可用的灰色状态，只需在图形剪辑页的任意位置单击鼠标左键，即可使用。

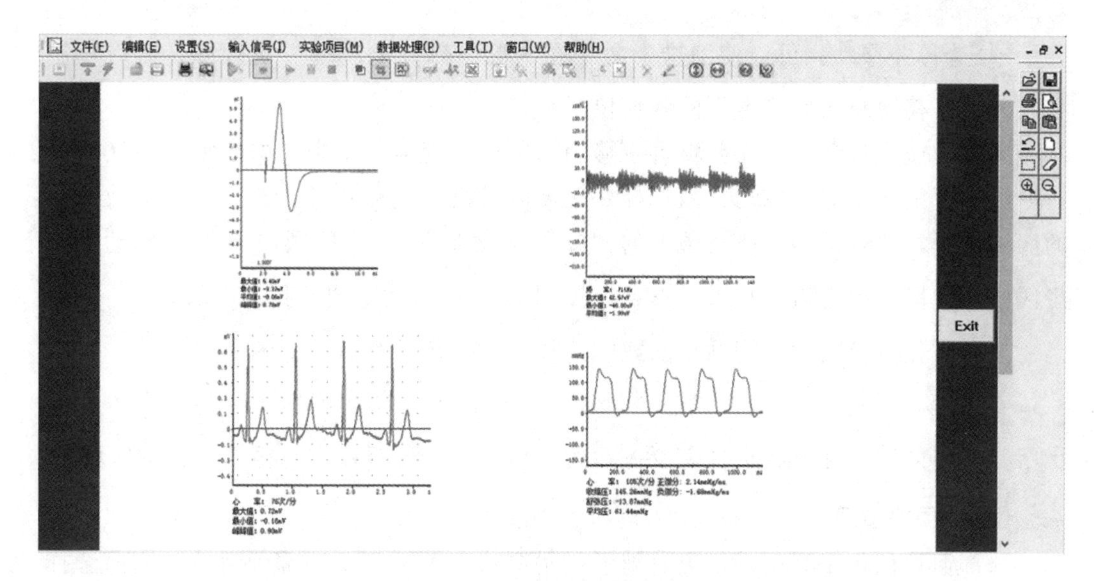

图 1-57　图形剪辑窗口

打开已存储位图文件（bmp 文件）：bmp 文件为 Windows 通用格式的位图文件类型，这种格式的文件不仅可以在 BL-420S 系统软件的图形剪辑窗口中打开，也可以在通用的 Windows 绘图软件（如画图）中打开。

另存为：把图形剪辑页中的当前图形存储到文件中保存，以后可以在图形剪辑页中重新打开这个文件，或者在 Windows 的其他应用软件中打开或插入这个图形。

复制选择图形：在没有选择图形剪辑页上任何一块图形区域的情况下，该功能不可使用，当使用图形剪辑工具条上的“选择并移动”命令从图形剪辑页上选择了一块图形区域，该命令变为可用。

该命令将选择的一块图形区域复制到 Windows 公共数据存储区——剪辑板中，可以选择图形剪辑页中的“粘贴”功能将复制的图形再一次放入图形剪辑页中，也可以在任何的 Windows 应用程序，如 Word、Excel 中选择粘贴命令，将选择的图形插入到这些应用程序中以实现 Windows 数据共享的强大功能。

粘贴选择区域：该命令可将 Windows 公共数据存储区——剪贴板中的数据插入到图形剪辑页中。

可以通过这个命令将 Windows 剪贴板中的图形粘贴到图形剪辑页的左上角。使用上面介绍的“复制”功能可以改变 Windows 剪贴板中的内容。

撤销上一次操作：如果使用了图形剪辑工具条上的“粘贴”“刷新”“选择并移动”“擦除”等功能，将可能改变剪辑页上原来的图形显示，若不想改变，则可通过“撤销”命令来取消上一次的操作。

刷新剪辑页：选择这个命令将清空整个剪辑页，留下一张空白的剪辑页。

选择并移动：可以使用这个命令在图形剪辑页上选择一块区域，然后复制它或者将其移动到图形剪辑页的其他位置。

当选择这个命令后，在剪辑页中移动的鼠标将变为一个中空的十字，用区域选择方法按下鼠标左键并拖动，当选择好区域以后松开鼠标左键，即完成图形剪辑页的区域选择。此时，图形剪辑条上的“复制”功能变为可用。如果将鼠标移动到选择区域上，鼠标将变为一只手的形状，表明可以移动这块选择的区域。

注意：在剪辑页中，刚粘贴的或刚选择的区域都是可以移动的区域。

擦除选择区域：选择该命令后，在剪辑页中移动的鼠标将变为一个中空的十字，使用区域选择方法选择需要擦除的区域，松开鼠标左键将擦除选择的区域。

（三）顶部窗口

顶部窗口位于工具条的下方、波形显示窗口的上面，由四部分组成：当前选择通道的光标测量数据显示区、启动刺激按钮、实验标记编辑和设置采样率按钮（图 1-58）。

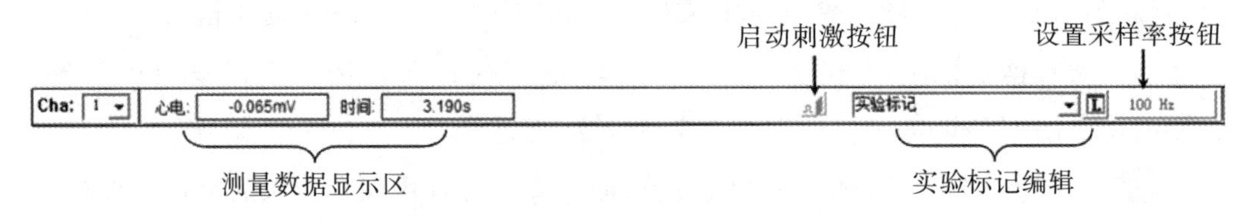

图 1-58　顶部窗口

1. 测量数据显示区

测量数据显示区显示当前测量通道的实时测量最新数据点或光标测量点处的测量结果，包括信号值和时间，在没有测量数据时这个区域为空白。当前通道通过顶部窗口左边的当前通道选择列表框进行选择。

2. 启动刺激按钮

启动刺激按钮用于启动刺激器，只在实时实验的状态下可用。此外，启动刺激器最简单的方式是按键盘上的“Enter”键。

3. 实验标记编辑区

实验标记编辑区包括实验标记编辑组合框和实验标记编辑对话框。

（1）实验标记编辑组合框：既可以从中选择已有的实验标记，也可以按照自己的需要随时输入，然后按“Enter”键确认新的输入，新的输入自动加入到标记组中，见图 1-59。

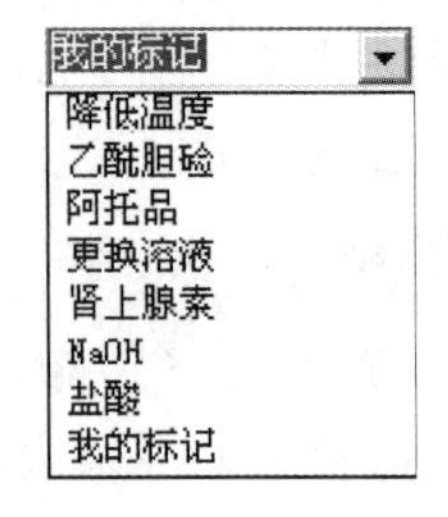

图 1-59　实验标记编辑组合框

如果某个实验模块本身预先设置有特殊实验标记组，那么，当选择这个实验模块时，实验标记编辑组合框就会列出这个实验模块中所有预先设定的特殊实验标记。

（2）实验标记编辑对话框：单击打开实验标记编辑对话框按钮，将弹出“实验标记编辑对话框”。可以在这个对话框中对实验标记进行预编辑，包括添加、修改或删除实验标记，见图 1-60。

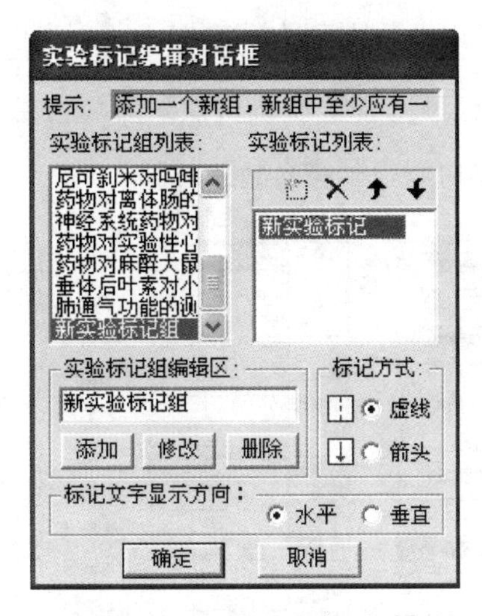

图 1-60 实验标记编辑对话框

添加：用于添加一组新的实验标记组。

修改：使修改后的实验标记组的组名生效。

删除：删除所选择的整个特殊实验标记组，包括它内部的所有特殊实验标记。

组内标记的编辑：包括以下几种。

添加按钮，用于在数据列表框中添加一个列表数据项，即添加一个组内特殊标记。

删除按钮，用于删除列表框中的一个列表数据项。

上移按钮，将当前选择的特殊标记上移一个位置。可将这个实验组中常用的实验标记排列在列表的上面，不常用的实验标记排列在列表的下面。

下移按钮，将当前选择的特殊标记下移一个位置。

在波形显示区，实验标记在标记处除了有文字说明之外，还有一个标记位置指示，可以选择以虚线或箭头方式进行标记，见图 1-61。

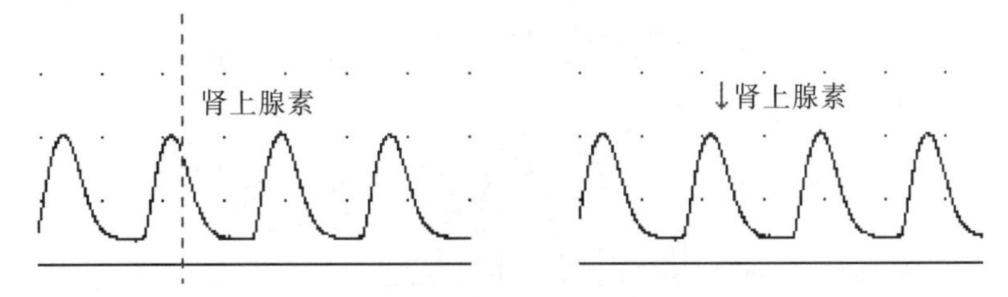

图 1-61 特殊实验标记的标记方式

4. 设置采样率按钮

该按钮用于设置系统的采样率，只在实时实验的状态下可用。

（四）分时复用区

在 TM_WAVE 软件主界面（图 1-30）的最右边是一个分时复用区。

结合图 1-62，分时复用区从左到右分别是：按钮切换到控制参数调节区，按钮切换到显示参数调节区，按钮切换到通用信息显示区，按钮切换到专用信息显示区，按钮切换到刺激参数调节区。

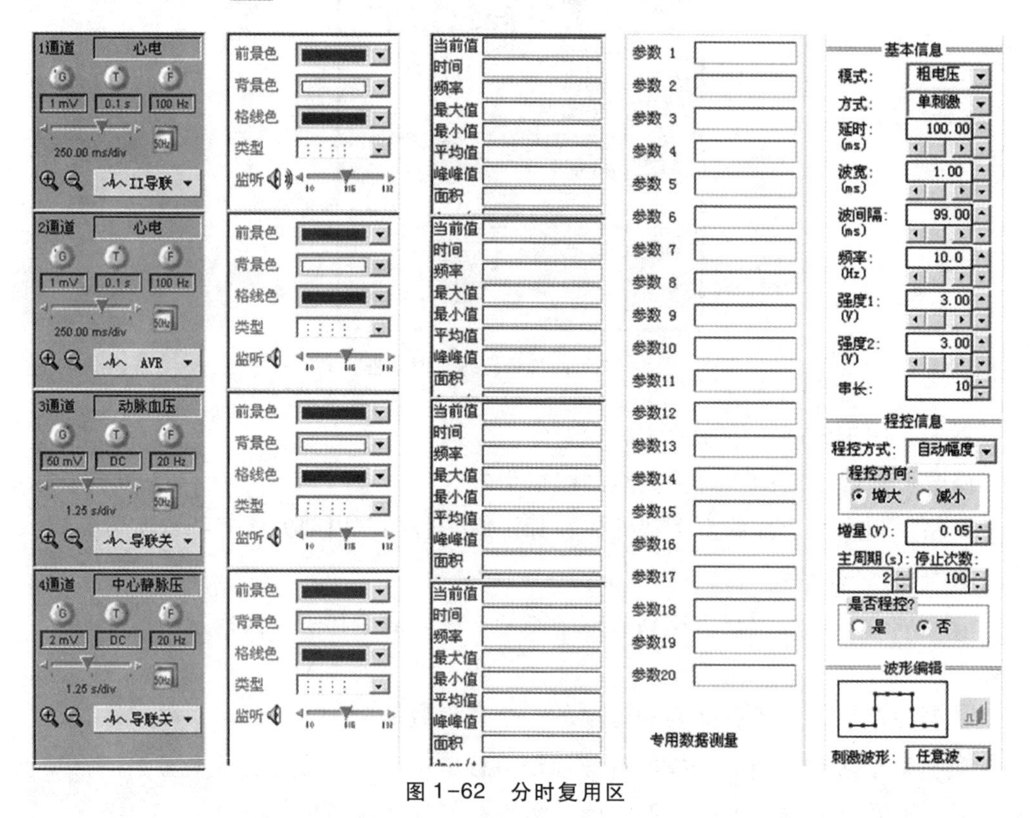

图 1-62　分时复用区

1. 控制参数调节区

控制参数调节区用于设置 BL-420S 系统的硬件参数以及调节扫描速度，每一个通道有一个对应控制参数调节区，见图 1-63。

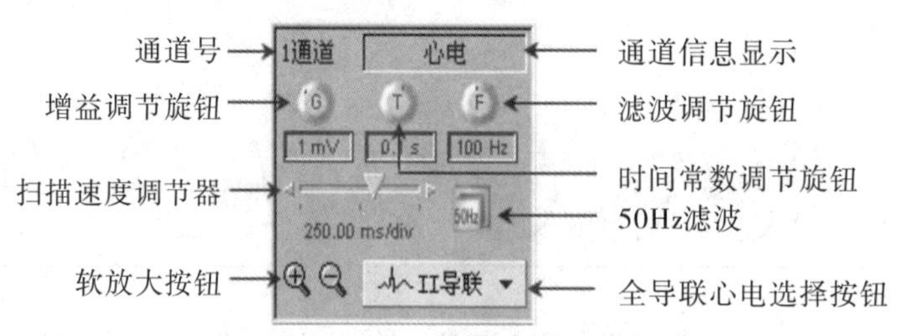

图 1-63　单个通道的控制参数调节区

（1）通道信号显示区：双击鼠标左键，可修改信号名称，比如将“压力”修改为“中心静脉压”。

（2）增益调节旋钮：用于调节通道增益（放大倍数）档位。单击鼠标左键将增大一档该通道的增益，而单击鼠标右键则减小一档该通道的增益，见图 1-64。

（3）时间常数调节旋钮：用于调节时间常数的档位。单击鼠标左键将减小一档该通道的时间常数，而单击鼠标右键则增大一档该通道的时间常数，见图 1-64。

时间常数又叫高通滤波，每一个时间常数值对应于一个频率值，计算方法为：

频率 = 1/（2 π×时间常数）

如时间常数为 1，其频率约为 0.16Hz。

（4）滤波调节旋钮：用于调节低通滤波的档位。使用时可参考时间常数调节旋钮的调节方法，见图 1-64。

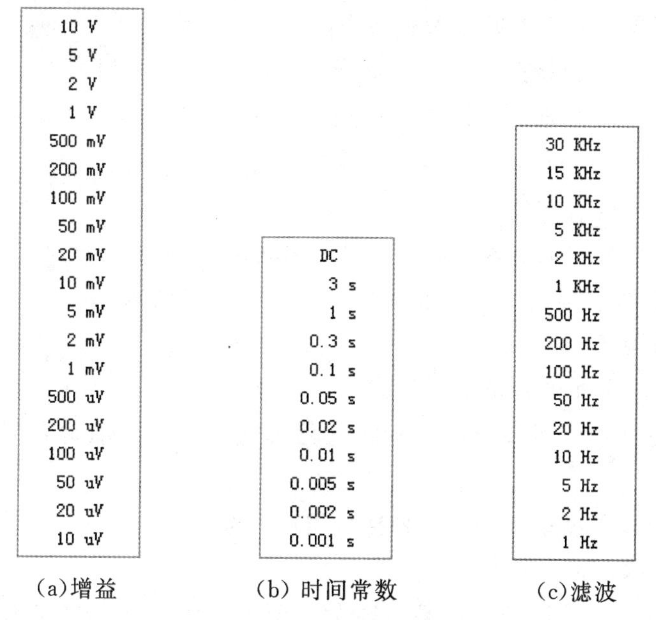

(a)增益　(b) 时间常数　(c)滤波

图 1-64　增益、时间常数和滤波菜单

（5）扫描速度调节器：改变通道显示波形的扫描速度，每个通道均可根据需要独立设置扫描速度，见图 1-65。

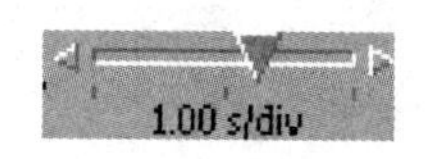

图 1-65　扫描速度调节器

如果想改变扫描速度，可将鼠标指到绿色向下三角形上，按下鼠标左键，然后左右拖动这个绿色的三角形，当向右移动时，扫描速度将增大，反之则减小；另外，在绿色三角形的右边单击鼠标左键，扫描速度将增加一档，在绿色三角形的左边单击鼠标左键，扫描速度将减小一档。

（6）50Hz滤波：用于启动和关闭50Hz抑制功能。50Hz信号是交流电源中最常见的干扰信号，如果50Hz干扰过大，会造成有效的生物信号被50Hz干扰淹没，无法观察到正常的生物信号。此时，需要使用50Hz滤波来削弱电源带来的50Hz干扰信号。

注意：50Hz波形可能是有效生物信号波形的一种成分，如果滤除掉50Hz波形，会造成有效生物机能信号波形发生畸变。一般而言，观察小鼠心电信号不能进行50Hz滤波。那么如何削弱交流电源本身带入的50Hz干扰呢？最好的办法是使用接地良好的电源。

（7）软件放大和缩小按钮：软件放大和缩小按钮用于实现信号波形的放大和缩小。

（8）全导联心电选择按钮：用于打开和关闭全导联心电信号，可以通过下拉式按钮选择标准12导联心电中的任何一种，也可以关闭全导联心电输入，见图1-66。

导联关
I导联
II导联
III导联
AVR
AVL
AVF
V1
V2
V3
V4
V5
V6
通用信号

图1-66 "全导联心电选择按钮"菜单

如果选择全导联心电输入，那么信号从BL-420S系统的标准12导联心电输入口（15芯D型插座）输入，其他信号则从通用通道中输入。

2. 显示参数调节区

该区调节每个显示通道的显示参数以及监听器音量，见图1-67。

（1）背景色选择：列表框中显示的颜色块代表该显示通道背景的当前使用颜色，可更改颜色。

（2）标尺格线类型选择：有5种格线类型可选择，可从中选择一种作为窗口背景中新的标尺格线类型。

（3）监听音量调节按钮：在某一时刻，BL-420S系统只能监听一个通道的声音，监听音量调节按钮用于选择监听通道。

（4）监听音量调节器：其调节方法与扫描速度调节器完全一致。

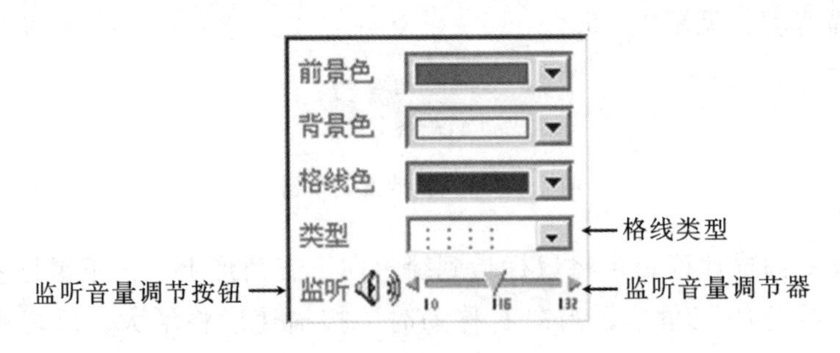

图1-67 显示参数调节区

3. 通用信息显示区

通用信息显示区显示每个通道的数据测量结果，见图 1-68。

在实时实验的过程中，每隔 2 秒系统要对每个采样通道的当前屏数据做一次测量，并将结果及时显示在通用信息显示区中。

4. 专用信息显示区

专用信息显示区显示某些实验模块专用的数据测量结果，如血流动力学实验模块、心肌细胞动作电位实验模块等，见图 1-69。

当前值	0.01mV
时间	3.34s
心率	72次/分
最大值	0.65mV
最小值	-0.08mV
平均值	0.02mV
峰峰值	0.73mV
面积	0.28mV*s
dmax/t	0.06mV/ms
dmin/t	-0.06mV/ms

图 1-68　通用信息显示区

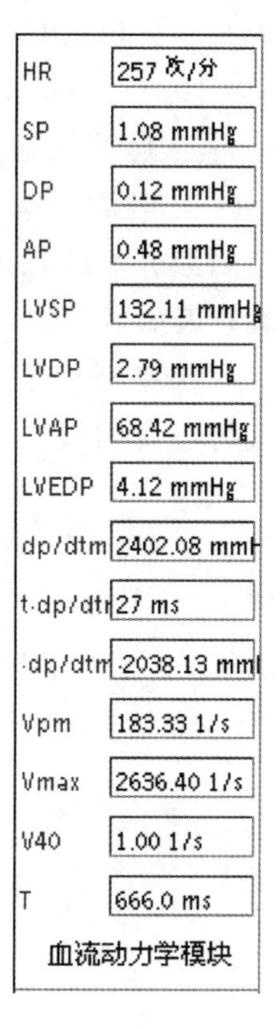

图 1-69　专用信息显示区

5. 刺激参数调节区

以矩形波为例介绍刺激相关参数（图 1-70）：

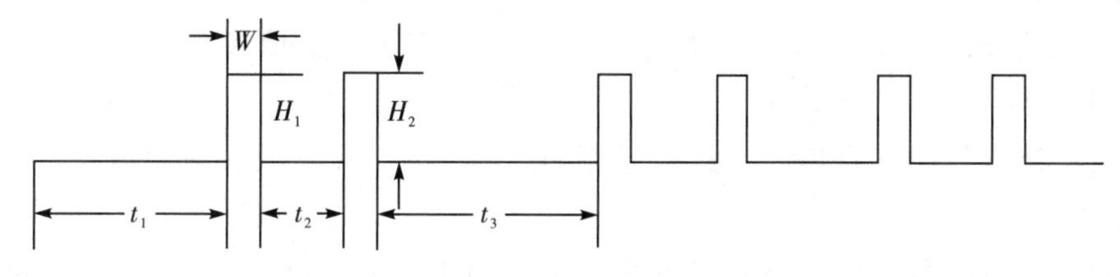

图 1-70　刺激参数分析示意图

t_1（延时1）：刺激脉冲发出之前的初始延时。

t_2（波间隔）：双刺激或串刺激中两个脉冲波之间的时间间隔。

t_3（延时2）：在连续刺激中，连续刺激脉冲之间的时间间隔，可与 t_1 相等，也可以不相等，在显示中，该参数将被换算为频率，换算公式如下：

$$F=1/(t_3+W)$$

其中 F 为频率，单位为赫兹（Hz），t_3 和 W 的单位是秒（s）。

W（波宽）：刺激脉冲的宽度。

H_1（强度1）：单刺激、串刺激中的刺激脉冲强度，或双刺激中第一个刺激脉冲的强度。如果选择的刺激模式为电流刺激，那么它表示第一个刺激脉冲的电流强度。

H_2（强度2）：双刺激中第二个刺激脉冲的强度。如果选择的刺激模式为电流刺激，那么它表示第二个刺激脉冲的电流强度。

刺激参数调节区由上至下分为：基本信息、程控信息、波形编辑，见图1-71。

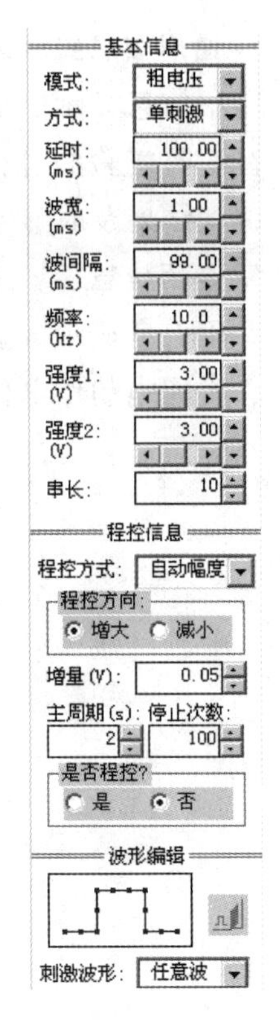

图1-71 刺激参数调节区

(1) 基本信息区：基本信息是关于刺激的基本参数，采用粗细两级的调节方法，每个参数加上一个调节机构，叫作一个元素，见图1-72。

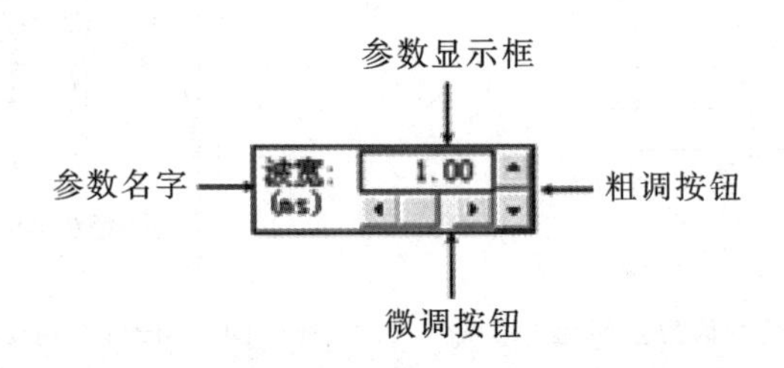

图1-72 刺激器参数调节元素分解图

模式：有3种模式，即粗电压、细电压、电流。粗电压刺激模式的范围为0~100V，步长为5mV；细电压刺激模式的范围为0~30V，步长为5mV；电流刺激模式的范围为0~30mA，步长为5μA。

方式：调节刺激器的刺激方式有单刺激（默认）、双刺激、串刺激、连续单刺激与连续双刺激。

延时：调节刺激器第一个刺激脉冲出现的延时。单位为毫秒（ms），范围0~3s。粗调一次，其值改变5ms，微调一次，其值改变0.05ms。

波宽：调节刺激器脉冲的波宽。单位为毫秒（ms），范围0~3s。粗调一次，其值改变0.5ms，微调一次，其值改变0.05ms。

波间隔：调节刺激器脉冲之间的时间间隔（适用于双刺激和串刺激）。单位为毫秒（ms），范围 0～3s。粗调一次，其值改变 0.5ms，微调一次，其值改变 0.05ms。波间隔的有效范围还受到刺激频率的影响。

频率：调节刺激频率（适用于串刺激和连续刺激方式）。单位为赫兹（Hz），范围 0～2000Hz。粗调一次，其值改变 10Hz，微调一次，其值改变 0.1Hz。

刺激器的频率受到波宽和波间隔（在串刺激和连续双刺激时波间隔才起作用）的影响，因此如果调节的波宽较长，刺激频率将不能调至 2000Hz，计算机会自动计算出当时可以调节的最高刺激频率。

强度 1：调节刺激器脉冲的电压幅度（当刺激类型为双刺激时，则是调节双脉冲中第一个脉冲的幅度）或电流强度。

电压幅度的单位为伏（V），范围 0～100V。在粗电压模式下，粗调一次，其值改变 500mV，微调一次，其值改变 50mV；在细电压模式下，粗调一次，其值改变 50mV，微调一次，其值改变 5mV。

电流强度的单位为毫安（mA），范围 0～20mA。粗调一次，其值改变 50μA，微调一次，其值改变 5μA。

强度 2：当刺激类型为双刺激时，它用来调节双脉冲中第二个脉冲的幅度。电压幅度或电流强度的范围和调节方式与强度 1 完全相同。

串长：调节串刺激的脉冲个数。脉冲个数的单位为个，有效范围 0～250 个，调一次，其值改变 1。

（2）程控信息区：程控属性包括程控方式、程控刺激方向、增量、主周期、停止次数和程控刺激选择 6 个部分。

（3）波形编辑区：在 TM_WAVE 软件中，预置的波形包括方波、正弦波、余弦波、三角波等。如果选择任意波，则可通过在任意波示意图上双击鼠标左键弹出任意波编辑器对话框，从而编辑任意刺激波。

波形编辑区右侧有一个启动刺激器按钮。当设定好刺激参数后，点击此按钮将启动刺激。

（五）时间显示窗口

时间显示窗口位于显示窗口底部，显示记录波形的时间（图 1-73）。这是一个相对时间，即相对于记录开始时刻的时间，记录开始时刻的时间为 0。时间格式为分、秒、毫秒。

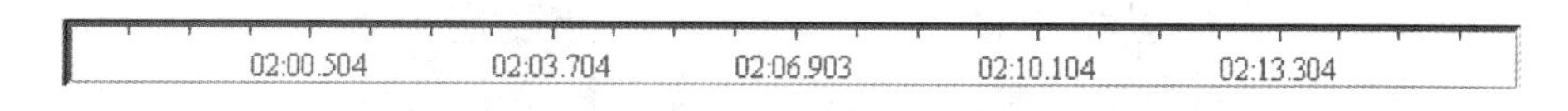

图 1-73 时间显示窗口

（六）滚动条和数据反演功能按钮区

滚动条和数据反演功能按钮区在 TM_WAVE 软件主窗口通道显示窗口的下方

(图 1-74)。

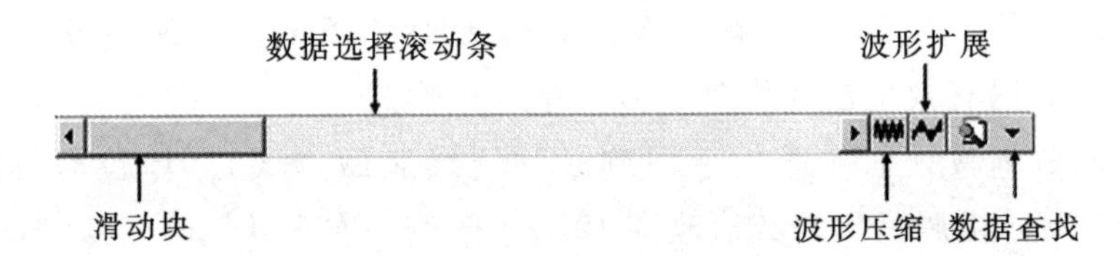

图 1-74　滚动条和数据反演功能按钮区

1. 数据选择滚动条

通过对滚动条的拖动，来选择实验数据中不同时间段的波形，从而进行观察。

2. 反演按钮

反演按钮位于屏幕的右下方，有两个功能按钮和一个菜单按钮，即波形横向（时间轴）压缩、波形横向扩展和数据查找。

（1）波形横向（时间轴）压缩：该命令是对实验波形在时间轴上进行压缩，相当于减小波形扫描速度的调节按钮。在波形被压缩的情况下可以观察波形的整体变化规律。

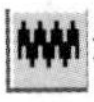

（2）波形横向（时间轴）扩展：该命令是对实验波形在时间轴上进行扩展，相当于增大波形扫描速度的调节按钮。在波形扩展的情况下可以观察波形的细节。

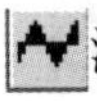

（3）反演数据查找菜单：鼠标左键单击该菜单按钮右边的下拉箭头，将弹出一个数据查找菜单，见图 1-75。

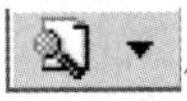

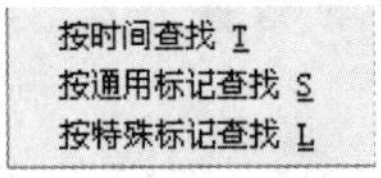

按时间查找 T
按通用标记查找 S
按特殊标记查找 L

图 1-75　反演数据查找菜单

按时间查找：选择该命令，会弹出一个“按时间查找”对话框，见图 1-76。这个功能可以进行反演数据在时间上的精确定位。

按通用标记查找：选择该命令时，会弹出一个“按通用标记查找”对话框，见图 1-77。在实验过程中通过标记一些通用标记，作为实验过程中时间改变或某一项实验条件改变的指示。

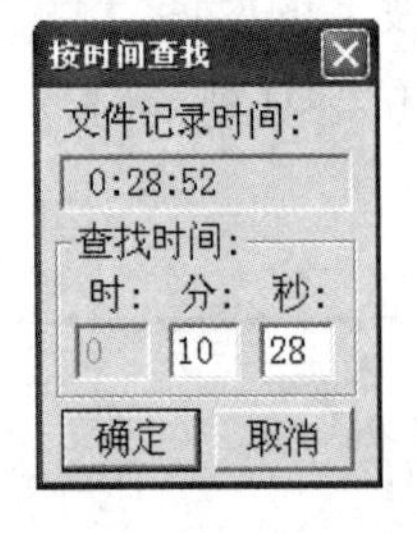

图 1-76　按时间查找

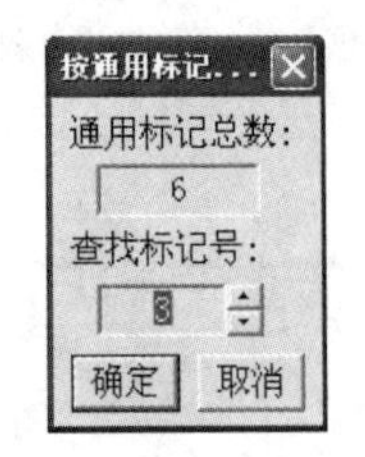

图 1-77　按通用标记查找

按特殊标记查找：选择该命令时，会弹出一个“按特殊标记查找”对话框，见图 1-78。在实验过程中常常标记一些特殊实验标记，作为实验过程中某一项实验条件改变的指示，如施加刺激、给予药物等的指示。在反演过程中，人们会对这些实验条件改变点的数据感兴趣，需要观察这些位置的实验波形，但是如果记录实验数据过长，那么使用数据滚动条来寻找这些关键点变得不太容易，此时可使用按特殊标记查找功能。

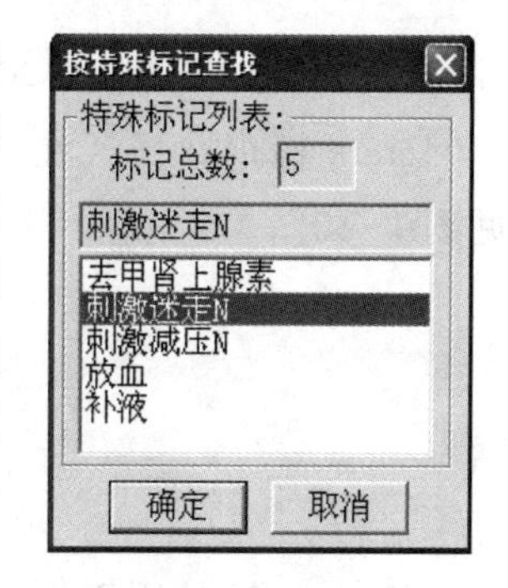

图 1-78　按特殊标记查找

（七）标尺调节区

TM_WAVE 软件显示通道的最左边为标尺调节区。

当鼠标光标移动到标尺单位显示区，然后按下鼠标右键，将会弹出一个“信号单位”选择快捷菜单。

光标测量是指在实时实验过程中暂停或反演数据时，在每个有波形显示的通道中，伴随着波形曲线有一个测量光标，该光标随着鼠标的移动而左右移动，并且始终依附在波形曲线上，光标处的波形数值将被自动测量出来并且显示在通用信息显示区中。

调节标尺基线（标尺的 0 刻度线）位置的方法：首先将鼠标移动到标尺上，这时鼠标光标右边出现一个上下指示的蓝色双箭头，按下鼠标左键，在按住鼠标左键不放的情况下上下移动鼠标，这时整个标尺会随着鼠标的移动而上下移动，从而调节标尺 0 点的位置，见图 1-79。

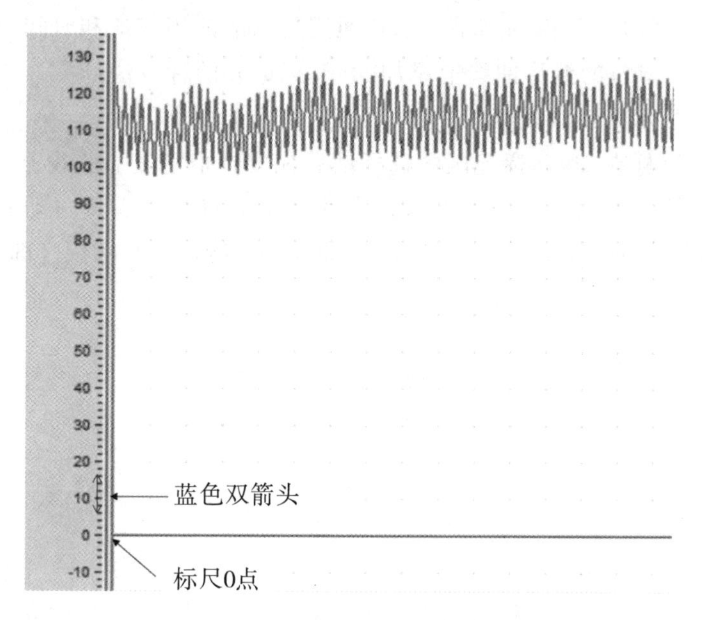

图 1-79　调节标尺 0 点的位置

（八）Mark 标记选择区

Mark 标记选择区在 TM_WAVE 软件窗口的左下方，位于标尺调节区的下面，见图 1-80。

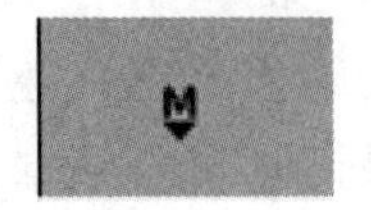

图 1-80　Mark 标记选择区

Mark 标记是用于加强光标测量的一个标记，该标记单独存在没有意义，它只有与测量光标配合使用时才能完成简单的两点测量功能，见图 1-81。

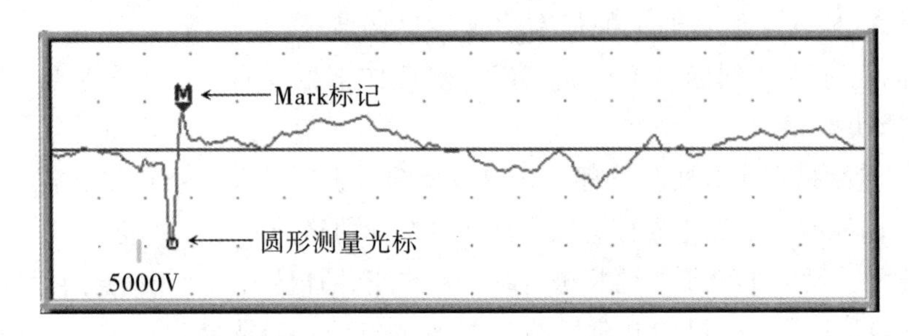

图 1-81　Mark 标记和圆形测量光标

如果测量光标与 Mark 标记配合，当测量光标移动时，它将测量 Mark 标记和测量光标之间的波形幅度差值和时间差值（测量的结果前加一个 Δ 标记，表示显示的数值是一个差值），测量的结果显示在通用显示区的当前值和时间栏中。

在通道显示窗口的波形曲线上添加 Mark 标记有两种方法：

（1）通道显示窗口快捷菜单中的“添加 M 标记命令”。

（2）使用鼠标在 Mark 标记区中选择然后拖放到指定波形曲线上。

注意：如果将 M 标记拖到没有波形曲线的地方释放，它将自动回到 Mark 标记区。如果不需要 Mark 标记了，只需用鼠标将其拖回到 Mark 标记区即可。

第二章 生理学实验项目

第一节 神经和肌肉

实验1 坐骨神经腓肠肌标本及坐骨神经干标本的制备

【实验目的】

学习坐骨神经腓肠肌和坐骨神经干标本的制备方法。

【实验原理】

两栖类动物的基本生命活动和生理功能与温血动物类似，但其离体组织所需存活条件比较简单，易于控制和掌握。因此，在生理学实验中常用蛙的离体组织或器官作为实验标本来观察组织的兴奋性、兴奋过程、兴奋性的变化以及骨骼肌的收缩特点等。

【实验对象】

牛蛙。

【器材和药品】

蛙类手术器械（蛙板、玻璃板、金属探针、粗剪刀、组织剪、眼科剪、眼科镊、大头针、玻璃分针、搪瓷碗、培养皿、滴管、纱布、丝线）、锌铜弓、任氏液。

【操作步骤和观察项目】

（1）破坏脑和脊髓：左手持蛙，用示指下压头部，拇指按压背部，使头前俯。右手持金属探针从枕骨大孔处垂直刺入头部，再将金属探针插向前方刺入颅腔搅碎脑组织。将金属探针退回进针处，向下刺入椎管捣毁脊髓，待蛙四肢松软，表明脑和脊髓已完全被破坏（图2-1）。

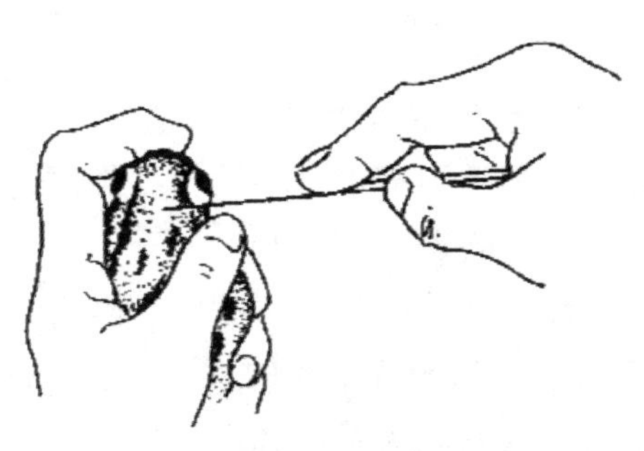

图2-1 破坏蛙脑和脊髓

（2）剪除躯干上部及内脏：在骶髂关节水平以上1cm处剪断脊柱，将头、前肢及内脏一并剪除，保留腰骶部脊柱及后肢（图 2-2、图 2-3）。在腹部脊柱的两旁可以见到坐骨神经丛。

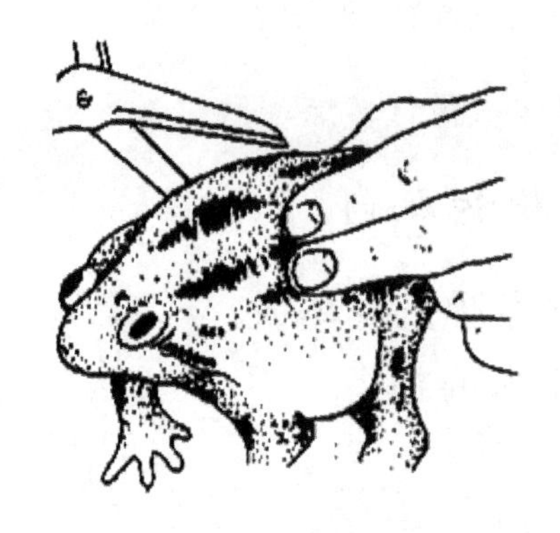

图 2-2　剪断脊柱

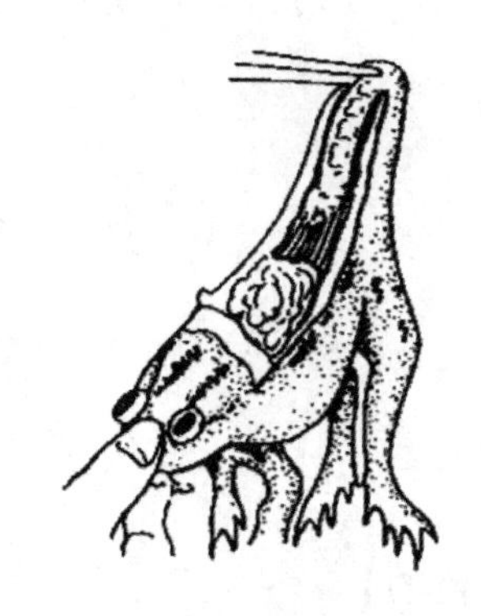

图 2-3　剪除躯干上部及内脏

（3）剥皮：左手捏紧脊柱断端，右手捏住断端处皮肤边缘，用力向下剥掉全部后肢皮肤（肛门皮肤黏膜移行处先行剪开），把标本放入任氏液中，洗净手及所有用过的器械（图 2-4）。

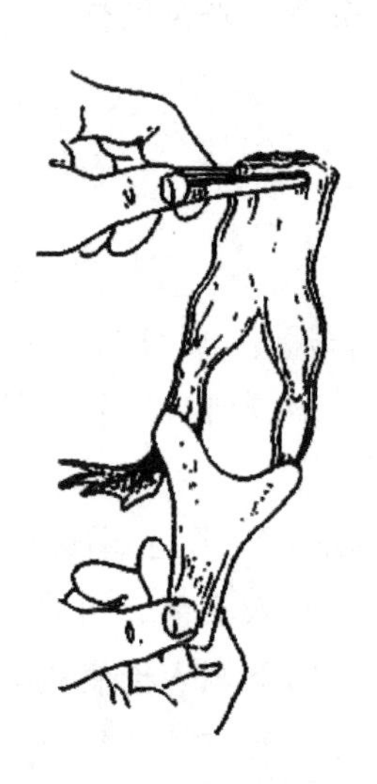

图 2-4　剥离皮肤

（4）游离坐骨神经：将后肢标本腹面向上用大头针固定于蛙板上，沿脊柱两侧用玻璃分针分离坐骨神经，用粗剪刀剪下一小段与神经相连的脊柱，提起脊柱，逐一剪去神经分支。从耻骨联合处将两下肢分开。

将一侧下肢背面向上，用玻璃分针划开梨状肌及附近的结缔组织，循坐骨神经沟（股二头肌与半膜肌之间）找出坐骨神经的大腿部分，提起坐骨神经，小心剪断坐骨神经的所有分支，一直游离到膝关节（图 2-5）。

（5）游离腓肠肌：将分离干净的坐骨神经搭于腓肠肌，在膝关节周围剪掉全部大腿肌肉，并用普通剪刀将股骨刮干净，在股骨中部剪去上段股骨。再于跟腱处用丝线结扎，剪断结扎处远端跟腱并游离腓肠肌至膝关节处，在膝关节以下将小腿其余部分全剪掉，这样即可得到附着于股骨上、有坐骨神经支配的腓肠肌标本，将标本立即浸于任氏液中（图2-6）。

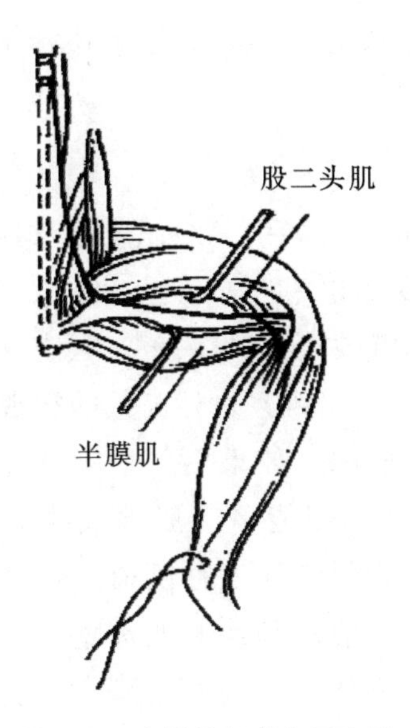

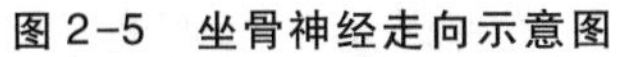
图2-5 坐骨神经走向示意图

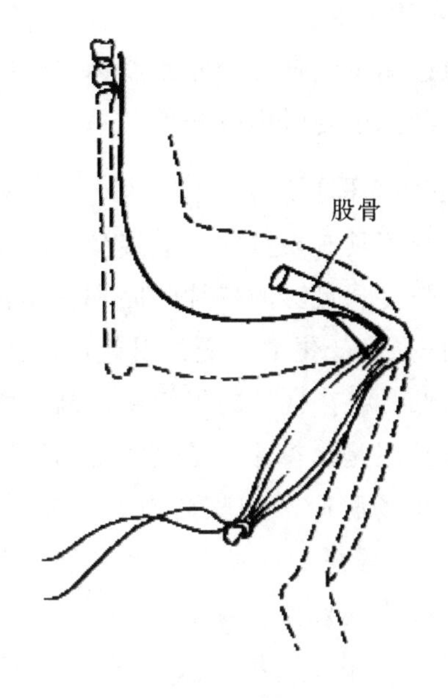

图2-6 蛙坐骨神经腓肠肌标本示意图

（6）制作坐骨神经干标本：当坐骨神经游离到膝关节处后再向下继续剥离，在腓肠肌两侧的肌肉内找到胫神经和腓神经。剪去任一分支，继续分离留下的分支直到踝关节，用丝线结扎，在结扎远端剪断（注意：坐骨神经在膝关节处分成两支，绕过膝关节时，上面覆盖有肌腱和肌膜，分离时切勿剪断或损伤神经）。标本制成后，浸于任氏液中。

（7）检查标本兴奋性：将坐骨神经腓肠肌标本取出放在玻璃板上，取锌铜弓浸湿任氏液后迅速接触坐骨神经，如腓肠肌发生明显收缩，表明标本具有正常的兴奋性。将标本放回盛有任氏液的培养皿中备用。

【注意事项】

（1）制备标本的过程中，要不断滴加任氏液，以防标本表面干燥而失去正常兴奋性。

（2）操作过程中，应避免过度牵拉神经和肌肉。避免用手、镊子夹伤神经和肌肉。

【思考题】

（1）怎样判断蛙的脑和脊髓是否完全损毁？

（2）制备好的神经肌肉标本为何要浸泡于任氏液中？

（3）锌铜弓为什么可以检查神经肌肉的兴奋性？

实验2　阈刺激、阈上刺激和最大刺激

【实验目的】

通过测定坐骨神经腓肠肌标本的阈刺激、最大刺激强度，以了解该标本的兴奋性及刺激强度与肌肉收缩的关系。

【实验原理】

活组织具有兴奋性，能接受刺激发生反应，刺激要能引起组织发生反应必须有足够的强度、足够的持续时间和一定的时间-强度变化率。如果保持刺激持续时间及时间-强度变化率不变，引起反应所需的最小刺激强度称为阈值。兴奋性高的组织阈值低，兴奋性低的组织阈值高。阈值常作为衡量组织兴奋性高低的客观指标。

腓肠肌是由许多兴奋性高低不同的肌纤维组成的。如果用单个电脉冲刺激坐骨神经腓肠肌标本的坐骨神经干或直接刺激肌肉，刚能引起肌肉发生收缩反应（即兴奋性最高的那部分神经和肌肉发生兴奋）的刺激强度称阈值。强度为阈值的刺激称为阈刺激。随着刺激强度的增加，发生反应的神经和肌肉增加，肌肉的收缩程度也相应逐步增大，这时刺激的强度大于阈值，称为阈上刺激。当刺激强度增大到某一数值时，肌肉出现最大的收缩反应；如再增加刺激强度，肌肉的收缩反应不再增大，这种能引起肌肉发生最大收缩反应的最小刺激，称为肌肉收缩的最大刺激。

【实验对象】

牛蛙。

【器材和药品】

制作坐骨神经腓肠肌标本的全部手术器械（见实验1）、肌槽（肌动器）、张力换能器、刺激输出线、铁支架、双凹夹、任氏液。

【实验流程】

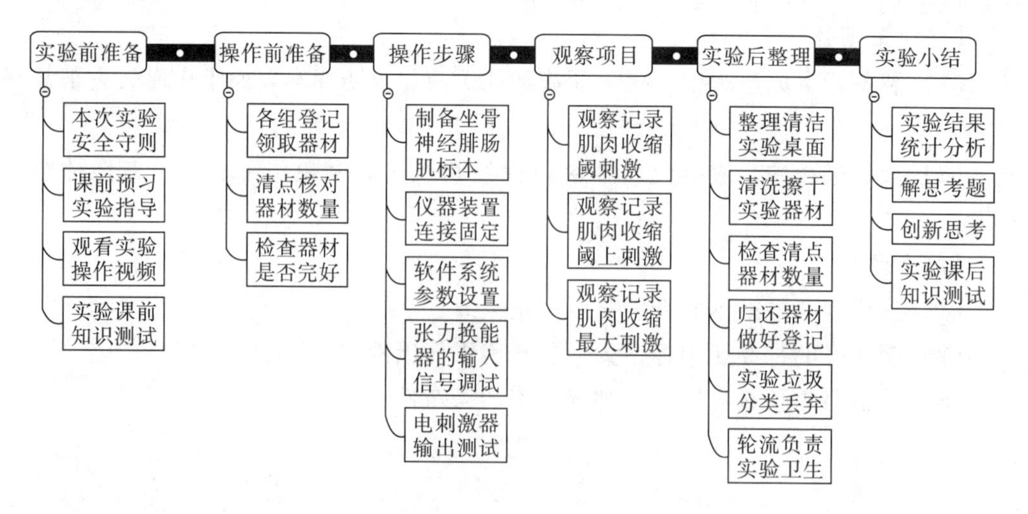

【操作步骤】

（1）制作坐骨神经腓肠肌标本（见实验1）：将制备好的坐骨神经腓肠肌标本浸于任氏液数分钟后备用。

（2）安放标本：将标本的股骨残端插入肌动器的螺丝孔内固定，将扎在肌肉跟腱上的丝线缚在张力换能器的受力片上，调整张力换能器的高度，使肌肉处于自然拉长的长度（松紧合适），用双凹夹将换能器固定于支架上，注意应正面朝上。将坐骨神经干置于肌槽的刺激电极上（图2-7）。

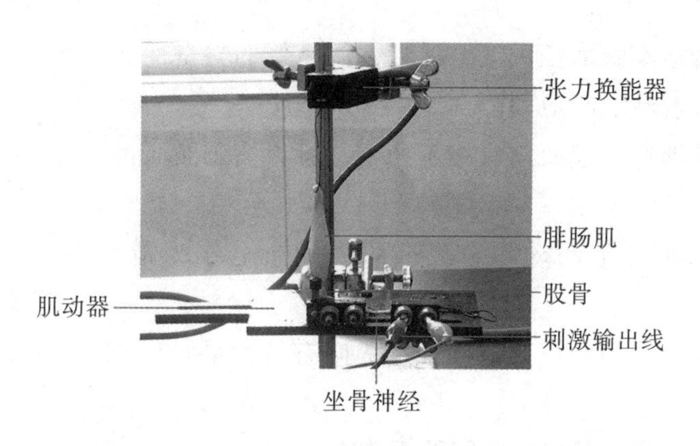

图2-7 坐骨神经腓肠肌标本与肌动器、张力换能的连接

（3）仪器调试：具体如下。

1）打开BL-420S系统。

2）依次选择“输入信号”—“1通道”—“张力”。

3）根据信号图形调整增益（放大倍数）、扫描速度。

4）刺激设置：单刺激，延时0.05ms，强度0，波宽1ms。设置完毕后将刺激输出线连接到肌槽的刺激接线柱上。

参数设置也可选择“实验项目”—“肌肉神经实验”—“刺激强度与反应的关系”，将设置中的刺激强度调为零，然后逐渐增大刺激强度，观察记录阈刺激和最大刺激。

【观察项目】

（1）逐渐增大刺激强度，每改变一次刺激强度，开启一次刺激，输出一个设定刺激，刚出现收缩曲线时的刺激强度为阈值。

（2）继续增大刺激强度，观察刚出现最大收缩高度时的刺激强度，此即为最大刺激强度。

上述各观察项目的刺激电压值和对应的肌肉收缩情况记录于表2-1。

表 2-1 阈刺激、阈上刺激和最大刺激的观察项目

观察项目	刺激电压	肌肉收缩
阈刺激		
阈上刺激		
最大刺激		

【注意事项】

（1）经常给标本滴加任氏液，保持标本良好的兴奋性。

（2）每两次刺激之间应间隔 0.5～1 分钟。

（3）若刺激神经引起肌肉收缩不稳定，可直接刺激肌肉。

【思考题】

（1）能否以神经干的动作电位或肌肉的肌电作为指标来测定阈刺激、最大刺激？

（2）骨骼肌的收缩幅度与刺激强度之间有何关系？

【创新思考】

本实验操作及装置存在哪些问题？你有哪些改进方法？

实验 3 神经干动作电位观察

【实验目的】

观察蛙神经干动作电位波形。

【实验原理】

动作电位是神经纤维兴奋的标志。动作电位产生后会沿着细胞膜扩布，当动作电位通过位于神经干表面的引导电极时，便可记录到这个电位波动。根据引导方式的不同，动作电位波形可呈双相或单相。

神经干由许多神经纤维组成，其兴奋阈值、传导速度都不同，本实验引导的是坐骨神经干的复合动作电位，因此，记录到的动作电位的幅度与刺激强度有关，即在阈刺激和最大刺激之间所引导的动作电位幅值随刺激强度的增加而递增。当达到最大刺激强度时，所有的神经纤维都兴奋，动作电位幅度将达到最大值。

当动作电位先后通过两个引导电极时，可记录到两个方向相反的电位偏转波形，称双相动作电位。如果两个引导电极之间的神经组织有损伤，兴奋波只通过第一个引导电极，不能传导到第二个引导电极，则只能记录到一个方向的电位偏转波形，称为单相动作电位。

【实验对象】

牛蛙。

【器材和药品】

制作坐骨神经干标本的全套手术器械（见实验1）、神经屏蔽盒、生物电引导线、刺激输出线、任氏液、1mol/L KCl溶液、2%盐酸普鲁卡因溶液、滤纸片。

【操作步骤和观察项目】

（1）制备坐骨神经干标本。坐骨神经干标本的制备方法与坐骨神经腓肠肌标本的制备方法类似。沿脊柱两侧用玻璃分针分离坐骨神经，于靠近脊柱处穿线、结扎、剪断。轻轻提起结扎线，逐一剪去神经分支。当坐骨神经游离到膝关节处后再向下继续剥离，在腓肠肌两侧肌沟内找到胫神经和腓神经，剪去任一分支，分离留下的一支直到足趾，尽可能分离长一些，用线结扎，在结扎的远端剪断。坐骨神经在经过膝关节时，上面覆盖有肌腱和肌膜，分离时切勿剪断或损伤神经。标本制成后，浸于任氏液中数分钟，使其兴奋性稳定后备用。

（2）将神经干标本置于神经屏蔽盒中，神经干的中枢端（粗端）置于刺激电极位置，外周端（细端）置于引导电极位置（图2-8）。

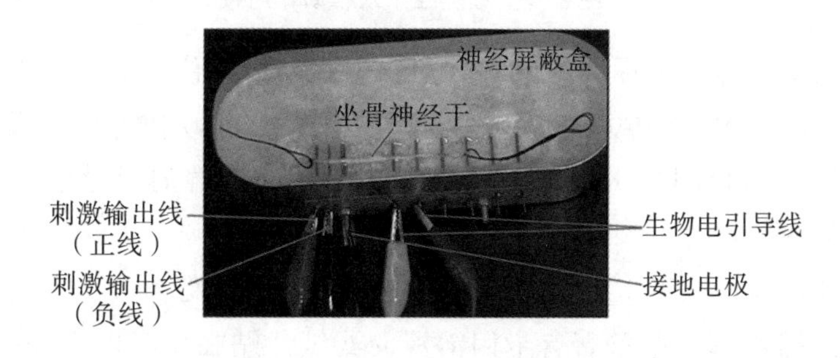

图2-8　神经干标本与神经屏蔽盒、刺激输出线、生物电引导线的连接

（3）打开BL-420S系统。在第一次做该实验时直接进入“实验项目”—“肌肉神经实验”—“神经干动作电位的引导”。

熟悉后可进入通用程序：

1）依次选择“输入信号”—“1通道”—“动作电位”。如果动作电位波形有毛刺样干扰，可选50Hz滤波。

2）扫描方式默认为“触发显示方式”。

3）根据信号图形调整增益（放大倍数）、扫描速度。

4）刺激设置：单刺激、强度1.0V、波宽1ms。

开启刺激，这时可以看到动作电位波形（图2-9），根据波形大小重新调整参数。

如果伪迹很大，可取1cm×1cm大小的滤纸片，用任氏液浸湿后，放在地线位置处的神经上，可大大减小刺激伪迹。

（4）将刺激强度设成0，然后逐渐增大强度，寻找阈刺激和最大刺激，观察动作电位的波形有无改变。以下观察项目所需的刺激均为该坐骨神经干标本的最大刺激。

（5）改变生物电引导线的位置，观察动作电位的波形有无改变。

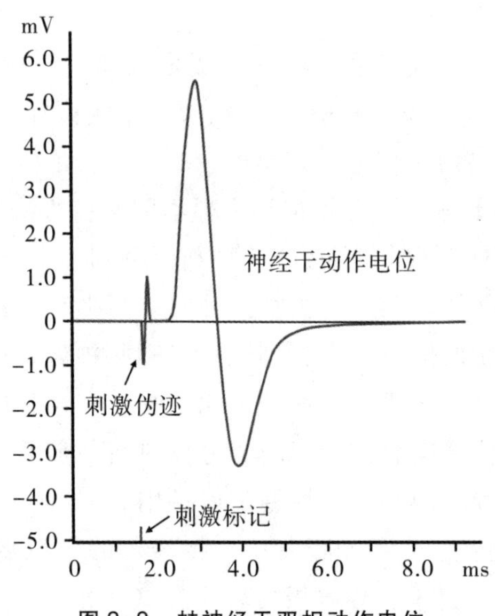

图 2-9　蛙神经干双相动作电位

（6）变换坐骨神经干标本的放置方向，观察动作电位的波形有无改变。

（7）尽可能加大引导电极和刺激电极的距离，观察动作电位波形有无分离。

（8）将浸润了 1mol/L KCl 溶液的滤纸片贴在外周端的引导电极上，观察电位波形有无改变。

（9）用任氏液洗去 KCl，观察动作电位波形有无改变。

（10）将浸润了 2% 盐酸普鲁卡因溶液的滤纸片贴在刺激电极和引导电极之间，观察动作电位波形是否出现。

（11）洗去盐酸普鲁卡因溶液，观察动作电位波形是否重新出现。

（12）用镊子将两个记录电极之间的神经夹伤，观察动作电位波形有何改变。

【注意事项】

（1）制备坐骨神经干标本时，应尽量除尽附着的血管、神经。神经干两端应用丝线扎紧，浸于任氏液中备用，取神经干时须用镊子夹持两端结扎线，切不可直接夹持神经干。

（2）经常保持神经标本湿润（可置一小片湿纱布），但液体不宜过多，以免短路。

（3）注意使神经标本与刺激电极和引导电极密切接触。

（4）两刺激电极间距离不宜太近，因两电极间的神经干电阻太小，距离太近可导致两电极间近于短路，损坏刺激器。

（5）神经屏蔽盒用后应清洗干净，尤其是刺激电极和引导电极，否则残留盐溶液会导致电极腐蚀和导线生锈。

【思考题】

（1）试解释神经干动作电位幅度随刺激强度增大而增大的原因。为什么到最大刺激后，动作电位幅度不再增加？

（2）试述单、双相动作电位的产生原理。两种电位在时程和幅度上有何不同？

（3）记录神经干动作电位时，为什么常在中枢端给予刺激，而在外周端引导动作电位？

（4）解释在引导电极上放置 KCl 滤纸片记录到的动作电位波形变化。

（5）解释在刺激电极和引导电极之间放置盐酸普鲁卡因滤纸片对动作电位波形的影响。

（6）解释在两个引导电极之间夹伤神经对动作电位波形的影响。

实验4 神经干兴奋性不应期的测定

【实验目的】

学习测定不应期的方法，了解神经纤维在一次兴奋过程中，兴奋性变化的规律。

【实验原理】

可兴奋组织（细胞）在接受一次刺激发生兴奋的过程中，兴奋性会发生周期性的变化，经历绝对不应期、相对不应期、超常期和低常期，然后再恢复到正常的兴奋性水平。组织兴奋性的变化，可用测定阈值的方法来确定。要测定不应期，通常采用双刺激。当两个刺激相距较远时，出现两个独立的兴奋，当逐步缩短两个刺激的间隔时间时，随着第二个动作电位逐渐向第一动作电位靠拢，第二个动作电位的幅值越来越小，直至完全消失（而第一个动作电位的幅值始终不变）。这说明第二个刺激落在了第一个兴奋的不应期内。此时增大第二个刺激的强度，观察是否会出现第二个动作电位，如果出现则为相对不应期，如不再出现则为绝对不应期。

【实验对象】

牛蛙。

【器材和药品】

蛙类手术器械（见实验1）、神经屏蔽盒、生物电引导线、刺激输出线、任氏液。

【操作步骤和观察项目】

（1）制作和安放坐骨神经干标本（见实验1），将其浸泡于任氏液几分钟后放入神经屏蔽盒。连好神经屏蔽盒的引导电极、刺激电极和接地电极。

（2）打开 BL－420S 系统。初次实验可选择“实验项目”—“肌肉神经实验”—“神经干兴奋不应期测定”。

熟悉后可进入通用程序：

1）依次选择“输入信号”—“1通道”—“动作电位”。

2）刺激设置：双刺激，调节刺激“强度1”，找到最大刺激强度，将“强度2”设成与“强度1”相等，使屏幕上出现两个同样幅值的动作电位。

(3) 逐渐减小“波间隔”，在屏幕上可见第二个动作电位逐渐向第一个动作电位靠近。两个刺激脉冲之间的时间间隔减小到一定程度时，第二个动作电位开始减小，记下此时“波间隔”的时间，即神经干的不应期（图2-10）。

(4) 连续缩小“波间隔”，第二个动作电位继续向第一个动作电位靠近，并继续变小直至最后消失。此时增大刺激“强度2”的强度，若第二个刺激又引起动作电位的出现，继续缩小两个刺激的时间间隔，直到第二个动作电位消失。此时“波间隔”的时间为绝对不应期。不应期减去绝对不应期为相对不应期。

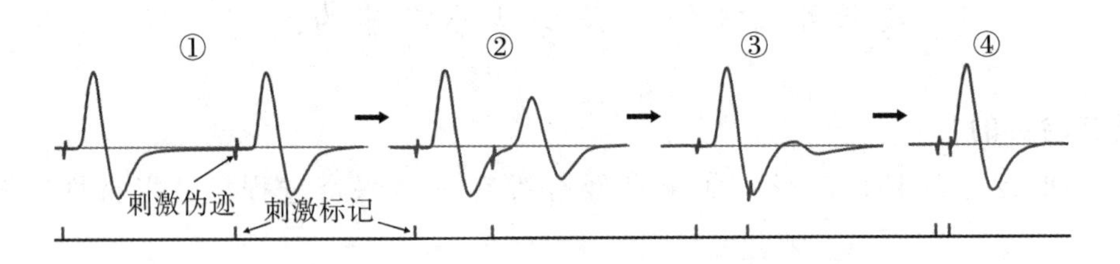

图2-10　用双刺激测定神经干兴奋性的不应期

【思考题】

根据实验结果，能否推算出神经的最大兴奋频率？

实验5　神经干兴奋传导速度的测定

【实验目的】

学习神经干动作电位传导速度的测定方法。

【实验原理】

可兴奋细胞发生动作电位后，动作电位将向整个细胞膜扩布，我们称之为兴奋的传导。其传导速度取决于纤维的直径、温度、有无髓鞘等因素。动作电位在神经纤维上的传导称为神经冲动。测定神经冲动在神经干上传导的距离以及通过这段距离所需的时间，即可计算出兴奋传导的速度。

【实验动物】

牛蛙。

【器材和药品】

蛙类手术器械（见实验1）、神经屏蔽盒、生物电引导线、刺激输出线、圆规、直尺、任氏液。

【操作步骤和观察项目】

(1) 制作坐骨神经干标本时要求神经干尽可能长，将标本浸泡于任氏液中，待其稳定后备用（见实验1）。

将神经干标本平放在神经屏蔽盒内的电极上，充分利用其全长。本实验需用双通道记录动作电位，将两对生物电引导线插头分别插入1通道和2通道，鳄鱼夹夹到神经屏蔽盒两对引导电极柱上，接好接地电极。

（2）打开BL-420S系统。初次实验可直接进入“实验项目”模块中，选择“肌肉神经实验”—“神经干兴奋传导速度测定”。

熟悉后可进入通用程序：

1）依次选择“输入信号”—“1通道”—“动作电位”，“2通道”—“动作电位”。

2）刺激设置：单刺激、强度1V、波宽1ms。

（3）启动刺激，通过增减刺激强度，找到坐骨神经干标本的最大刺激强度，此时1通道和2通道波形显示区均可见动作电位，单击右键选择“比较显示”（图2-11），用“两点测量”测出动作电位传导时间。

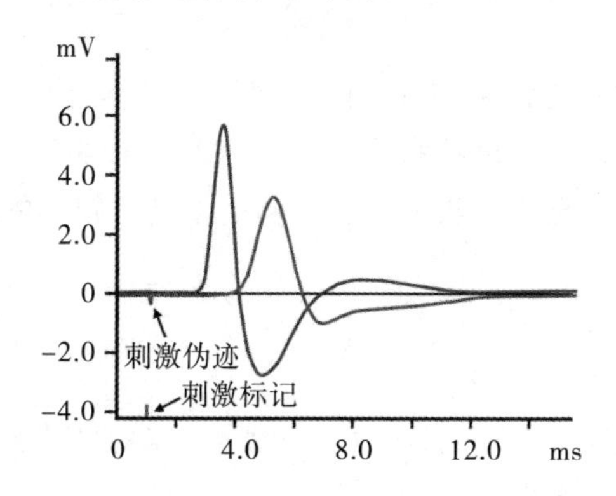

图2-11　双通道记录不同部位的神经干动作电位（将2通道移到1通道进行对比）

（4）测量神经屏蔽盒两对引导电极之间的距离。

（5）计算动作电位在神经干上的传导速度。

【注意事项】

（1）尽可能选取大的牛蛙，尽可能将神经干剥得长一些。

（2）要经常用任氏液润湿神经干，以保持神经干的兴奋性。

（3）两对引导电极之间的距离应尽可能大。

【思考题】

（1）本实验中测得的神经干传导速度是哪一种神经纤维的传导速度？

（2）如果所用的标本足够长、刺激电极与引导电极间的距离足够大，加快系统的扫描速度可见动作电位的降支出现数个波峰，试解释动作电位波形分离的原因。

实验 6　刺激频率与骨骼肌收缩形式的关系

【实验目的】

了解骨骼肌在受到不同频率的刺激时兴奋发生的情况以及与收缩形式的关系。

【实验原理】

当骨骼肌受到一个阈上刺激时，产生一次单收缩，每次收缩前先产生一个动作电位。动作电位的持续时间很短，因而有效不应期也较短，但每次收缩的持续时间却远长于有效不应期时间。若刺激频率不断增加，虽然骨骼肌仍然可对每个刺激产生动作电位，但肌肉的收缩反应却可发生融合。

（1）不完全强直收缩：若两个相继刺激的间隔时间大于单收缩的收缩期，但小于单收缩的总时程，则肌肉在舒张不全时发生第二次收缩，肌肉出现锯齿状的收缩波形。

（2）完全强直收缩：若两个相继刺激的间隔时间小于单收缩的收缩期，肌肉处于完全持续的收缩状态，看不出舒张的痕迹，称为完全强直收缩。

不完全强直收缩和完全强直收缩的收缩幅度随刺激频率的增快而升高。

【实验对象】

牛蛙。

【器材和药品】

蛙类手术器械（见实验 1）、肌槽（肌动器）、张力换能器、支架、双凹夹、漆包线、生物电引导线、刺激输出线、任氏液。

【实验流程】

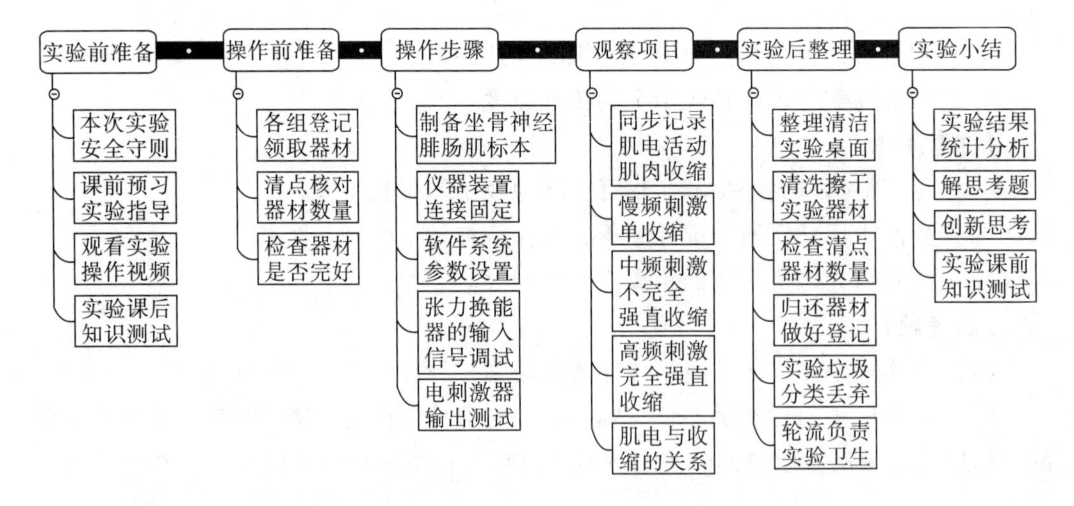

【操作步骤和观察项目】

（1）制备坐骨神经腓肠肌标本（见实验 1），浸于任氏液中备用。

（2）将标本的股骨残端插入肌动器的螺丝孔内固定，腓肠肌跟腱的连线拴在张力换能器受力片上，换能器固定于支架上，调整肌肉于自然拉长的长度。将坐骨神经腓肠肌标本轻轻放在肌动器的刺激电极上。将张力换能器插入2通道。

（3）打开BL-420S系统。

1）依次选择“输入信号”—“2通道”—“张力”。

2）根据信号图形调整增益（放大倍数）、扫描速度。

3）刺激设置：串刺激、强度1.0V、波宽1.0ms、串长5、刺激频率1Hz。

（4）启动刺激器，调整系统灵敏度，将肌肉收缩幅度调至可观察出波形，此时可观察到单收缩波形。

（5）改变刺激设置，逐步增加刺激频率（缩短波间隔），观察何时出现不完全强直收缩和完全强直收缩（图2-12）。

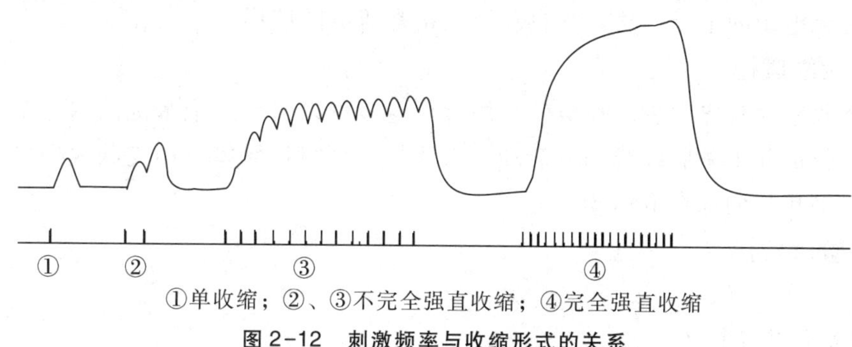

①单收缩；②、③不完全强直收缩；④完全强直收缩

图2-12　刺激频率与收缩形式的关系

（6）同时记录肌电，观察当肌肉收缩出现融合时，肌电是否出现融合。方法是：将一绕成弹簧状漆包线的尖端轻插入腓肠肌的近膝关节端的肌膜内，另一端轻剥漆层0.5cm。将生物电引导线插入1通道，其红线连于漆包线，蓝线接在膝关节处的残留肌肉上。选择1通道的输入信号为“肌电”，将刺激频率减慢（延长波间隔），重新启动刺激器，观察在何种刺激频率下出现单收缩、不完全强直收缩、完全强直收缩，以及肌电变化情况与收缩的关系（表2-2）。

表2-2　刺激频率与骨骼肌收缩形式的观察项目

观察项目	刺激电压	刺激频率	肌肉收缩
单收缩			
不完全强直收缩			
完全强直收缩			

【注意事项】

（1）经常给标本滴加任氏液，保持标本的良好兴奋性。

（2）当刺激神经引起的肌肉收缩不稳定时，可直接刺激肌肉。

（3）若肌肉收缩幅度较大，超过了分区显示范围，可使用扩展屏幕功能。

【思考题】

（1）本实验中将刺激标记至出现肌肉收缩之间的时间称潜伏期，这段时间的长短有何意义？

（2）刺激频率改变时，肌肉发生不同形式的收缩，当肌肉收缩发生融合时，肌电是否融合？

（3）肌肉收缩的幅度与刺激频率的关系如何？

【创新思考】

本实验操作及装置存在哪些问题？有哪些改进方法？

实验7　肌电图描记

【实验目的】

学习肌电图的记录方法，观察和辨认正常肌电图波形。

【实验原理】

肌肉收缩前首先发生动作电位。用针形电极可以引导几毫米范围内一个运动单位或亚单位的几十条肌纤维的电活动。人体是一个容积导体，用皮肤表面电极可引导多个运动单位的综合电活动。

【实验对象】

人。

【器材和药品】

针形电极、表面电极、生物电引导线、刺激输出线、导电膏、乙醚、碘酒、酒精、消毒棉球、医用胶布。

【操作步骤和观察项目】

（1）在大鱼际肌表面用乙醚脱脂，用碘酒、酒精严格消毒。将生物电引导线插头插入1通道。

（2）打开BL-420S系统。

1）依次选择“输入信号”—“1通道”—“肌电”。

2）根据信号图形调整增益（放大倍数）、扫描速度。

（3）记录运动单位肌电（自发肌电）。

1）将接地电极固定于腕部皮肤。

2）将生物电引导线分别连接针形电极的两极，接上腕部地线。

3）将已消毒好的针形电极突然插入大鱼际肌皮肤时，可出现一簇突发的肌电，称为插入电位，该电位持续时间短暂，一般不超过100ms。

4）让受试者轻微收缩记录肌肉，肌电图上可出现一个个彼此分开的动作电位，称运动单位电位，观察其波形、幅值和时程。

5）让受试者用力收缩记录肌肉，此时整块肌肉都参加运动，每个运动单位放电频率大大增加，屏幕上出现大量运动单位互相重叠干扰，此时无法区分每个运动单位，称为干扰相（图2-13）。

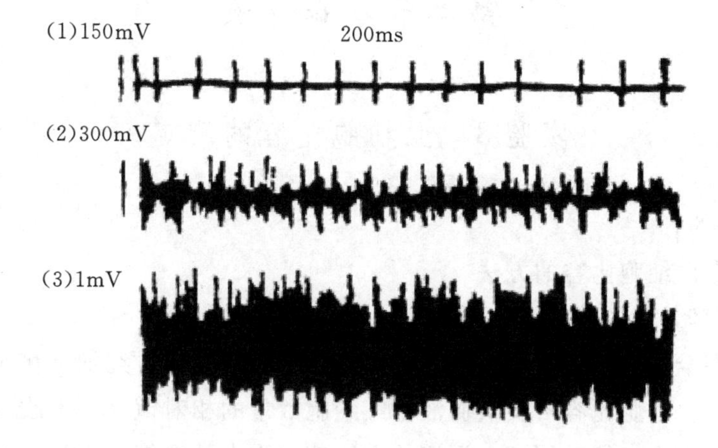

(1) 轻度用力;(2) 中等度用力;(3) 最大用力

图 2-13 不同用力程度时的肌电图

(4) 记录表面肌电图:具体如下。

1) 用胶布将涂有导电膏的银片引导电极(或不锈钢片)沿肌纤维走向(相距 2~3cm)贴附于大鱼际处的皮肤表面,接地电极固定于腕部皮肤。用生物电引导线连接上述电极。

2) 刺激设置:单刺激、强度 1.0V、波宽 1ms。

3) 将刺激输出线负极置于正中神经近端(肱二头肌远端内侧、肱动脉旁),正极平行放于负极远端,间距为 2~3cm。启动刺激器,屏幕上可出现大鱼际肌的综合肌电电位。

【注意事项】

(1) 用针形电极时,电极和皮肤均需严格消毒。

(2) 接地电极要与皮肤接触良好,以排除干扰。

【思考题】

(1) 表面电极与针形电极记录的肌肉电活动有何异同?

(2) 肌电图能否反映运动神经的功能状态?

【肌电图与运动的联系】

肌电图(electromyogram, EMG)可以评价神经肌肉的电学功能,不仅可应用于临床医学、康复医学等学科中,还可应用于体育科学研究,可对运动技术、肌肉收缩水平、肌肉疲劳状态、肌纤维类型预测等方面进行分析和评价。如运动中记录多块肌肉的表面肌电图(surface electromyogram, sEMG),可分析和判断主要动力肌群、协调肌群和拮抗肌群的动员顺序及活动强度,从而了解肌肉活动的协调性,可以为运动训练提供科学依据。

第二节　血　液

实验 8　血细胞比容的测定

【实验目的】

学习测定血细胞比容的方法。

【实验原理】

血细胞在全血中所占的容积百分比，称为血细胞比容。红细胞在血细胞中比例最大，因此，血细胞比容可反映血液中红细胞数量的相对值。在不改变血液组成比例的前提下抗凝血，然后用离心沉淀的方法使比重大的血细胞下沉，控制离心的转速和时间，使血细胞下沉后彼此压紧（相互之间无血浆）而又不改变血细胞的正常形态和容积，即可测定出血细胞占全血的容积百分比。

【实验对象】

家兔。

【器材和药品】

哺乳类动物手术器械（粗剪刀、手术刀、组织剪、直止血钳、弯止血钳、蚊式止血钳、眼科剪、眼科镊、玻璃分针、搪瓷碗、纱布、丝线、缚绳、气管插管）、动脉插管、动脉夹、10mL 注射器、5mL 试管（有刻度）、天平、烘箱、离心机、25% 氨基甲酸乙酯、草酸钾、草酸铵。

【操作步骤和观察项目】

（1）称重、麻醉与固定：从兔耳缘静脉缓慢注入 25% 氨基甲酸乙酯 4mL/kg，使其麻醉后仰卧位固定于手术台上。

（2）分离血管：剪去兔颈部甲状软骨到胸骨上缘范围内的毛。从甲状软骨下沿颈正中线切开皮肤，分离皮下组织和肌肉，暴露气管，分离出一侧颈总动脉，在气管和颈总动脉下穿线备用。

（3）行气管插管：在甲状软骨下 3~4 软骨环上做横切口，再向头端剪断 1 或 2 个软骨环（呈倒“T”字切口），用干棉球止血，插入气管插管，用线结扎固定。

（4）行动脉插管：用线结扎颈总动脉离心端，用动脉夹夹住颈总动脉向心端，用眼科剪在颈总动脉上剪一斜切口，将动脉插管插入颈总动脉，结扎固定，注意不要滑脱。

（5）配制草酸盐抗凝剂：取草酸钾 0.8g、草酸铵 1.2g 加蒸馏水至 100mL。配成溶液后，每 1mL 血液可用 0.1mL 混合草酸盐抗凝剂，将抗凝剂加入分血管内，均匀沾遍分血管管壁，置于 60~80℃ 烘箱中烘干备用。

（6）采血：打开动脉夹，使动脉血流入试管，精确至 5mL 刻度处停止放血，然后轻轻摇晃试管使血液与抗凝剂充分混合。

（7）离心：开动离心机时，速度应由慢至快，逐渐达到3000r/min，离心30分钟后，再由快转慢，最后停止。

（8）观察实验结果：取出试管，此时试管上层是淡黄色血浆，下层是红细胞，分界处有一白色薄层，是白细胞和血小板，观察试管中血细胞容积的刻度数，计算血细胞比容。

【注意事项】

（1）实验应在2小时内完成，以免发生溶血和水分蒸发，影响结果的准确性。

（2）实验后及时清洗用具。

（3）烘箱温度不宜高于80℃，以免抗凝剂发生化学变化失去抗凝作用。

【思考题】

（1）草酸盐抗凝血的机制是什么?

（2）哪些情况可能导致血细胞比容改变?

实验9　红细胞渗透脆性试验

【实验目的】

学习测定红细胞渗透脆性的方法，观察不同浓度的低渗盐溶液对红细胞形态和容积的影响。加深理解细胞外液渗透张力对维持红细胞正常形态与功能的重要性。

【实验原理】

红细胞细胞膜对水的通透性较高，但对无机离子通透性很低。将红细胞置于不同浓度的低渗盐溶液中，可以检查红细胞膜对低渗盐溶液的抵抗力，这种抵抗力的大小，可以作为红细胞渗透脆性的指标。抵抗力小，表示渗透脆性大；反之，表示脆性小。开始出现溶血的NaCl溶液浓度，为该血液标本红细胞的最小抵抗力，即最大脆性（通常在0.40%～0.44%），这表示那些渗透脆性最大的红细胞开始破裂；出现完全溶血时的低渗NaCl溶液，则为该血液红细胞的最大抵抗力，即最小脆性（通常在0.32%～0.36%）。这表示脆性最小的红细胞完全破裂。生理学上将能使红细胞保持正常形态和容积的溶液称为等张溶液。等张溶液一定是等渗溶液，但等渗溶液（如1.9%尿素溶液）并不一定是等张溶液。

【实验对象】

家兔。

【器材和药品】

试管架、小试管（10mm×75mm）15支、2mL吸管4支、5mL注射器、8号针头、干棉球、显微镜、载玻片、盖玻片、1% NaCl、0.85% NaCl、蒸馏水、1.9%尿素溶液。

【操作步骤和观察项目】

（1）制备低渗盐溶液：取干净小试管12支，依次编号排列在试管架上，按下表分别用 2 支 2mL 吸管向各小试管内加入 1% NaCl 溶液和蒸馏水，混匀，即得到浓度为 0.68% ~0.24% 的 12 种不同浓度的低渗 NaCl 溶液（表 2-3）。

表 2-3　低渗 NaCl 溶液的配制

试管编号	1	2	3	4	5	6	7	8	9	10	11	12
1% NaCl（mL）	1.7	1.6	1.5	1.4	1.3	1.2	1.1	1.0	0.9	0.8	0.7	0.6
蒸馏水（mL）	0.8	0.9	1.0	1.1	1.2	1.3	1.4	1.5	1.6	1.7	1.8	1.9
NaCl 浓度（%）	0.68	0.64	0.60	0.56	0.52	0.48	0.44	0.40	0.36	0.32	0.28	0.24

（2）再准备 3 支试管，分别加入 1mL 0.85% NaCl 溶液，1mL 1.9% 尿素溶液，1mL 蒸馏水。

（3）采血：用 5mL 注射器在家兔耳缘静脉取血 1mL，用干棉球止血（若该实验与“血细胞比容测定”实验同时做，可在上述实验的颈总动脉插管内放血 1mL）。

（4）采血后立即向上述 15 只试管内各加血一滴，血滴的大小要尽量保持一致，轻轻混匀。

（5）先观察加入 0.85% NaCl 溶液、1.9% 尿素溶液、蒸馏水的 3 支试管的变化，观察无色的溶液是否会变色。其余试管静置 1 小时再进行观察。试管内可有以下情况出现：

1）试管内液体完全变为透明红色，管底无细胞，说明红细胞全部破裂，称为完全溶血。

2）试管内液体底部为混浊红色，表示有未破裂的红细胞，而上层出现透明红色，表示有部分红细胞破裂，释放了其中血红蛋白，称为不完全溶血。

3）试管内液体底部为混浊红色，上层为无色透明液体，说明红细胞完全没有破裂，即没有发生溶血。

（6）记录该血液标本的红细胞渗透脆性范围，即开始出现溶血时的 NaCl 溶液浓度与完全溶血时的 NaCl 溶液浓度。

（7）取 0.85% NaCl 溶液中的红细胞及未完全溶血的低渗盐溶液中的红细胞，放在载玻片上，盖上盖玻片，在显微镜下观察红细胞形态，比较其差别。

【注意事项】

（1）配制不同浓度 NaCl 溶液时应力求准确。

（2）滴加血液时应尽量使滴加血量准确。

【思考题】

（1）为什么红细胞在一定范围内对低渗盐溶液有一定抵抗力？其他细胞也有类似的抵抗力吗？

（2）同一个体的红细胞的渗透脆性为何不同？

（3）为什么红细胞在等渗尿素溶液中会迅速发生溶血？

（4）红细胞渗透脆性有何生理意义和临床价值？

实验 10　红细胞沉降率试验

【实验目的】

学习红细胞沉降率的测定方法。

【实验原理】

红细胞是血液中数量最多的有形成分，在血液中比重最大，因而在体内抽出的血液经过抗凝处理静置后，血液中的红细胞应该下沉，而在其上部析出血浆。但红细胞在血浆中沉降速度很慢，我们称之为红细胞的悬浮稳定性。通常以第 1 小时末红细胞下沉的距离（即析出的血浆高度）表示红细胞的沉降速度，称为红细胞沉降率，简称血沉。健康人的血沉在一个较小的范围内波动。在许多病理情况下（如活动性肺结核、急性风湿热、癌症）血沉可明显增快，因此红细胞沉降率的测定具有临床诊断意义。

【实验对象】

家兔。

【器材和药品】

血沉管、固定架、小试管、试管架、5mL 注射器、3.8% 枸橼酸钠溶液。

【操作步骤和观察项目】

（1）在小试管中加入 3.8% 枸橼酸钠溶液 2mL。

（2）于兔耳缘静脉取血 2mL，准确地将其中 1.6mL 注入小试管内，轻轻混匀，使血液和抗凝剂充分混合。

（3）取干燥的血沉管 1 支，从小试管内吸血到刻度“0”处，拭去管口外面的血液，垂直竖立在固定架的橡皮垫上，固定在支架上，勿使血液由管下端漏出，注意血沉管不能倾斜，管内不应有凝血块和气泡。

（4）静置 1 小时后，读取析出血浆高度（红细胞下降的毫米数），即为红细胞沉降率（mm/h）。

（5）小心取下血沉管，及时冲洗晾干。

【注意事项】

（1）抗凝剂应现配现用。

（2）所有器具均应清洁、干燥。

（3）自采血起，整个实验应在 2 小时内完成。

（4）沉降率与温度有关，在一定范围内，温度越高沉降率越快，故该实验应在 20 ~ 22℃室温下进行。

（5）红细胞沉降率的正常范围，男性为 0 ~ 15mm/h，女性为 0 ~ 20mm/h。

【思考题】

（1）为什么在患某些疾病时患者血液中红细胞下沉显著加快？

（2）血沉的生理变化如何？

实验 11　血液凝固

【实验目的】

了解血液凝固的基本过程及加速、延缓和防止血液凝固的因素。

【实验原理】

血液凝固是一种发生在血浆中的由多种凝血因子参与的生物化学反应过程。该过程分为三个阶段，见图 2-14。

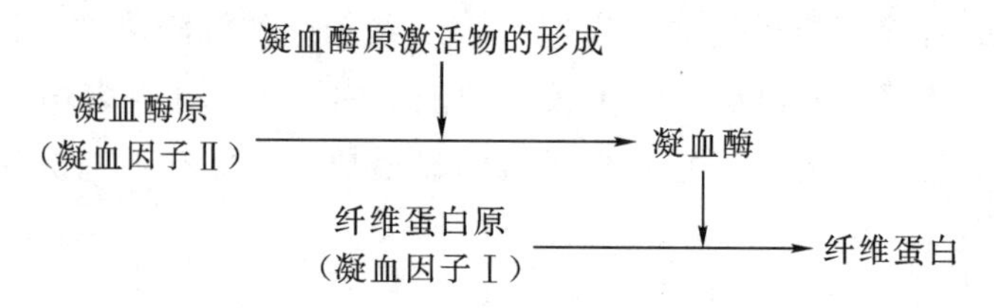

图 2-14　血液凝固的三个阶段

不溶的纤维蛋白网罗了血细胞，结果使血液由流体状态转变为不能流动的凝胶状态，形成了血凝块。

凝血酶原激活物的形成依赖于 X 因子的激活，而 X 因子的激活可分为内源性和外源性两个途径，由此将血液凝固分为内源性和外源性两个系统。前者指参与凝血过程的全部物质均存在于血液之中，后者指有血管外的其他组织的凝血因子参与。此外，血液凝固还受温度、接触面光滑程度的影响。

【实验对象】

家兔。

【器材和药品】

（1）哺乳类动物手术器械（见实验 8）。

（2）10mL 注射器、6 号针头、试管架、小试管 6 支、50mL 小烧杯 2 个、100mL 烧杯、吸管、滴管、恒温水浴器、带橡皮刷的玻璃棒或竹签、棉花少许。

（3）25% 氨基甲酸乙酯、25mmol/L $CaCl_2$ 溶液、8U/mL 肝素、草酸钾 1～2mg、石蜡油、碎冰块。

【操作步骤和观察项目】

（1）取血准备：按“血细胞比容测定”实验的方法麻醉、固定家兔，切开其颈部皮肤，分离皮下组织，插入气管插管，分离颈总动脉并插入动脉插管，需要放血时打开动脉夹放血。

（2）观察纤维蛋白原在凝血过程中的作用：取兔动脉血约 10mL，分盛于两只小烧杯内，一杯静置，另一杯用带有橡皮条的玻璃棒或粗糙的竹签搅拌。5 分钟后，取出玻璃棒或竹签，用水冲洗，观察缠绕在玻璃棒上的纤维蛋白。比较两个烧杯内的血液是否发生凝固。

（3）观察影响血液凝固的因素：取干燥小试管 6 支，按表 2-4 安排不同的实验条件。放开动脉夹取血 10mL，分装于上述试管中，每管约 1.5mL，并立即开启秒表，每 30 秒倾斜试管一次，直至血液凝固不再流动，记下血液凝固的时间（表 2-4）。

表 2-4 血液凝固的观察项目

实验条件	制作方法	血液凝固时间
粗糙面	1. 试管内放棉花少许	
	2. 试管内预先用石蜡油润滑内壁	
温度	1. 保温于 37℃ 水浴槽	
	2. 放于冰水浴槽	
抗凝剂	1. 加肝素 8U，摇匀	
	2. 加草酸钾 1～2mg，摇匀	

（4）观察钙对血液凝固的作用：如果肝素管及草酸钾管不出现血液凝固，两管各加入 25mmol/L $CaCl_2$ 溶液 2 滴或 3 滴，观察血液是否会凝固。

【注意事项】

颈总动脉放血时，颈动脉插管中预留的血液应弃之不用，取血管内流出的新鲜血液。

【思考题】

（1）肝素抗凝和草酸钾抗凝的机制有何不同?

（2）临床上外科手术时用温热生理盐水纱布按压出血部位止血的机制是什么?

实验 12 出血时间测定

【实验目的】

学习出血时间测定的方法。

【实验原理】

出血时间指自针刺使皮肤毛细血管破损后，血液自行流出至自行停止的一段时间。当毛细血管和小血管受伤时，受伤的血管可立即收缩，局部血流减慢，促使血小板黏附于血管的破损处，同时血小板释放出血管活性物质，增强血管的收缩和血小板的聚集作用。故测定出血时间可了解血管和血小板功能（包括质和量）是否正常。

正常人的出血时间为 1～4 分钟，出血时间延长常见于血小板数量减少者。

【实验对象】

人。

【器材和药品】

消毒采血针、滤纸条、秒表、消毒棉球、75%酒精。

【操作步骤和观察项目】

（1）刺破小血管：先用75%酒精棉球消毒耳垂或指端，再将消毒采血针刺入耳垂或指端2~3mm，让血液自然流出，勿施加压力，自血液自然流出时起计算时间。

（2）记录出血情况：每隔半分钟用滤纸吸干流出的血液一次。注意勿使滤纸接触伤口。

（3）计算出血时间：用滤纸上的血点数除以2即为出血时间。

【思考题】

出血时间延长的患者，血液凝固的时间是否一定会延长？

实验13 凝血时间测定

【实验目的】

学习凝血时间测定的方法。

【实验原理】

从血液离体至完全凝固所需的时间称为凝血时间。本次实验中血液离体后接触玻璃片（带负电荷）使凝血过程开始，一系列凝血因子被激活，最后纤维蛋白原转化为纤维蛋白。

凝血时间反映血液本身的凝血过程是否正常，凝血因子缺乏或严重的血小板减少，均可使凝血时间延长。正常人的凝血时间使用玻片法测定为2~8分钟，使用试管法测定为4~12分钟。

【实验对象】

人（玻片法）、家兔（试管法）。

【器材和药品】

消毒采血针、玻璃片、秒表、试管架、小试管3支、5mL注射器2个、6号针头、消毒棉球、消毒棉签、75%酒精。

【操作步骤和观察项目】

（1）玻片法：用75%酒精棉球消毒耳垂或指端后将消毒采血针刺入耳垂或指端2~3mm，让血液自然流出，用干棉球轻轻拭去第一滴血，待血液重新流出时，以清洁、干燥的玻片接取血液一大滴，立即开始计时，于2分钟后，每隔半分钟用针尖挑血一次，直至挑起细纤维蛋白丝为止，所需时间即为凝血时间。

（2）试管法：将3支清洁、干燥的小试管，排列于试管架上，以双空针法在兔耳缘静脉采血（当血液进入第一个注射器后，不要拔出针头，立即换另一个注射器）。开始抽血的同时计时，抽取3mL血液后取下注射器针头，沿管壁平均缓缓注入3支小试管中，血液离体4分钟后，每隔半分钟将第一管倾斜一次，观察血液是否流动，待第一管血液凝固后，再依次观察第二管、第三管，以第三管的凝固时间作为凝血时间。

【注意事项】

（1）用针挑血时应沿一定方向自血滴边缘向里轻挑，每半分钟一次，勿多方向挑动，以防破坏血液凝固时的纤维蛋白网状结构而造成血液不凝的假象。

（2）如同时做出血时间、凝血时间测定，一般在不同部位刺两针分别进行实验，但如果第一针自然流血较多，也可接一大滴做凝血时间测定，半分钟后用滤纸吸血测出血时间。

（3）采用试管法测定时，试管必须清洁、干燥，内径一致，静脉采血操作要规范熟练，不得混入组织液，血液不能产生泡沫，倾斜试管的动作要轻、角度要小。

【思考题】

试管法主要反映的是内源性凝血还是外源性凝血？

实验 14　ABO 血型鉴定与交叉配血试验

【实验目的】

学习用标准血清鉴定 ABO 血型的方法，观察红细胞凝集现象，加深理解输血前认真进行血型鉴定和交叉配血试验的意义。

【实验原理】

血型就是红细胞膜上特异抗原的类型，血型分型的依据就是检查红细胞膜上特殊抗原（凝集原）的类型。在 ABO 血型系统中，标准血清是指用有较高效价的 A 型血和 B 型血制作的血清，利用 A 型标准血清（含抗 B 抗体，即抗 B 凝集素）和 B 型标准血清（含抗 A 抗体，即抗 A 凝集素）分别与受试者的红细胞混合，观察有无红细胞凝集现象，即可判定受试者红细胞膜上所含的凝集原，从而确定其血型。

在血型确定后，临床输血时尚需将同型血进行交叉配血，如无凝集现象，才能进行输血。

交叉配血试验是将供血者的红细胞与受血者的血清混合（称为交叉配血试验的主侧），再将供血者的血清和受血者的红细胞混合（称为交叉配血试验的次侧）。若主侧、次侧均无凝集，称完全配合，可安全输血；若主侧不凝，次侧凝，有条件时最好换血再做交叉配血，无条件换血则只能少量、缓慢输血；若主侧凝集，则绝对不能输血。

【实验对象】

人。

【器材和药品】

消毒采血针、注射器及针头、消毒棉签、消毒棉球、玻片、小试管、牙签、离心机、蜡笔、显微镜、碘酒、75% 酒精、生理盐水、A 型及 B 型标准血清、滴管。

【实验流程】

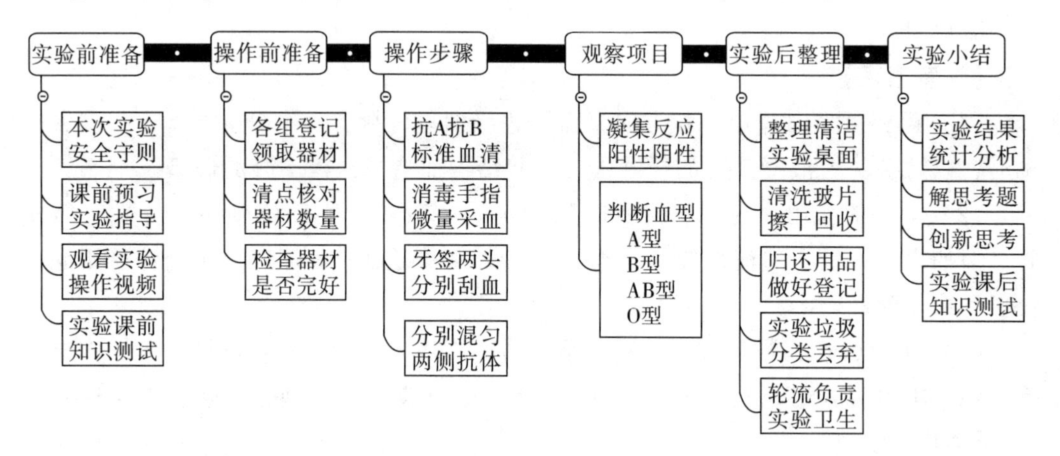

【操作步骤和观察项目】

（一）ABO 血型鉴定

（1）取 A 型、B 型标准血清各 1 滴，分别滴在玻片的两端，标明 A 和 B。

（2）用75%酒精棉球消毒耳垂或指尖，用消毒采血针刺破皮肤，取 1 滴或 2 滴血于盛有 1mL 生理盐水的小试管中混匀，制成红细胞悬液，然后用消毒干棉球堵住抽血者针孔以防继续出血。

（3）用滴管吸取红细胞悬液，分别滴一滴于玻片上的血清中，注意勿使滴管尖端和血清接触，用两支牙签分别混匀（如出血量少，亦可分别用两支牙签将血直接刮下，与玻片上的血清混匀）。注意已经接触过血清的牙签不得再接触被检查者的伤口。

（4）10 分钟后，用肉眼观察有无红细胞凝集反应，如无凝集反应，再用清洁牙签混合。30 分钟后，再在显微镜的低倍镜下观察，根据凝集情况确定被检查者血型，见图 2-15。

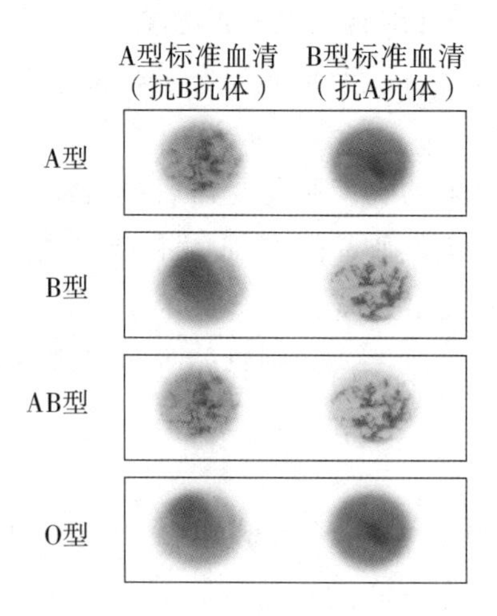

图 2-15　ABO 血型鉴定结果示意图

(5) 血型统计（表2-5）。

表 2-5　ABO 血型鉴定的血型统计

序号	姓名	ABO 血型	统计人数及百分比			
			A 型	B 型	AB 型	O 型
1						
2						
3						
……						

（二）交叉配血试验

1. 玻片法

(1) 选取两名 ABO 血型相同的受试者，确定一名为受血者，一名为供血者。

(2) 用碘酒、酒精消毒皮肤，用消毒的干燥注射器分别抽取供血者、受血者静脉血各 2mL，将其中 1 滴或 2 滴加入装有 1mL 生理盐水的小试管中制成红细胞悬液，其余血液装入另一小试管中，待其凝固后离心析出血清备用。在试管上标上供血者、受血者标记。

(3) 在玻片两端分别标上“主”“次”字样，在主侧玻片分别滴加供血者红细胞悬液和受血者血清各 1 滴，在次侧玻片分别滴加供血者血清和受血者红细胞悬液各 1 滴，分别用牙签混匀。15 分钟后观察结果，如两侧均无凝集表示配血相合。

2. 试管法

取试管 2 支，分别标上“主”“次”字样，按玻片法加入相应物质，混匀后离心 1 分钟（1000r/min），取出观察结果。

【注意事项】

(1) 标准血清的瓶盖切勿盖错，吸取红细胞悬液的滴管切勿混用，搅拌用的牙签，用后即弃，不得互相污染或混淆使用。

(2) 使用的红细胞悬液和标准血清须新鲜，否则易出现假阳性反应（凝集）。

(3) 使用的红细胞悬液浓度不能太低，否则可出现假阴性反应。

(4) 凝集出现的时间快慢与红细胞膜上凝集原数量有关，如同是 A 型，但基因型中的 AA 型比 AO 型的 A 型凝集原多，因而凝集现象出现快。肉眼难以辨别凝集的应在显微镜下观察。

【思考题】

(1) 如无标准血清，仅知某人的血型是 A 型或 B 型，可否利用这一条件鉴定一未知血型?

(2) 为什么在血型相同的人之间进行输血，也要进行交叉配血试验?

(3) 同一个供血者和受血者，第二次输血时还要做交叉配血试验吗?

【创新思考】

根据血型的含义，还可以设计哪些检测方法来鉴定 ABO 血型?

【血型与运动的联系】

近年来，国内外有些学者对血型与性格、血型与运动素质等相关问题做了大量研究，并认为血型与运动员的性格、身体素质及从事的运动项目有一定的相关性。有研究认为，A 型血者多具有吃苦耐劳的性格，其身体柔韧性、灵活性较好；B 型血者多具有胆大好胜、动作敏捷的特点，但不善于协作，更适合从事单项运动；AB 型血者多沉着冷静，有较好的速度素质；O 型血者多具有敢于拼搏的性格，具有较好的弹跳力和力量素质。

第三节　循　环

实验 15　蛙心起搏点分析

【实验目的】

通过结扎阻断窦-房兴奋传导或房-室兴奋传导，观察蛙心起搏点和心脏不同部位自律细胞自律性高低，以及温度对它们的影响。

【实验原理】

心脏的特殊传导系统具有自律性，不同部位的自律细胞自律性不同。哺乳类动物窦房结自律性最高，房室交界次之，浦肯野纤维最低。窦房结主导整个心脏的节律性兴奋和收缩，称为正常起搏点。两栖类动物心脏的正常起搏点是静脉窦，由于两栖类动物的心脏对环境的要求低，故常选作实验动物。

【实验对象】

牛蛙。

【器材和药品】

蛙类手术器械（见实验 1）、蛙心夹、小试管、试管夹、酒精灯、温度计、滴管、任氏液。

【操作步骤和观察项目】

(1) 取蛙一只，用金属探针破坏其脑和脊髓，将其仰位固定在蛙板上。用粗剪刀剪开蛙胸部皮肤并沿中线剪开胸骨，将胸骨向两侧牵拉，充分暴露其心包和心脏。

（2）用眼科剪剪开蛙心包膜，暴露心脏，识别左、右心房、心室，动脉圆锥，主动脉干（图 2-16）。

（3）用玻璃分针将蛙心脏向上翻转，在背面可见搏动的静脉窦、心房和心室。注意在静脉窦与心房交界处有一半月形白线，即窦房沟（图 2-16）。

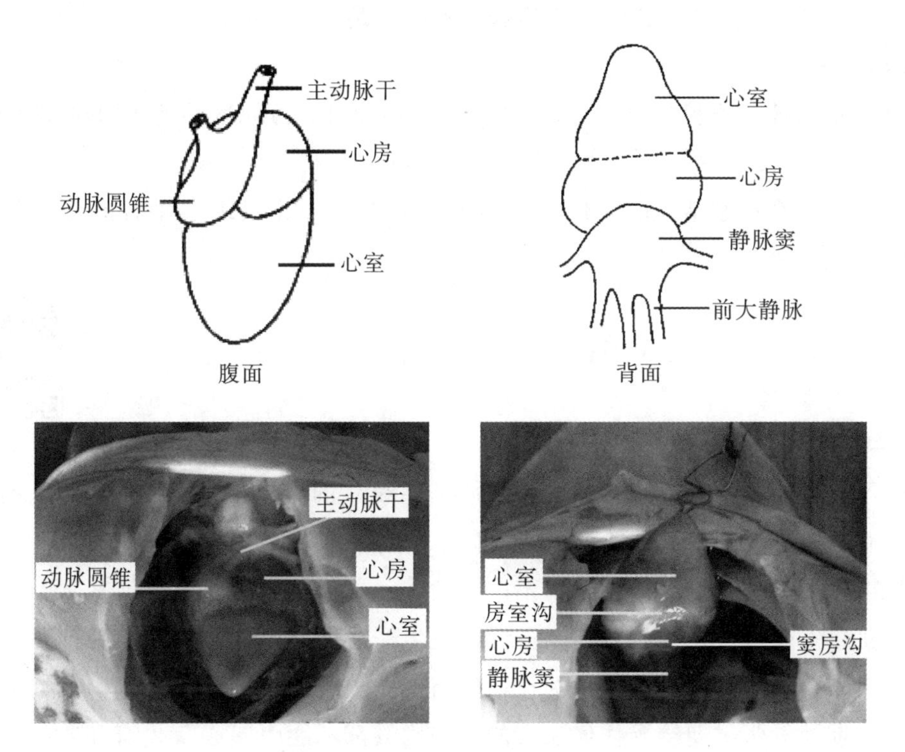

图 2-16 蛙的心脏结构示意图

（4）观察静脉窦和心房、心室的跳动，并记录其跳动次数。

（5）用盛有 35～40℃热水的小试管分别依次接触心室、心房和静脉窦以提高它们的温度，同时分别观察记录心跳频率的变化。

（6）在静脉窦和心房之间穿一丝线，在窦房沟部结扎以阻断窦-房兴奋传导，观察心房和心室的跳动是否暂时停止，以及心房和心室恢复跳动后，静脉窦、心房和心室跳动频率有何变化。

（7）在房室沟处穿一丝线，将房室沟结扎，以阻断房-室兴奋传导，观察心室是否暂时停止跳动，待心室恢复跳动后，分别记录静脉窦、心房、心室的跳动频率。由此得出结论，即心脏的起搏点位于何处？

【注意事项】

（1）破坏中枢神经应彻底，以防止其上肢肌紧张，影响视野的暴露。

（2）剪开心包应仔细，勿伤及心脏和大血管。

（3）实验中随时用任氏液润湿心脏表面。

（4）局部加温时温度不宜过高，以防损伤心肌。

（5）沿静脉窦边缘结扎时，扎线应尽量靠近心房端，以免损伤静脉窦或使部分静脉窦残留，影响实验结果。

（6）结扎后如心房和心室停跳时间过长，可用玻璃分针给心房和心室一机械刺激，或对心房、心室加温，促进心房和心室恢复跳动。

【思考题】

（1）根据蛙心静脉窦、心房、心室三者的不同收缩频率，可说明蛙心起搏点位于何处？

（2）为什么在刚结扎的时候，结扎下方的部分停止收缩，而后又会重新恢复跳动？

实验 16　期前收缩与代偿间歇

【实验目的】

学习记录在体蛙心心跳曲线（心肌收缩曲线）的方法，观察在心肌收缩的不同时期给心脏以额外刺激后蛙心的反应，以了解心肌兴奋性变化的特征。

【实验原理】

心肌每发生一次兴奋后，其兴奋性会发生一系列周期性变化。与其他可兴奋组织相比，其特点是有效不应期特别长，相当于整个收缩期和舒张早期。因此，在心肌的收缩期及舒张早期给予任何强大的外加刺激都不能引起心肌兴奋和收缩。心肌的相对不应期在其舒张中期，在此期给心脏一个较强刺激，可引起一个提前出现的兴奋和收缩，称期前兴奋和期前收缩。期前兴奋也有自己的有效不应期。随后到达的正常起搏点的兴奋（窦性兴奋）往往正好落在期前兴奋的有效不应期内，因而不能引起心室肌兴奋和收缩，必须等到下一次正常起搏点的兴奋传来时才发生兴奋。因而在一次期前收缩之后，往往有一段较长的心脏舒张期，称为代偿间歇。代偿间歇的出现，可使心输出量减少而导致重要器官血供减少。

【实验对象】

牛蛙。

【器材和药品】

蛙类手术器械（见实验 1）、张力换能器、刺激输出线、铁支架、连有细线和焊有漆包线的蛙心夹、双凹夹、任氏液。

【实验流程】

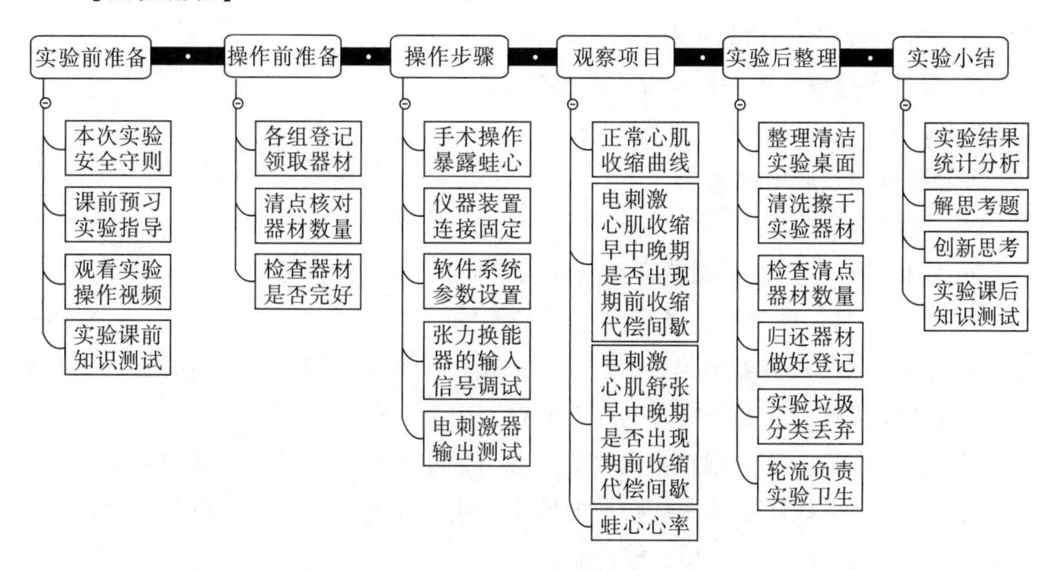

【操作步骤和观察项目】

(1) 破坏蛙的脑和脊髓，用大头针背位固定蛙四肢于蛙板。

(2) 自剑突两侧下颌角方向剪开蛙胸部皮肤，用镊子提起胸骨，剪开两侧肌肉，再伸入胸腔，剪去胸骨，注意勿伤及心脏、血管。用镊子提起心包膜，剪开心包膜暴露心脏。

(3) 在心舒张期夹住连有丝线和焊有漆包线的蛙心心尖少许。

(4) 将蛙心夹上的丝线连在张力换能器的受力片上。上移换能器，使丝线绷直，观察张力换能器上受力片的轻微移动（图 2-17）。将张力换能器的插头插入 1 通道插孔。

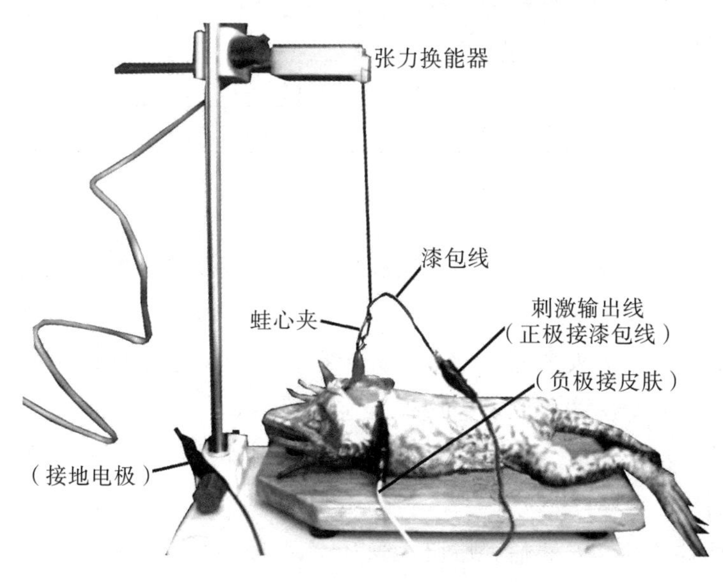

图 2-17 期前收缩装置的连接

(5) 打开 BL-420S 系统。初次实验可直接进入“实验项目”—“循环实验”—“期前收缩-代偿间歇”。

1) 选择实验模块中期前收缩和代偿间歇。

2) 刺激设置：单刺激、强度 3V、波宽 5ms。

熟悉后可进入通用程序：

1) 1 通道选“张力”。

2) 根据信号图形适当调整增益（放大倍数）、扫描速度。

3) 刺激设置：单刺激，强度 3V，波宽 10ms。

(6) 调整张力换能器的位置，进一步拉紧连接心尖与张力换能器的丝线，根据屏幕上的曲线调整灵敏度。曲线上升支为收缩期，下降支为舒张期。

(7) 开启刺激，将刺激输出电极先连在骨骼肌上检查，确定有刺激输出，然后停止刺激，将输出线红线连在蛙心夹上的漆包线上（连接处应预先刮去绝缘漆层），白线夹在剪开的皮肤上，开始观察记录。

(8) 开启刺激，观察当刺激分别落在心肌收缩曲线的各个部位时，是否有期前收缩和代偿间歇出现，如未出现，可适当调节刺激的强度和波宽（表 2-6）。

表 2-6　期前收缩与代偿间歇的观察项目

<table>
<tr><th rowspan="2">序号</th><th rowspan="2" colspan="2">观察项目</th><th colspan="2">心肌收缩活动</th><th rowspan="2">心率/（次/分）</th></tr>
<tr><th>有无期前收缩</th><th>有无代偿间歇</th></tr>
<tr><td>1</td><td colspan="2">正常心肌收缩曲线</td><td></td><td></td><td></td></tr>
<tr><td rowspan="3">2</td><td rowspan="3">电刺激落在心肌收缩的收缩期</td><td>2.1 收缩早期</td><td></td><td></td><td></td></tr>
<tr><td>2.2 收缩中期</td><td></td><td></td><td></td></tr>
<tr><td>2.3 收缩晚期</td><td></td><td></td><td></td></tr>
<tr><td rowspan="3">3</td><td rowspan="3">电刺激落在心肌收缩的舒张期</td><td>3.1 舒张早期</td><td></td><td></td><td></td></tr>
<tr><td>3.2 舒张中期</td><td></td><td></td><td></td></tr>
<tr><td>3.3 舒张晚期</td><td></td><td></td><td></td></tr>
</table>

【注意事项】

(1) 破坏脑和脊髓应彻底，以免实验中动物活动影响曲线记录。

(2) 随时用任氏液润湿心脏。

(3) 注意保护张力换能器，不要过分牵拉，应轻轻地提起心脏。

(4) 安放在心室上的刺激电极应注意避免短路。

(5) 正式刺激心脏时，应先在骨骼肌上检查刺激是否有输出以及输出的大小。

【思考题】

(1) 破坏蛙的脑和脊髓后，心脏为何还会跳动？

(2) 期前收缩后是否一定出现代偿间歇？为什么？

（3）实验中可否同时记录心电图？如果可以，应如何操作？

【创新思考】

本实验操作及装置存在哪些问题？有哪些改进方法？

实验 17　蛙心电图记录

【实验目的】

观察蛙心电图波形，观察记录位置对心电图波形的影响。

【实验原理】

心脏的电变化可通过导电的体液传导到体表，若将引导电极置于体表不同部位，便能记录心电活动的图形，这就是心电图。

【实验对象】

牛蛙。

【器材和药品】

蛙类手术器械（见实验 1）、心电导联线、任氏液。

【操作步骤和观察项目】

（1）破坏蛙的脑和脊髓，用大头针背位固定蛙四肢于蛙板上，再用 1 颗大头针插入蛙胸前的皮下，不要扎进肌肉。

将心电导联线的插头插入全导联心电输入口，心电导联线分别接在蛙四肢和胸前的大头针上（红线接右前肢，黄线接左前肢，绿线接左后肢，黑线接右后肢，白线接胸前）。

（2）打开 BL-420S 系统。1 通道输入信号选“心电”，根据波形情况调整增益。

（3）依次观察记录Ⅰ、Ⅱ、Ⅲ、aVR、aVL、aVF 和 V（胸前）导联。

【注意事项】

（1）破坏脑和脊髓应彻底，以使肌肉完全松弛，避免肌电干扰。

（2）记录信号不好时，可轻刮大头针，以使导电良好。

（3）如记录小鼠心电图，可用 0.3% 的戊巴比妥钠溶液按 10mL/kg 剂量腹腔注射麻醉小鼠，每只用量为 0.2～0.4mL。

（4）如记录家兔心电图，用 3% 的戊巴比妥钠溶液按 1mL/kg 剂量耳缘静脉注射麻醉家兔。

【思考题】

（1）从肢体或体表为什么能引导记录出心脏的电活动变化？

（2）同一心脏的电活动变化为什么在不同导联的心电图中波形不同？

实验18 蛙心容积导体实验

【实验目的】

了解容积导体的概念，观察心脏位置对心电图波形的影响。

【实验原理】

人体的组织和体液都可导电，且具有三维空间，因此人体即是容积导体。心脏即处于这种容积导体中。当心肌兴奋时，其电变化可传到体表，当放置引导电极于不同体表位置时，可记录到不同的电位变化波形。为进一步证明容积导体现象，可将蛙心脏取出，放于任氏液中，仍然可以记录到类似的心电变化波形。

【实验对象】

牛蛙。

【器材和药品】

蛙类手术器械（见实验1）、心电导联线、任氏液。

【操作步骤和观察项目】

(1) 破坏蛙的脑和脊髓，用大头针背位固定蛙四肢于蛙板上（可使用做过心电图的蛙）。

(2) 自剑突向两侧下颌角方向剪开蛙胸部皮肤，用镊子提起胸骨，剪开肌肉，伸入胸腔，将胸骨从中剪开，打开心包膜，暴露心脏。

(3) 用心电导联线按右前肢——红，左前肢——黄，右后肢——黑，左后肢——绿的方式，连接固定蛙四肢的大头针。将心电导联线的插头插入全导联心电输入口。

(4) 打开BL-420S系统。1通道输入信号选“心电”，根据波形情况调整增益。

(5) 观察并记录一段正常心电图（选择Ⅱ导联）。

(6) 翻向心脏背面，认真辨别其心房、静脉窦位置，在不伤及静脉窦的情况下剪下心脏，放入盛有任氏液的培养皿中。待心脏离开胸腔后，观察心电图是否出现，然后将心脏放回原来的位置，观察心电图是否重新出现。

(7) 将蛙心尖朝向头端，观察心电图有无改变。

(8) 将心脏取出放入盛有任氏液的培养皿中，把心电导联线的鳄鱼夹夹在培养皿四周，浸于任氏液中，观察能否记录到心电图，改变心尖方向，观察心电图的变化。

【注意事项】

(1) 剪下心脏时，勿伤及静脉窦。

(2) 任氏液以浸没心脏为宜。

(3) 用鳄鱼夹夹住培养皿边缘时，为避免滑脱，可垫一点脱脂棉。

【思考题】

离体的心脏在一定条件下为什么仍然能记录到心电图？

实验19　蛙肠系膜微循环观察

【实验目的】

通过观察蛙肠系膜或舌、肺、蹼等的血管内血流情况，了解微循环的组成和血流特点，以及某些物质对外周血管舒缩活动的影响。

【实验原理】

蛙组织对环境条件的要求低，组织薄弱部位易透光，可在显微镜下直接观察其微循环血流特点。可根据血流速度、是否呈轴流现象（即血细胞在血管中央流动），以及血流速度变化，区分动脉和静脉。毛细血管内只能允许血细胞单个通过。

【实验对象】

牛蛙。

【器材和药品】

显微镜、有孔薄软木蛙板、蛙类手术器械（见实验1）、吸管、注射器、20%氨基甲酸乙酯（或乙醚）、任氏液、0.01%去甲肾上腺素、0.01%乙酰胆碱、0.01%组织胺。

【操作步骤和观察项目】

（1）称重、麻醉与固定：取蛙一只，称重，自其尾部两侧皮下淋巴囊按10mL/kg的标准注射20%氨基甲酸乙酯溶液，每只用量为2～3mL（或放入玻璃罩内用乙醚麻醉）。10分钟左右蛙进入麻醉状态。用大头针将蛙仰位固定于蛙板上。

（2）固定肠系膜：在蛙下腹部一侧剪开一竖形切口，用眼科镊轻轻拉出一段小肠，将肠系膜展开，并置于蛙板的小圆孔上，孔径约5mm，然后用数颗大头针将肠管固定于蛙板上。

（3）观察微循环：将肠系膜置于低倍镜下观察，分辨微动脉、微静脉和毛细血管并观察其中血流特点。

1）微动脉：壁厚，血液较鲜红。血流从主干流向分支，流速快而不均匀，血管可见搏动。可观察到红细胞的轴流现象。

2）微静脉：管壁薄，血液较暗红。血流方向为从分支流向主干，即肠系膜中央。流速较动脉慢，但比毛细血管快，无搏动和轴流现象，偶尔有倒流现象。

3）毛细血管：透明、血液色淡，最细的毛细血管可见单个红细胞缓慢流过，可换高倍镜观察。有些毛细血管时而出现，时而消失，是因为毛细血管有开放和关闭两种状态。

（4）去甲肾上腺素的作用：在视野标本上滴加0.01%去甲肾上腺素1滴或2滴，观察血管口径、血流速度、毛细血管数量的变化。

（5）乙酸胆碱的作用：用任氏液洗去去甲肾上腺素，使血流恢复原来状态后，滴加0.01%乙酰胆碱1或2滴，观察血管床和血流变化情况。

(6) 组织胺的作用：用任氏液洗去乙酰胆碱，待血流恢复后，滴加0.01%组织胺1或2滴，观察血管床和血流变化情况。

【注意事项】

(1) 手术操作动作应轻柔，固定时避开血管，保护肠系膜使其洁净并保持视野清晰。

(2) 经常滴加任氏液，以防肠系膜干燥。

(3) 固定肠系膜时不宜牵拉太紧，以免阻断血流、损伤血管。

(4) 若观察足蹼血管，宜用蛙。

【思考题】

试分析去甲肾上腺素、乙酰胆碱、组织胺对血管的作用原理。

实验20　蛙心灌流

【实验目的】

学习离体蛙心灌流的方法，观察各种体液因素对心肌自律性和收缩性的影响。

【实验原理】

离体心脏在一定环境条件下，仍能维持一段时间的节律性跳动。蛙的心脏对环境的适应性强，若用任氏液提供与蛙细胞外液相似的内环境，心脏可跳动较长时间，将心脏的跳动记录下来，可分析其自律性和收缩功能的变化。

【实验对象】

牛蛙。

【器材和药品】

蛙类手术器械（见实验1）、玻璃蛙心插管、蛙心夹、铁支架、吸管、小烧杯、张力换能器、任氏液、无钙任氏液、0.65% NaCl、2% $CaCl_2$、1% KCl、0.01%肾上腺素、0.01%去甲肾上腺素、0.01%乙酰胆碱、3%乳酸、2.5% $NaHCO_3$。

【操作步骤】

(1) 制备蛙心灌流标本。

1）取蛙一只，破坏其脑和脊髓，将其仰位固定于蛙板上。打开胸腔，暴露心脏。

2）观察心脏的结构。心脏下方是心室（蛙只有一个心室），上方是两个心房。心室右上角连着动脉干，动脉干根部的膨大为动脉圆锥，也称动脉球。动脉向上分成两支。将心脏翻向头侧，心脏背面两心房下面，可以看到颜色较紫红的膨大部分，为静脉窦，相当于人的窦房结（参见实验15）。

3）在动脉干下穿两条线，一条在动脉干上打一虚结备用，另一条置于腔静脉处打一虚结备用。

4）在动脉干上选择一条较粗动脉分支，剪一“V”型切口，注意切勿剪断动脉。

5）将充满任氏液的蛙心插管从切口经动脉插至主动脉球后稍退出，再沿主动脉球后壁向心室中央方向插入，经主动脉瓣插入心室腔内。此时可见插管内液面随心脏跳动而上下移动。将预先打好的松结扎紧，并将结扎线固定在插管壁的玻璃小钩上防止滑脱。及时用吸管吸去插管内液体，更换新鲜任氏液，防止血凝块堵塞插管。

6）小心提起插管和心脏，剪断与心脏相连的血管，注意勿伤及静脉窦。在静脉窦的远端可将腔静脉结扎。

（2）将制备好的蛙心灌流标本固定在铁支架上。用连有丝线的蛙心夹夹住蛙心。将丝线缚于下方张力换能器的受力片上，丝线应保持垂直、松紧适度。张力换能器应向下方倾斜，防止任氏液流入张力换能器（图 2-18）。将张力换能器插头插入 1 通道。

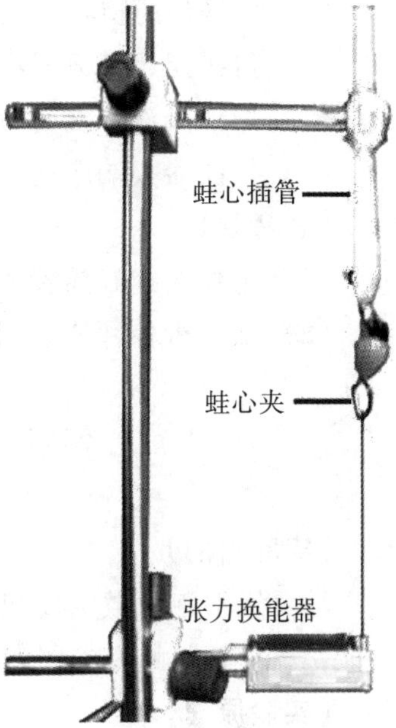

图 2-18　蛙心灌流装置

（3）打开 BL-420S 系统。

1）1 通道选“张力”。

2）根据信号图形适当调整增益（放大倍数）、扫描速度。

注意整个实验期间蛙心插管内任氏液平面须恒定。

【观察项目】

进入记录状态，在进行下述实验项目观察时，注意做好标记。

（1）观察正常心搏曲线。

（2）向蛙心插管内加入 1% KCl 溶液 1 滴或 2 滴，观察心搏曲线的变化。当心搏曲线发生变化时立即吸出任氏液，用新鲜任氏液冲洗多次，直至心搏恢复正常。

（3）加入 0.01% 去甲肾上腺素 1 滴或 2 滴，操作方法同（2）。

（4）加入 0.01% 乙酰胆碱 1 滴或 2 滴，操作方法同（2）。

（5）加入 0.01% 肾上腺素 1 滴或 2 滴，操作方法同（2）。

（6）换加无钙任氏液，操作方法同（2）。

（7）加入 2% $CaCl_2$ 溶液 1 滴或 2 滴，操作方法同（2）。

（8）加入 2.5% $NaHCO_3$ 溶液 1 滴或 2 滴，操作方法同（2）。

（9）加入 3% 乳酸 1 滴或 2 滴，当心搏曲线出现变化时加入 1～2 滴 2.5% $NaHCO_3$ 溶液，观察心搏曲线的恢复过程。

（10）换用任氏液，观察心搏曲线变化。

【注意事项】

（1）进行各项观察时，应保持管内液平面高度一致。

（2）注意吸取药物的吸管和冲洗新鲜任氏液的吸管不得混用。

（3）每次加药物时，应先加入1滴或2滴，用吸管混匀后如反应不明显再补加。

（4）每次换药都应使心搏曲线恢复后进行。

（5）用任氏液冲洗时应尽量迅速。

（6）换能器头端应向下倾斜，以免液体进入换能器。

【思考题】

（1）为什么蛙心插管的液面要保持一致？

（2）试分析各种体液因素的作用原理。

实验21　蛙心室肌细胞动作电位

【实验目的】

学习用细胞内微电极记录蛙心室肌细胞动作电位的方法，观察心肌动作电位的特征，比较其与蛙心电图的对应关系。

【实验原理】

动作电位是心肌细胞兴奋的标志。由于心室肌可看成一个功能性合胞体，所以任何一个心室肌细胞的动作电位均可代表心室肌细胞的动作电位。

【实验对象】

牛蛙。

【器材和药品】

蛙类手术器械（见实验1）、心电导联线、生物电引导线、刺激输出线、直径40μm的漆包线、大头针、滴管、培养皿、任氏液、0.01%肾上腺素、0.01%乙酰胆碱、2% $CaCl_2$ 溶液。

【操作步骤和观察项目】

（1）破坏蛙脑和脊髓后，将其仰位固定于蛙板上。

（2）沿蛙前胸正中线剪开胸骨，暴露心脏，剪开心包膜，暴露心室。

（3）将漆包线绕成3~5圈的螺旋状，一端焊在大头针上，将大头针钉在蛙板上，另一端用手术刀切成细尖头，用虹膜镊（眼科镊）夹住轻轻插入蛙心室肌内。

心电导联线的接法见实验17“蛙心电图记录”。将生物电引导线的正极连接在漆包线焊接好的大头针上，负极接左前肢，地线接右后肢。

（4）打开BL-420S系统。

1）1通道输入信号选“心电”，2通道输入信号选“动作电位”。

2）设置50Hz滤波。

3）根据信号图形适当调整增益（放大倍数）、扫描速度、时间常数、高频滤波。

（5）观察蛙心动作电位，同步观察动作电位和心电图的关系（图2-19）。

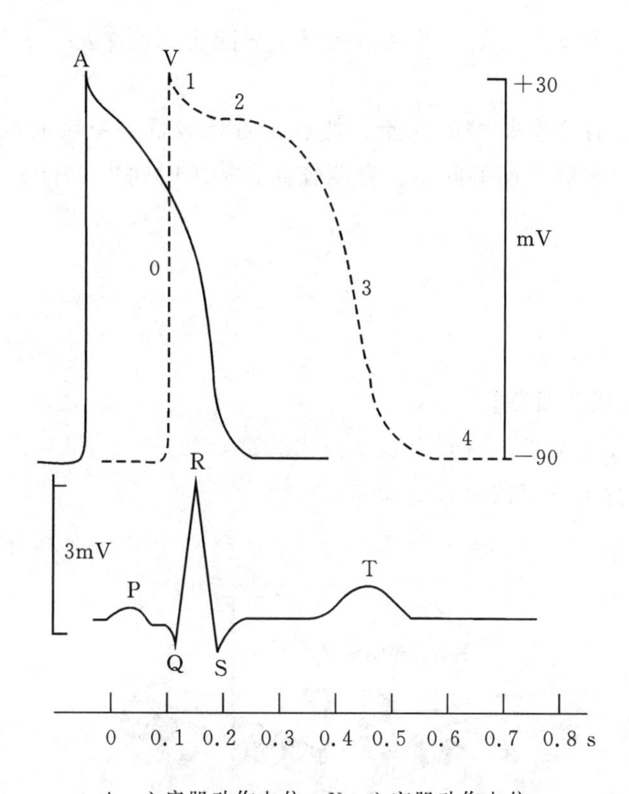

A：心房肌动作电位；V：心室肌动作电位

图 2-19　心肌动作电位和心电图的对应关系

1）滴加 2% $CaCl_2$ 溶液 1 滴或 2 滴，观察蛙心动作电位的去极、复极过程，以及动作电位的频率变化。

2）用任氏液冲洗心脏，使动作电位恢复后，滴加 0.01% 肾上腺素 1 滴或 2 滴，观察蛙心动作电位波形和频率变化。

3）用任氏液冲洗心脏，使动作电位恢复后，滴加 0.01% 乙酰胆碱 1 滴或 2 滴，观察蛙心动作电位波形和频率变化。

【注意事项】

（1）由于心脏在不断搏动，漆包线易于脱出，所以漆包线不宜太长。如波形不佳，可改变刺入心肌的部位和深度。

（2）由于漆包线尖端插入心肌对其损伤较大，因此引导动作电位波形较小。

实验 22　心音听诊

【实验目的】

初步掌握心音听诊方法，学会分辨第一心音和第二心音。

【实验原理】

心音是由心肌收缩、瓣膜关闭等引起的振动所产生的声音，通过传导，可用听诊器或耳直接贴在胸壁上听到。通常情况下，只能听到两个心音，即第一心音和第二心音。

第一心音标志着心室收缩的开始，特点是音调较低，持续时间长，响度较大；第二心音标志着心室舒张期的开始，音调较高，持续时间短，响度较低。

【实验对象】

人。

【器材】

听诊器。

【操作步骤和观察项目】

（1）受试者安静端坐，解开上衣，露出胸部。

（2）确定心音听诊部位（图 2-20）。

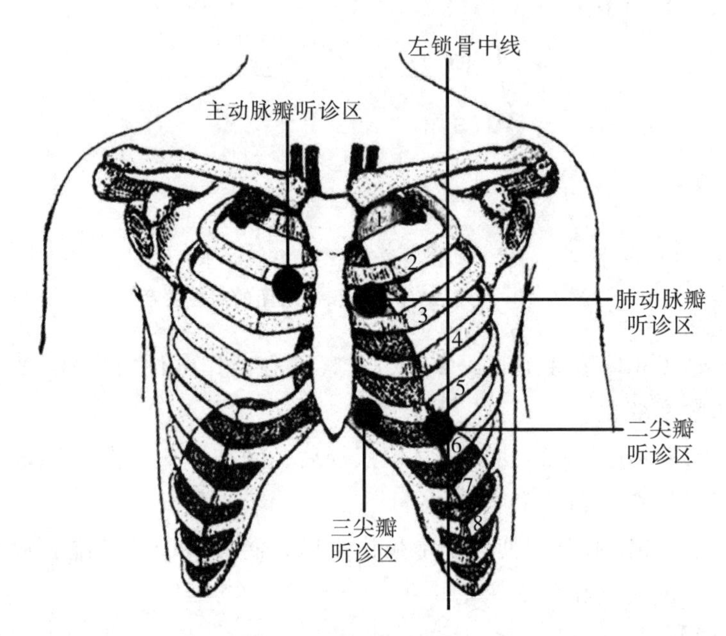

图 2-20　心音听诊部位

1）二尖瓣听诊区：心尖部，即左锁骨中线内侧第 5 肋间，也可选择心尖搏动处。

2）三尖瓣听诊区：胸骨左缘第 4 肋间或剑突下。

3）主动脉瓣听诊区：胸骨右缘第 2 肋间。

4）肺动脉瓣听诊区：胸骨左缘第 2 肋间。

（3）检查者戴好听诊器，右手拇指、示指和中指轻持听诊器胸件，置于受试者胸壁上（不要过紧或过松），沿逆时针方向，按二尖瓣、肺动脉瓣、主动脉瓣及三尖瓣听诊区依次进行听诊。在胸壁任何部位均可听到两个心音。

（4）仔细区分第一心音和第二心音，可用手同时测试脉搏，与脉搏同时出现的为第一心音。

（5）比较不同部位两心音的强弱。

【注意事项】

（1）室内保持安静，如果呼吸音影响听诊，可嘱受试者暂停呼吸。

（2）听诊器的耳器方向应与外耳一致（向前），胶管勿与衣物摩擦。

（3）初次听诊时，为更好地区别第一心音和第二心音，可选取心率较慢的对象进行。

【思考题】

（1）如何通过听诊第一心音和第二心音来界定心动周期？

（2）简述第一心音和第二心音的听诊特点。

实验 23　心率测定

【实验目的】

掌握人体心率的测定方法，观察不同生理状态下心率的变化。

【实验原理】

心率指心脏每分钟搏动的次数。正常成人安静时心率为 60 ~ 100 次/分。

心率与年龄、性别、体质、运动训练水平和生理状态等因素有关。

安静时心率测定的常用方法有动脉触诊法、心音听诊法、心电图法。在一个心动周期中，由于心脏有节律地进行舒缩活动，动脉内的压力变化也发生周期性波动，从而引起动脉管壁与心脏周期性活动一致的搏动，并以波的形式沿管壁传向外周。因此，通过手指触摸身体浅表部位动脉搏动的速率，可以间接代表心率。心肌收缩时由于瓣膜的关闭及血液撞击心室壁和大动脉壁等引起的振动所产生的声音，通过周围组织的传导，可在胸壁用听诊器或耳直接贴在胸壁上听到。这是心率的直接测量法。心脏每次收缩之前都要经历一次电位波动，心脏的电变化可通过周围组织传导到全身，并可用心电图机记录心电图。通过测量相邻两个心动周期中 P 波与 P 波或 R 波与 R 波的间隔时间，可计算出心率。

运动状态下，随着运动负荷的变化，心率也会发生相应变化。运动时常可通过心率表或心率无线遥测的方式测量心率。心率表常由一个置于胸部的传感器和一块腕表接收器组成。胸部的传感器可实现心率的无线监测并传送给腕表。心率遥测仪主要由一级发射装置、二级发射装置和接收装置三个部分组成，可用于监测、记录和分析运动员训练过程中心率的变化，可在多项运动项目中对运动员的心率进行实测。

【实验对象】

人。

【器材】

秒表、听诊器、心率表。

【操作步骤和观察项目】

1. 安静状态下心率测定

（1）动脉触诊法。

1）被测者避免运动和兴奋，静坐5分钟，将右掌心向上，平放于桌面。

2）检测者将示指、中指和无名指自然并拢，轻按于被测者桡动脉或肱动脉处，压力大小以能清楚触到动脉的搏动为宜。

3）计数1分钟被测者的脉搏搏动次数，或者计数30秒被测者的脉搏搏动次数，再换算成1分钟的脉搏搏动次数。

4）通常脉搏与心率一致。但在某些病理情况下，会出现脉搏少于心率的情况，称为脉搏短促。

（2）心音听诊法。

1）被测者避免运动和兴奋，静坐5分钟，取坐位或平卧位。

2）检测者将听诊器胸件置于被测者心前区左侧第5肋间处，听取1分钟心率，或者听30秒心跳次数，再换算成1分钟的心率。

（3）心电图法（详见人体心电图描记）。

2. 运动状态下心率测定

运动状态下心率测定采用心率表测定。用胸带将心率表的传感器固定于被测者胸前。在腕表上设置测试开始，分别记录安静状态下及运动状态下被测者的心率。

【注意事项】

（1）在测量心率时，被测者应保持情绪平稳、避免激动。

（2）用心率表测心率时，被测者避免穿尼龙衣服，以防干扰。

（3）用胸带固定心率表传感器前，先用75%酒精进行脱脂处理，以防因绝缘而不能成功发射信号。

【思考题】

（1）测定心率时常用触摸表浅动脉的方法，为什么不选择按压颈动脉的方法测定心率？

（2）出现脉搏短促的原因可能是什么？

【心率与运动的联系】

经常进行体力劳动和体育锻炼的人心率较慢。运动训练中运动员心率可达到180～210次/分，使心力储备能力得到较大提高。

实验24　人体动脉血压的测定

【实验目的】

学习人体动脉血压的间接测定方法，正确测定人体肱动脉的收缩压和舒张压。

【实验原理】

动脉血压是指流动的血液对动脉血管壁的侧压力。通常血液在血管内流动时没有声音，如果血液流过狭窄处形成涡流时，则会发出声音。用血压计测定血压的过程中，当缚在上臂的袖带被充气加压，压力超过收缩压时，就会完全阻断肱动脉内的血流，此时在肱动脉下方既听不到声音也触不到桡动脉脉搏。然后逐渐放气降压，当袖带内压力略低于收缩压的瞬间，血液可在压力达到收缩压时，通过被压迫而变窄的肱动脉，形成涡流，发出声音，此时用听诊器在肱动脉远端可听到声音，也可触摸到桡动脉脉搏，此时血压计水银柱的读数为收缩压；当袖带内压力越接近舒张压时，通过肱动脉的血量越多，血流持续时间越长，听到的声音越来越强而清晰，当袖带内压力稍低于舒张压时，血管内血流由断续变为连续，失去了形成涡流的因素，声音突然降低或消失，此时水银柱读数相当于舒张压。

【实验对象】

人。

【器材】

汞柱式血压计、听诊器。

【实验流程】

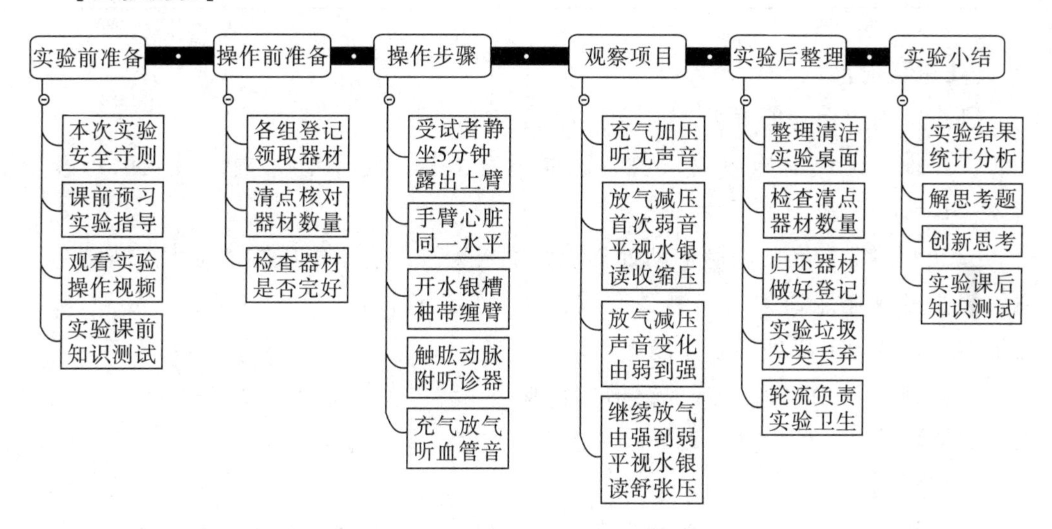

【操作步骤和观察项目】

（1）受试者静坐5分钟，脱去一侧衣袖，前臂平放于桌上，手掌向上，使上臂中段与心脏处于同一水平。

（2）松开血压计橡皮球囊上的螺丝帽，将袖带内空气放出后再将其旋紧，打开水银槽开关。

（3）将袖带缠于受试者上臂，袖带下缘应在肘窝上约2cm，袖带松紧适宜。

（4）戴上听诊器，注意使耳器的弯曲方向和外耳道一致。在肘窝内侧触摸到动脉脉搏后，将听诊器胸件放于其上。

（5）右手持橡皮球囊，向袖带内打气加压，同时注意从听诊器听到的声音，在听不到脉搏音后再打气让水银柱再上升 20～30mmHg（1mmHg=0.133kPa），然后打开橡皮球囊螺丝帽，徐徐放气，在水银柱缓缓下降的同时仔细听诊，当出现第一声血管音时，血压计水银柱上的刻度值为收缩压。

（6）使袖带继续缓缓放气，可听到血管音由低变高，而后突然由高变低，最后完全消失，声音由高变低这一瞬间，水银柱上的刻度值为舒张压（若以声音完全消失为准，则宜在此时水银柱刻度上加 5mmHg）。血压记录以收缩压/舒张压 mmHg 表示（表 2-7），例如某人的动脉血压为 110/70mmHg。

表 2-7　人体动脉血压测定的观察项目

序号	姓名	动脉血压 收缩压/舒张压（mmHg）	心率
1			
2			
3			
……			

【注意事项】

（1）室内应保持安静。

（2）袖带充气加压后放气时，速度不宜太快，也不宜太慢，一般以每秒下降 2～5mmHg 为宜。

（3）听诊器放在肱动脉搏动处不能太重或太轻，更不能压在袖带下进行测定。

（4）动脉血压通常连续测 2 次或 3 次，每次应间隔 2～3 分钟，重复测量时，袖带内压力必须下降到零后才能重新加压打气。

（5）血压计用完后，向水银槽方向倾斜 45°，关上水银槽开关，防止水银漏出；驱尽袖带内气体，整齐卷好放入盒内，以免折断玻璃管。

【思考题】

（1）测量肱动脉血压，为何上臂中心部位应与心脏在同一水平？

（2）测量血压时，为何不能将听诊器胸件放在袖带下面？

（3）可否不用听诊器，用触诊桡动脉搏动的方法确定收缩压值？

【创新思考】

学会测量动脉血压后，还可以设计哪些项目来观察动脉血压的变化？

【血压与运动的联系】

运动员的血压水平一般在健康青年血压值范围内，但在安静状态下若运动员清晨卧床测得血压比平时上升 20% 左右且持续两天，可视为身体功能下降或过度疲劳的表现。

实验 25　人体心电图描记

【实验目的】

了解人体体表心电图的描记方法、导联的连接方式，掌握人体正常心电图波形及其生理意义。

【实验原理】

心脏每次收缩之前，都要经历一次电位波动（动作电位）。人体是一个容积导体，因此，心脏的电变化将通过周围组织传导到全身，理论上将引导电极置于肢体或躯体任一体表位置，均可引导出心电变化，这就是心电图。为了进行比较，我们规定了一定的部位进行记录（即不同的导联），常用的有标准导联、加压单极肢体导联和单极胸导联。

标准导联：是最早使用的一种导联方式。导联Ⅰ：右臂—左臂，左臂为引导电极，右臂为参考电极；导联Ⅱ：右臂—左腿，左腿为引导电极，右臂为参考电极；导联Ⅲ：左臂—左腿，左腿为引导电极，左臂为参考电极。

加压单极肢体导联：把引导电极分别置于右臂、左臂、左腿，把左、右两臂和左腿的三个电极连接在一起形成一个相对的无关电极（参考电极）。引导电极置于右臂时，把参考电极与右臂的连接断掉，即 aVR；引导电极置于左臂时，把参考电极与左臂的连接断掉，即 aVL；引导电极置于左腿时，把参考电极与左腿的连接断掉，即 aVF，具体连接方式见图 2-21。

这样所测出的心电图形状不变，但其幅度可提高 50%。

加压单极胸导联：利用加压单极肢体导联的参考电极，将引导电极置于胸壁上，以 $V_1 \sim V_6$ 处作为引导电极（图 2-22）。

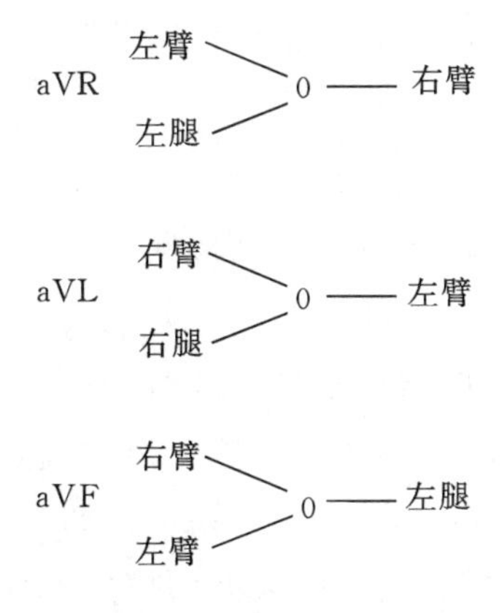

图 2-21　加压单极肢体导联的电极连接方式

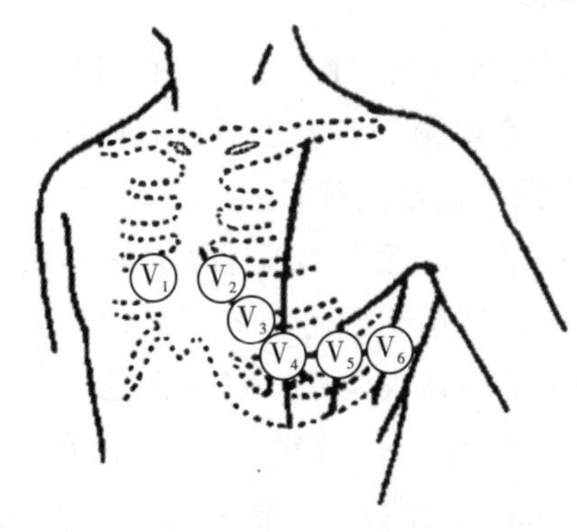

V_1：胸骨右缘第 4 肋间处；V_2：胸骨左缘第 4 肋间处；
V_3：V_2 与 V_4 两点连线的中点；V_4：左锁骨中线第 5 肋间处；
V_5：左腋前线，同 V_4 水平；V_6：左腋中线，同 V_4 水平

图 2-22　单极胸导联电极位置图

【实验对象】

人。

【器材和药品】

心电图机、检查床、导电膏、分规、棉球、75%酒精。

【操作步骤和观察项目】

(1) 受试者准备：受试者安静、舒适地平卧于检查床上。

(2) 心电图机预热：将心电图机地线接好，开机预热10分钟。

(3) 安放电极：用75%酒精棉球擦净双侧腕关节屈侧皮肤、内踝上方皮肤；涂上导电膏，将引导电极与皮肤固定，固定方式是：红色—右手，黄色—左手，绿色—左足，黑色—右足；胸前区导联按图所示安放（图2-22），一般先安放好胸导联 V_1、V_3、V_5，再安放 V_2、V_4、V_6。

(4) 校正电压放大倍数：输入标准电压1mV，准确调整使描笔刚好移动10mm。

(5) 描记心电图：用导联选择开关分别选择标准导联Ⅰ、Ⅱ、Ⅲ，加压单极肢体导联aVR、aVL、aVF，胸导联 V_1、V_2、V_3、V_4、V_5、V_6。每个导联记录约10个波形。

(6) 测量与分析：心电图纸上的方格横坐标表示时间，每小格代表0.04秒，纵坐标表示电压，每小格为0.1mV。仔细辨认P波、QRS波、T波，用分规测量各波幅值，以及P-R间期（P波起点至QRS波起点），Q-T间期（QRS波起点到T波终点）。

【注意事项】

(1) 室内温度适宜，受试者全身放松，避免做深呼吸动作，防止肌电干扰。

(2) 心电图机接地良好。

【思考题】

(1) 为什么心电图上见不到心房复极波？

(2) 有心电图是否代表一定有心肌收缩？

【心电图与运动的联系】

心电图现已广泛应用到运动医学领域，不仅用于运动员心脏疾患的诊断及运动功能的评定，还用于预防和监测运动员的心脏异常以及指导训练。

运动员的心律失常中，较为常见的是窦性心动过缓，即窦房结发出的节律性活动低于60次/分。多数窦性心动过缓的运动员心率为40～60次/分，少数心率<40次/分。窦性心动过缓多见于长期从事耐力性训练运动项目的运动员，如马拉松和公路自行车运动员，也可见于其他运动项目的运动员，如乒乓球、足球、跨栏、体操运动员等。运动员窦性心动过缓是心脏对长期运动训练产生的适应性反应。但是，运动员也常会发生器质性心脏病变，其猝死率也高于普通人，因此，对运动员的心电图进行判断时，应结合其全面综合检查结果。

实验26 心血管活动的神经体液调节

【实验目的】

学习动脉血压的直接测量法，观察神经、体液因素对心脏和血管的调节作用。

【实验原理】

动脉血压是心脏和血管功能的综合指标。动脉血压可提供很多心脏和血管功能变化的信息。生理状态下，哺乳动物血压的相对稳定主要依赖于压力感受性反射。压力感受性反射的感受器主要位于颈动脉窦和主动脉弓，传入神经分别是窦神经和主动脉神经（兔的主动脉神经在颈部自成一束，从颈部上方再并入迷走神经），传向延髓的心血管中枢。通过调整心交感中枢、心迷走中枢和交感缩血管中枢的紧张性，从而改变传出神经（心交感神经、心迷走神经、交感缩血管神经）的传出冲动频率，调节心血管的活动，使血压相对稳定。任何能影响压力感受性反射弧的组成部分的刺激都能影响动脉血压。

心脏和血管的活动还受体液因素的调节，体液因素主要有肾上腺髓质分泌的肾上腺素（AD）和去甲肾上腺素（NE）。AD和NE对心脏和血管的作用既有共同点，又有不同点。相同之处在于都能兴奋心肌β_1受体。不同之处在于对血管的作用，AD既可和血管平滑肌上的α受体结合，也能和β_2受体结合，因此对血管的效应以其受体数量来确定；NE主要和α受体结合，和β_2受体结合的能力很差，因此无论该血管以何种受体为主，都表现出对血管的收缩作用。由于AD对外周阻力影响不大，因而静脉注射时主要影响心脏，可增加心输出量；而NE由于有广泛的血管收缩作用，静脉注射时致外周阻力增大、血压升高，通过压力感受性反射而使心率减慢。

【实验对象】

家兔。

【器材和药品】

兔手术台、哺乳类动物手术器械（见实验8）、动脉插管、动脉夹、铁支架、保护电极、注射器（20mL、5mL、1mL）、干棉球、压力换能器、刺激输出线、三通管、25%氨基甲酸乙酯、8U/mL肝素、0.01%肾上腺素、0.01%去甲肾上腺素、0.01%乙酰胆碱、生理盐水。

【实验流程】

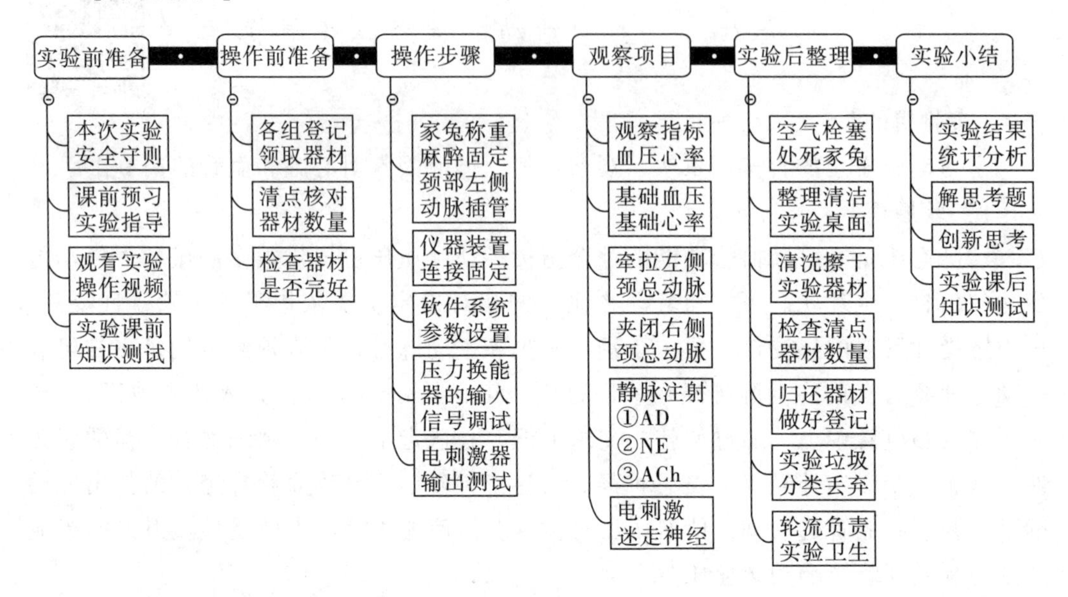

【操作步骤】

（1）称重、麻醉与固定：兔称重，从其耳缘静脉缓慢注入 25% 氨基甲酸乙酯 4mL/kg，观察家兔的角膜反射、四肢肌张力、呼吸和疼痛反射，麻醉后将其背位固定于兔手术台上。

（2）颈部手术：具体如下。

1）分离血管、神经：颈部剪毛。从甲状软骨处沿颈正中线切开皮肤 7～8cm，分离皮下组织。在气管两侧寻找颈总动脉、颈迷走神经干、交感神经、降压神经，将其分别分离 2～3cm，穿线备用（图 2-23）。

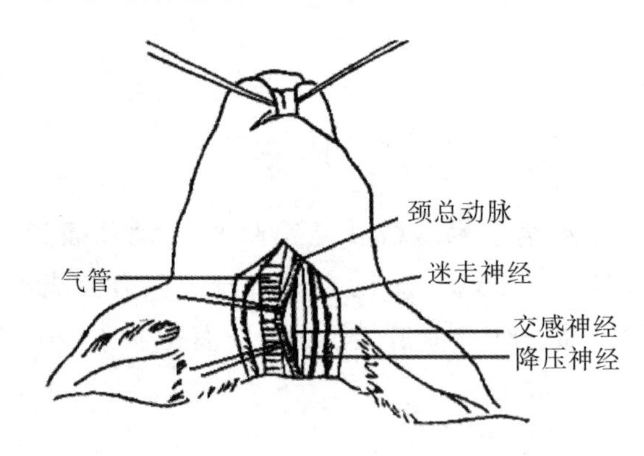

图 2-23　兔颈部血管、神经毗邻关系

2）插入气管插管：在甲状软骨约 3～4 软骨环上做横切口再向头端做纵切口，使切口呈倒“T”字形，用干棉球止血，插入气管插管，用丝线结扎固定。

3）插入动脉插管：动脉的插管与压力换能器的直管通过三通管相连，使压力换能器腔、动脉插管和大气相通，从连接于压力换能器侧管上的三通管注入肝素溶液，排空气体，关闭此三通管。找到分离出来的左颈总动脉，下方穿两根备用线，用动脉夹夹住颈总动脉向心端，用一根线结扎离心端（尽量靠近头端），用眼科剪在靠近结扎处向心脏方向剪一斜切口，将充满肝素的动脉插管插进颈总动脉，并用丝线结扎固定，注意不要滑脱，缓慢打开动脉夹。根据波形大小调整增益和显速。

（3）仪器调试：具体如下。

1）2 通道输入信号选择“压力”，显示方式为连续扫描。可从 1 通道同步记录兔心电图（参见实验 17）。

2）刺激设置：连续单刺激、强度 3V、波宽 1ms、刺激频率 10Hz。

血压稳定后开始记录，记录中进行刺激时应注意做实验标记。

【观察项目】

（1）观察基础血压波形，如血压波形满意，可开始记录（表 2-8）。一级波（心率波）频率与心率一致，幅度表示脉压；二级波（呼吸波）与呼吸周期有关；三级波不易观察到，与中枢紧张性有关。

（2）牵拉颈总动脉：用手拉住连接换能器一侧颈总动脉上方的结扎线，向下牵拉（或用手指在下颌角处沿颈总动脉走行方向向头侧深处压迫颈动脉窦），观察血压、心率的变化（表 2-8）。

表 2-8　心血管活动调节的观察项目

观察项目	血压/mmHg	心率/（次/分）
基础血压和心率		
牵拉颈总动脉		
夹闭颈总动脉		
静脉注射 0.01% 肾上腺素 0.3mL		
静脉注射 0.01% 去甲肾上腺素 0.3mL		
静脉注射 0.01% 乙酰胆碱 0.2mL		
刺激降压神经外周端		
刺激降压神经中枢端		
刺激迷走神经外周端		

（3）夹闭颈总动脉：在未连换能器一侧颈总动脉下穿线，轻轻提起丝线，用动脉夹夹闭，使颈总动脉停止血流 15 秒，观察血压、心率的变化（表 2-8）。

（4）注射儿茶酚胺类物质：分别从耳缘静脉注射 0.01% 肾上腺素 0.3mL、0.01% 去甲肾上腺素 0.3mL，观察对血压、心率的影响（表 2-8）。

（5）从耳缘静脉注射 0.01% 乙酰胆碱 0.2mL，观察血压、心率的变化（表 2-8）。

（6）刺激降压神经（表 2-8）。

1）开启刺激器，先在肌肉上试验观察是否有反应。

2）用保护电极勾住降压神经，启动刺激，观察对血压的影响。用两丝线分别结扎降压神经，在两结中间剪断降压神经，分别刺激中枢端和外周端，观察对血压的影响。

（7）刺激迷走神经，用保护电极勾住迷走神经，启动刺激，观察血压变化。用两丝线结扎迷走神经，在两结中间剪断迷走神经，分别刺激神经的中枢端和外周端，观察对血压的影响（表2-8）。

（8）观察刺激交感神经对耳血管网密度的影响。

1）先观察比较两耳血管网。

2）结扎右侧交感神经，并在其下方剪断，比较两耳血管的扩张程度和血管网密度。

3）刺激交感神经外周端，观察右耳的血管扩张程度和血管网密度。

【注意事项】

（1）麻醉时注射不宜过快。耳缘静脉穿刺应从远端开始，麻醉过程中密切关注动物呼吸。

（2）手术中注意止血。

（3）每项实验观察结束后都要在血压相对稳定后，再进行下一项实验。

（4）动物注意保暖。

通过耳缘静脉注射药物时，为了减少对静脉的穿刺，可用注射器通过三通管连接头皮输液针刺入耳缘静脉，并用动脉夹固定作为简易输液装置。每次从注射器推注药物后，再立即注射0.5mL生理盐水，防止残留在简易输液装置中的药物影响下一项实验结果。

【思考题】

试分析刺激完整的降压神经、迷走神经与刺激降压神经中枢端、迷走神经外周端各有何意义？

【创新思考】

本实验中牵拉颈总动脉时，所用方法有时会扯脱结扎线而导致出血，有哪些改进方法？

实验27　降压神经放电

【实验目的】

学习同步记录神经放电和动脉血压的方法。观察动脉血压变化与降压神经放电频率的关系，加深理解降压反射的生理意义。

【实验原理】

降压反射是维持血压稳定的重要反射。当血压升高或降低时，压力感受器的传入冲动也随之增多或减少，反射则相应增强或减弱。家兔主动脉弓压力感受器的传入神经在颈部自成一束，称为主动脉神经（或降压神经），可单独引导降压神经放电。本实验通过对降压神经引导的神经放电和动脉血压变化比较，加强对降压反射的理解。

【实验动物】

家兔。

【器材和药品】

兔手术台、哺乳类动物手术器械（见实验8）、动脉插管、动脉夹、注射器（20mL、5mL、1mL）、压力换能器、神经放电引导电极、铁支架和二维调节器、保护电极、25%氨基甲酸乙酯、8U/mL肝素、0.01%肾上腺素、0.01%乙酰胆碱、利血平、生理盐水。

【操作步骤】

（1）称重、麻醉与固定：家兔称重，沿耳缘静脉注射25%氨基甲酸乙酯4mL/kg，待家兔麻醉后，将其仰卧固定于手术台上。

（2）手术操作：具体如下。

1）分离气管、血管和神经：清理手术野，切开颈正中皮肤7～8cm，分离皮下组织。分离出气管、双侧颈总动脉、迷走神经、降压神经，各穿线备用。尽量将降压神经剥干净，不要附着血管或其他组织。

2）行气管插管术：略（操作方法参见实验26）。

3）记录动脉血压：将左侧颈总动脉插入动脉插管，固定，连接压力换能器（操作方法参见实验26）。

4）记录降压神经放电：用玻璃分针轻轻地把降压神经放到引导电极上，在电极和周围组织之间衬一片用石蜡油浸过的滤纸片，以防电极和周围的组织接触。注意神经不可用力牵拉，地线接在动物颈部皮肤切口处。

（3）仪器调试：1通道输入信号选“神经放电”，也可选用“实验项目”中的“循环实验”—“减压神经放电”。音箱输入线插入监听插孔。

【观察项目】

（1）仔细听取降压神经放电声音，类似火车开动的声音，观察降压神经放电频率与动脉血压的对应关系（图2-24、表2-9）。

（2）参照实验26，牵拉颈总动脉离心端（或压迫颈动脉窦），观察动脉血压和神经放电的变化（表2-9）。

（3）夹闭另一侧颈总动脉，观察血压和神经放电的变化（表2-9）。

（4）静脉注射0.01%肾上腺素0.3mL，观察血压和神经放电的变化（表2-9）。

（5）静脉注射0.01%乙酰胆碱0.3mL，观察血压和神经放电的变化（表2-9）。

（6）静脉注射利血平2mg，观察血压和神经放电的变化（表2-9）。

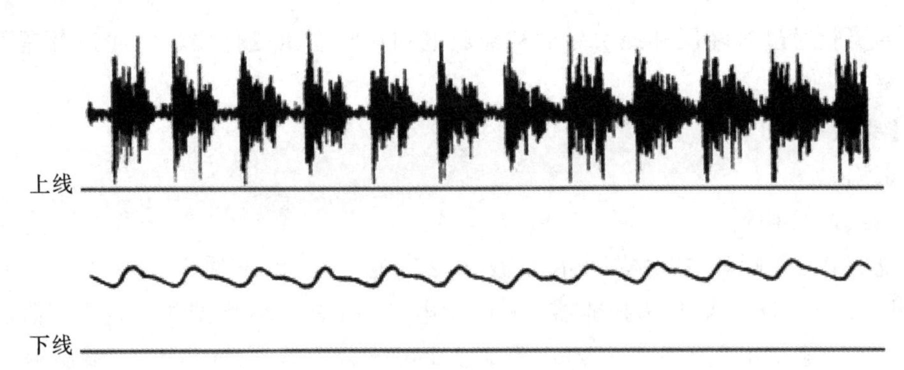

上线：正常降压神经放电　下线：同步记录的动脉血压曲线

图 2-24　降压神经放电

表 2-9　降压神经放电的观察项目

观察项目	血压变化	神经放电的变化
基础血压与神经放电		
牵拉颈总动脉		
夹闭一侧颈总动脉		
静脉注射 0.01% 肾上腺素 0.3mL		
静脉注射 0.01% 乙酰胆碱 0.3mL		
静脉注射利血平 2mg		

【注意事项】

（1）不要过分牵拉降压神经，注意保持神经湿润。

（2）神经和引导电极之间接触良好。

（3）仪器和动物接地良好。

（4）如果神经放电低，可将电极向外周端移动。

实验 28　左心功能的测定

【实验目的】

学习使用心室导管监测左心室内压变化，同步记录心电图和动脉血压，多指标评价左心室功能。

【实验原理】

左心室内压的变化直接反映了心脏泵血功能的情况。左心室内压经生物信号记录分析系统处理可得出每一心动周期中左心室收缩压、舒张压等多项参数。

【实验对象】

家兔。

【器材和药品】

兔手术台、哺乳类动物手术器械（见实验 8）、动脉插管、心电导联线、压力换能器 2 个、刺激输出线、保护电极、铁支架、塑料心室内插管、注射器（20mL、5mL、1mL）、25% 氨基甲酸乙酯、8U/mL 肝素、生理盐水、0.01% 肾上腺素、0.01% 乙酰胆碱。

【操作步骤】

（1）分离血管、神经，行股动脉插管术：家兔称重、麻醉、固定。分离两侧颈总动脉、迷走神经，穿线备用。分离一侧股动脉，做动脉插管（参见实验 26）。

（2）连接仪器：将心电导联线插头插入 BL-420S 系统的全导联心电输入口，导联线连接动物（参见实验 17）。将连有动脉插管的压力换能器的插头插入 CH3 通道。将连有心室插管的压力换能器插头插入 CH2 通道。

（3）行左心室插管术：结扎左侧颈总动脉远心端，在近心端夹一动脉夹。在颈总动脉上做一切口，将连有压力换能器并充满肝素溶液的心室内插管插入颈总动脉，在 BL-420S 系统输入信号的 3 通道选择压力，零负荷调整（自动回零）后，缓缓推进插管，并用丝线将血管及其内的插管打一活结，以防出血。在推进心室内插管的过程中，注意观察压力波形的变化并体会导管在接近主动脉瓣时遇到的血流冲击感。一旦出现典型的左室内压力波形（插管时有落空感），即停止推进，并将血管和插管结扎牢固。

（4）仪器调试：具体如下。

1）依次选择“实验项目”—“循环实验”—“血流动力学”，即 1 通道显示心电图，2 通道显示左心室压力曲线，3 通道显示动脉血压。

2）适当调整各通道的增益（放大倍数），三个通道的扫描速度一样，可以为 125ms/div。

3）刺激设置：连续单刺激，强度 3V，波宽 1ms。

4）打开分时复用区的“专用信息显示区”按钮，显示参数如下：

HR　心率　　SP　收缩压

DP　舒张压　　AP　平均压

LVSP　左心室收缩压

LVDP　左心室舒张压

LVAP　左心室平均压

LVEDP　左心室舒张末期压

dp/dt_{max}　左心室内压最大上升速率

$-dp/dt_{max}$　左心室内压最大下降速率

Vpm　左心室心肌收缩成分实测最大缩短速度

V_{max}　心肌收缩零负荷时缩短速度

V_{40}　左心压力为 40mmHg 时心肌收缩缩短速度

$t\text{-}dp/dt_{max}$　左心室开始收缩至 dp/dt_{max} 的间隔时间

【观察项目】

（1）观察心电图、动脉血压及左心室内压波形及其相互的对应关系（图 2-25）。

（2）电刺激迷走神经外周端 5 ~ 15 秒，观察各参数的变化。

（3）静脉注射 0.01% 乙酰胆碱 0.3mL，观察各参数的变化。

（4）静脉注射 0.01% 肾上腺素 0.3mL，观察各参数的变化。

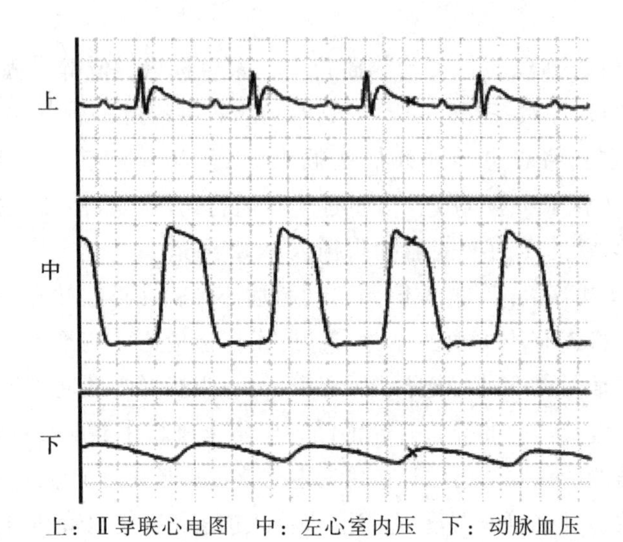

上：Ⅱ导联心电图　中：左心室内压　下：动脉血压

图 2-25　家兔血流动力学

【注意事项】

（1）为预防血液凝固，可静脉注射适量肝素。

（2）心室插管口径不宜太大，尖端不要太尖，以防损伤血管和心室壁。

（3）进行左心室插管时，应一边观察压力波形一边缓缓推进心室内插管。

实验 29　传出神经系统药物对心血管活动的影响

【实验目的】

学习动脉血压的直接测量法，观察肾上腺素受体激动药、肾上腺素受体阻滞药及抗胆碱药对心脏和血管的影响，观察药物的药理作用和药物之间的拮抗作用。

【实验原理】

动脉血压是心脏和血管功能的综合指标。动脉血压可提供很多心脏和血管功能变化的信息。肾上腺素受体激动药、肾上腺素受体阻滞药及抗担碱药通过作用于心脏和血管上的相关受体可改变心脏和血管的活动，表现为血压的变化。

【实验对象】

家兔。

【器材与药品】

兔手术台、哺乳类动物手术器械（见实验 8）、动脉插管、动脉夹、气管插管、铁支架、保护电极、注射器（20mL、5mL）、25%氨基甲酸乙酯、肝素（8U/mL）、肾上腺素（0.01%）、去甲肾上腺素（0.01%）、异丙肾上腺素（0.01%）、普萘洛尔（0.1%）、酚妥拉明（0.04%）、乙酰胆碱（0.01%）、阿托品（0.02%）、生理盐水。

【操作步骤】

参见实验26。

【观察项目】

（1）观察基础血压波形，如血压波形满意，可开始记录（一级波与心率波一致，频率表示心率，幅度表示脉压；二级波与呼吸周期有关；三级波不易观察到，与中枢紧张性有关）。

（2）给药后记录结果，参见表2-10。

表2-10 给药种类、顺序和结果记录

注射药物的种类和顺序	血压的变化	心率的变化
0.01%肾上腺素0.1mL/kg		
0.01%去甲肾上腺素0.1mL/kg		
0.01%异丙肾上腺素0.1mL/kg		
先0.1%普萘洛尔0.5mL/kg后0.01%肾上腺素0.1mL/kg		
先0.1%普萘洛尔0.5mL/kg后0.01%去甲肾上腺素0.1mL/kg		
先0.1%普萘洛尔0.5mL/kg后0.01%异丙肾上腺素0.1mL/kg		
先0.04%酚妥拉明0.1mL/kg后0.01%肾上腺素0.1mL/kg		
先0.04%酚妥拉明0.1mL/kg后0.02%去甲肾上腺素0.1mL/kg		
先0.04%酚妥拉明0.1mL/kg后0.01%异丙肾上腺素0.1mL/kg		
0.01%乙酰胆碱0.1mL/kg		
先0.02%阿托品0.1mL/kg后刺激迷走神经		

【注意事项】

（1）麻醉时注射不宜过快。耳缘静脉穿刺从远端开始，密切注意动物的呼吸。

（2）手术中注意止血。

（3）每项实验观察结束后都要在血压相对稳定后，再进行下一项实验。

（4）注意动物的保暖。

（5）如使用耳缘静脉留置的输液针进行静脉注射，每次静脉注射完药物后，立即再注射0.5mL生理盐水，防止残留在导管中的药物影响下一次实验结果。

【思考题】

给予受体阻滞剂后再给激动剂血压的变化为什么与只给激动剂时不同？

第四节　呼　吸

实验30　呼吸运动的调节和胸内负压的测定

【实验目的】

学习呼吸运动的描记和胸内负压的测定方法，观察各种因素对呼吸运动的影响。

【实验原理】

正常的节律性呼吸运动，是在呼吸中枢的控制下进行的。每个呼吸周期中，肺内压都会发生周期性的波动。因此，可以用肺内压作为呼吸运动的观察指标。平静呼吸时，胸膜腔内的压力也发生周期性的变化，但始终低于大气压，称为胸内负压。可用水检压计进行直接测定。

【实验动物】

家兔。

【器材和药品】

兔手术台、哺乳类动物手术器械（见实验8）、注射器（20mL、5mL）、50cm长橡皮管、保护电极、水检压计、压力换能器（也可用张力换能器）、刺激输出线、生理盐水、25%氨基甲酸乙酯、3%乳酸、尼可刹米、装入球胆的 CO_2。

【操作步骤】

（1）称重、麻醉与固定：家兔称重，于耳缘静脉注射25%氨基甲酸乙酯4mL/kg，麻醉后将其背位固定在兔手术台上。

（2）手术操作：具体如下。

1）清理手术野，沿颈部正中线切开皮肤5～6cm，分离皮下组织、气管，插入气管插管，结扎固定。将压力换能器用橡皮管（约5cm）连于气管插管，适当封闭气管插管的另一开口。若为呼吸流量换能器，不用封闭气管插管。

2）分离双侧迷走神经，穿线备用。

（3）仪器调试：具体如下。

1）打开生物信号记录分析系统。

2）依次选择“输入信号”—“1通道”—“压力”。

3）根据信号图形适当调整增益（放大倍数）、扫描速度。

4）刺激设置：连续单刺激，强度3mV，波宽1ms，频率10Hz。

【观察项目】

（1）观察呼吸运动曲线，将呼吸幅度的深浅，呼吸频率的快慢记录于表2-11。

（2）将气管插管的侧管通过一个钠石灰瓶，该瓶与有一定空气的球胆相连，使动物呼吸球胆中的空气，一段时间后，球胆中的氧气明显减少（但 CO_2 含量未增多)，观察呼吸运动的变化（表 2-11）。

（3）将装有 CO_2 球胆的管口插入气管插管的侧管，打开球胆管的夹子，使一部分 CO_2 随着吸气进入气管，观察呼吸运动的变化（表 2-11）。

（4）将 50cm 长的橡皮管接在气管插管的一侧，增大无效腔，动物通过此橡皮管进行呼吸。呼吸发生明显变化后，去掉长橡皮管（表 2-11）。

（5）由耳缘静脉快速注入 3% 乳酸 0.3mL，使血液 pH 值下降，观察呼吸运动的变化（表 2-11）。

（6）双结扎双侧迷走神经，先切断一侧迷走神经，观察呼吸运动变化，再切断另一侧，观察呼吸运动的变化；然后刺激一侧迷走神经的向中端，观察呼吸运动的变化（表 2-11）。

（7）将水检压计穿刺针头从左侧锁骨中线第 3 或第 4 肋间隙沿肋骨上缘刺入胸膜腔，观察胸膜腔内压的大小及随呼吸运动而变化的情况。

（8）注射尼可刹米 50mg，观察呼吸运动变化（表 2-11）。

表 2-11 呼吸运动调节的观察项目

观察项目	呼吸频率	呼吸幅度
基础呼吸运动曲线		
夹闭窒息		
缺氧		
增加吸入 CO_2 浓度		
增大无效腔		
静注 3% 乳酸 0.3mL		
切断单侧迷走神经		
切断双侧迷走神经		
静注尼可刹米 50mg		

【注意事项】

（1）插入气管插管时注意止血，并注意清理气管内的血液和分泌物。

（2）刺激迷走神经时，应先调整刺激强度。刺激太小不出现效应，太大则易引起动物躁动。

（3）静脉注射乳酸时，注意不要将乳酸漏于血管外，从而刺激动物引起躁动。

（4）吸入 CO_2 时，应缓慢放开装 CO_2 球胆的夹子，以免 CO_2 浓度增加过快。

（5）记录胸内负压时，切口不宜过大，动作应迅速，以免空气漏入胸膜腔过多。插管时不要过深、过猛，以免刺穿肺组织，形成气胸和出血过多。

（6）每项观察前应有正常呼吸运动曲线作为对照。每项观察时间不宜过长，出现效应后立即停止。

（7）气管插管的通气状态在全过程中不得变动，以免影响实验结果分析。

【思考题】

（1）平静呼吸时，胸膜腔内压为何始终低于大气压？

（2）气胸时，胸膜腔内压如何变化？

实验31 膈神经放电（膈肌放电）

【实验目的】

同步记录呼吸运动和膈神经放电，比较二者之间的关系，加深对呼吸节律来源的认识。

【实验原理】

正常的节律性呼吸运动来自呼吸中枢。呼吸中枢的活动通过传出神经膈神经和肋间神经引起膈肌和肋间肌的收缩。用引导电极引导膈神经动作电位放电（或记录膈肌放电），都可作为呼吸运动的指标。

【实验动物】

家兔。

【器材和药品】

兔手术台、哺乳类手术器械（见实验8）、压力换能器（也可用张力换能器）神经放电引导电极、铁支架和二维调节器、注射器（20mL、5mL）、25%氨基甲酸乙酯、生理盐水、尼可刹米、装入球胆的CO_2。

【操作步骤】

（1）称重、麻醉与固定：家兔称重，于耳缘静脉注射25%氨基甲酸乙酯4mL/kg进行麻醉，麻醉后将其背位固定于兔手术台上。

（2）手术操作：具体如下。

1）行气管插管术、分离迷走神经：颈部剪毛，沿颈正中线切开皮肤5～6cm，分离皮下组织，插好气管插管。分离出两侧迷走神经，穿线备用。

2）分离膈神经：自一侧颈部的胸锁乳突肌和颈外静脉之间向深处分离直到脊柱肌，可见脊柱外侧粗大横行的臂丛神经，在颈椎旁的肌肉上可见一细的垂直下行的神经分支，自较粗大的臂丛神经的内侧横过并与之交叉，与气管平行进入胸腔。用玻璃分针将膈神经分离约2cm，穿线备用。

（3）记录呼吸运动曲线：操作方法参见实验30。

（4）安放隔神经：用双凹夹将二维调节器固定在铁支架上，神经放电引导电极垂直插入二维调节器固定孔内，露出一对银丝引导电极，拧紧螺丝固定。移动铁支架靠近颈部膈神经位置，将膈神经放置于悬空的神经放电引导电极上，接地电极的鳄鱼夹夹在颈部皮肤切口上。

1）打开BL-420S系统。

2）依次选择“输入信号”—“1通道”—“神经放电”，“2通道”—“压力”。

3）根据信号图形适当调整增益（放大倍数）、扫描速度。

4）音箱输入线插入监听输出口，根据神经放电声音大小调节监听背景。

【观察项目】

（1）观察膈神经放电与呼吸运动的关系。注意放电的群集性、放电频率和持续时间、放电时间与吸气相时间的关系（图2-26）。仔细听取膈神经放电的典型声音。

（2）静脉注射尼可刹米1mL（50mg），观察膈神经放电和呼吸运动的关系。

（3）可将“呼吸运动的调节”实验中所有项目逐一进行观察。

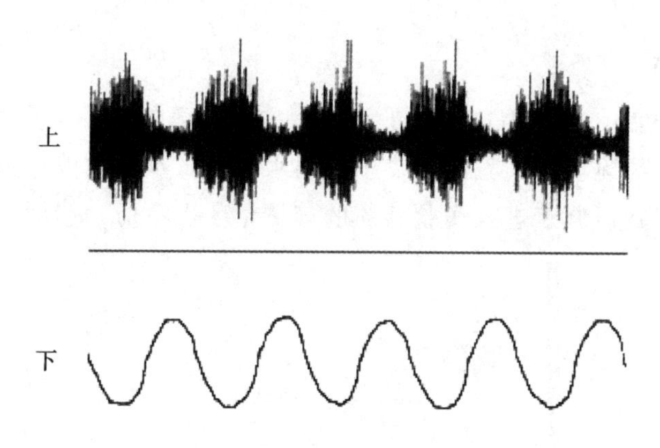

上：正常膈神经放电　下：同步记录呼吸运动曲线

图2-26　膈神经放电

【注意事项】

（1）分离膈神经动作要轻柔，不能损伤神经，分离要干净。

（2）引导电极尽量放在膈神经外周端，以便信号不好时向中枢端移动。

（3）若膈神经记录不成功，可改记录膈肌放电。用两个注射针头沿肋缘刺入膈肌，注意不要刺破肺脏。用生物电引导线引导膈肌放电（打开生物信号记录分析系统后，通道选择的输入信号为“肌电”，其余操作同膈神经放电）。

【思考题】

膈神经和迷走神经在呼吸运动的调节中各有何作用?

第五节　消　化

实验32　消化道平滑肌的生理特性

【实验目的】

通过哺乳类动物离体小肠灌流，观察小肠平滑肌的一般生理特性以及内环境变化对其收缩的影响。

【实验原理】

离体小肠如能置于相当于其内环境的灌流液中（哺乳类动物离体小肠灌流液采

用台氏液），仍能在一段时间内保持正常功能，可观察到小肠平滑肌的自律性收缩。当内环境变化时，这种收缩的形式和程度都会发生变化。

【实验动物】

家兔。

【器材和药品】

恒温平滑肌槽、张力换能器、双凹夹、台氏液、无钙台氏液、肾上腺素（0.01%）、乙酰胆碱（0.01%）、阿托品（0.01%）、普萘洛尔（1%）、NaOH 溶液（1mol/L）、HCl 溶液（1mol/L）。

【操作步骤】

（1）准备恒温平滑肌槽：恒温平滑肌槽的主要部分是一个允许台氏液进出的带有放液阀的实验药筒。该实验药筒置于恒温水浴中。水浴内温度恒定在 38～39℃之间。用气量调节旋钮调节进入实验药筒的气体量，以适应实验的需要（图 2-27）。

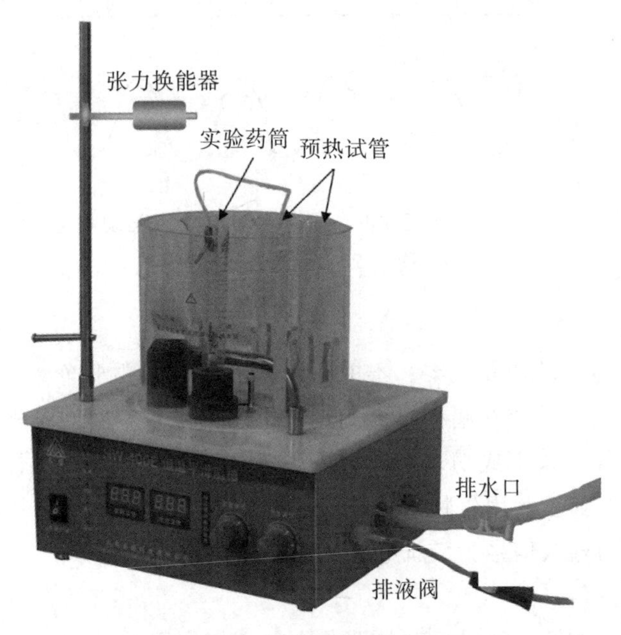

图 2-27　恒温平滑肌槽示意图

（2）制备离体小肠标本：采用空气栓塞法处死家兔，即于家兔耳缘静脉注射 20～50mL 空气。后打开家兔腹腔，在胃与十二指肠交界处用丝线结扎，将与肠管相连的肠系膜沿肠缘剪去，在近胃侧剪断肠管，向下取出约 20cm 长的肠管。将离体肠管放入 4℃左右的台氏液中洗净，用注射器抽取台氏液冲洗肠腔，然后将肠管剪成 2～3cm 的小段，浸泡于 4℃台氏液中备用。

（3）安放标本：取一段制备好的肠管，两端用线结扎，一端系于实验药筒的标本固定钩上，另一端系于张力换能器上，适当调节换能器的高度，使肠段勿过紧或过松。注意勿与周围管壁接触。

（4）仪器调试：将张力换能器输入端插入 BL-420S 系统前面板 CH2 通道或其他

通道，输入信号选“张力”，调节增益（放大倍数），以能记录自动收缩曲线为好。

【观察项目】

（1）记录小肠平滑肌的自动收缩曲线。注意观察收缩的频率和收缩的幅度。

（2）在槽内加入0.01%肾上腺素1滴或2滴，观察小肠收缩有何变化。待变化出现后，立即用新鲜配制的38℃台氏液冲洗，使小肠收缩恢复正常。

（3）加入0.01%乙酰胆碱1滴或2滴，小肠活动出现变化后，迅速按上法冲洗。

（4）先加入0.01%阿托品2~4滴，2分钟后，再加入0.01%乙酰胆碱1滴或2滴，观察小肠活动情况，并与上一项进行比较。出现变化后立即进行冲洗。

（5）先加入1%普萘洛尔1滴或2滴，2分钟后，加0.01%肾上腺素1滴或2滴，观察小肠活动情况，并与第2项进行比较。后迅速冲洗直至小肠运动恢复正常。

（6）加入1mol//L NaOH溶液2滴或3滴，观察小肠收缩情况，后立即冲洗使其恢复正常。

（7）加入1mol/L HCl溶液2滴或3滴，观察小肠收缩变化，出现变化后冲洗肠段，使其恢复正常。

（8）用无钙台氏液冲洗小肠（尽量充分冲洗），观察小肠的收缩变化。

（9）加入0.01%乙酰胆碱2滴或3滴，观察小肠运动变化。如仍无变化，再用含钙台氏液冲洗，直至收缩恢复。

（10）再次加入0.01%乙酰胆碱，观察收缩是否加强。

（11）降低恒温平滑肌槽水浴温度至25℃，观察小肠收缩情况，再将温度升至38℃，观察小肠收缩情况。

【注意事项】

（1）家兔应先禁食8小时左右，实验前1小时饲喂青菜，确保其肠功能运动较好。

（2）每次加药液之前，应预热试管内准备好的38℃的新鲜台氏液，出现变化后，立即进行充分冲洗。每次实验记录时，台氏液的液面须保持一致。

（3）上述加药量系参考值，可根据实验药筒内台氏液的多少以及肠管兴奋性的变化而增减。

（4）通气速度不宜太快，以看到单个气泡陆续出现为宜。不要因为气体的进入影响小肠运动的记录。

【思考题】

（1）离体小肠的运动和离体蛙心的收缩所需环境条件有何不同？

（2）Ca^{2+}在小肠收缩中有何作用？

实验33　胃肠运动的观察

【实验目的】

通过描记兔在体胃内压力，了解胃的运动情况及其调节机制；同时可在胃肠表面滴加化学物质，以观察化学物质对胃肠运动的影响。

【实验原理】

胃肠平滑肌都有自动节律性。当其发生自发运动时可以出现胃肠压力的变化。可以以胃内压力为指标，观察胃的运动情况。一般情况下，胃肠运动受自主神经系统的控制和体液因素的影响。

【实验动物】

家兔。

【器材和药品】

兔手术台、哺乳类动物手术器械（见实验8）、刺激输出线、保护电极、压力换能器、带气囊的导尿管、注射器（20mL、5mL）、滴管、25%氨基甲酸乙酯、0.01%乙酰胆碱、0.01%肾上腺素、1%阿托品、生理盐水。

【操作步骤】

（1）称重、麻醉与固定：家兔称重，于耳缘静脉注射25%氨基甲酸乙酯4mL/kg进行麻醉，后将其背位固定于兔手术台上。

（2）行颈部手术：插好气管插管，分离出左侧迷走神经，穿线备用。

（3）描记胃运动：将前端缚有小气囊的导尿管由口腔经食管插入胃内，随时注意兔的呼吸变化，防止气管插入过深，一般插入约20cm即进入胃内。将导尿管的另一端放入水中，没有气泡出现，家兔呼吸平稳，表示未误入气管。用三通管向气囊内打入气体，使囊内压力上升到7～8mmHg，用压力换能器将气囊内压力输入BL-420S系统的CH2通道。

（4）仪器调试：具体如下。

1）打开BL-420S系统。

2）依次选择“输入信号”—“2通道”—“压力”。

3）根据信号图形适当调整增益（放大倍数）、扫描速度。

4）刺激设置：连续单刺激、延时0.05ms、强度3.0V、波宽1ms、频率10Hz。

【观察项目】

（1）观察基础状态下胃运动的波形。

（2）电刺激左侧迷走神经离中端，观察胃运动的变化。

（3）耳缘静脉注射0.01%乙酰胆碱0.5mL，观察胃运动的变化。

（4）耳缘静脉注射0.01%肾上腺素0.3mL，观察胃运动的变化。

（5）先静脉注射0.1%阿托品0.5～1mL，观察胃运动的变化。再重复观察（2）和（3），观察结果有何不同。

（6）针刺家兔胫前结节下1cm处（相当于人的“足三里”位置），轻度捻转，观察胃运动的变化。

（7）沿腹正中线切开皮肤，分离皮下组织，沿腹白线打开腹腔，充分暴露胃肠，直接观察胃和小肠的运动。注意观察胃的形状、紧张度、有无运动，以及小肠的运动形式，有无分节运动、蠕动。

（8）电刺激迷走神经离中端，观察胃肠运动的变化。

（9）直接在胃和小肠表面滴加0.01%乙酰胆碱，观察其运动变化。

（10）直接在胃和小肠表面滴加0.01%肾上腺素，观察胃肠运动变化。

（11）先静脉注射0.1%阿托品0.5mL，再刺激迷走神经离中端，观察胃肠运动变化。

【注意事项】

（1）麻醉宜浅，且随时用温热生理盐水保持胃肠表面湿润。

（2）每进行一项实验后，应等待胃运动基本恢复稳定，再进行下一项实验。

【思考题】

使用阿托品前后，刺激迷走神经离中端和注射乙酰胆碱使胃所产生的运动变化有何不同？其机制为何？

实验34 胆汁分泌的调节

【实验目的】

学习记录胆汁分泌量的方法，观察迷走神经和体液因素对胆汁分泌的影响。

【实验原理】

胆汁是由肝细胞分泌的。在非消化期，肝胆汁流入胆囊储存。消化期，肝胆汁直接进入十二指肠，同时胆囊胆汁也由于胆囊平滑肌的收缩而进入十二指肠。如用塑料引流管直接插入胆总管，可将进入十二指肠的肝胆汁和胆囊胆汁进行计量，从而观察神经体液因素对胆汁分泌和排出的影响。

【实验动物】

家兔。

【器材和药品】

兔手术台、哺乳类动物手术器械（见实验8）、记滴器、刺激输出线、保护电极、注射器（20mL、5mL、1mL）、细塑料管、烧杯、生理盐水、25%氨基甲酸乙酯、促胰液素（自制）、胆盐、0.01%乙酰胆碱。

【操作步骤】

（1）称重、麻醉、固定：于家兔耳缘静脉注射25%氨基甲酸乙酯4mL/kg进行麻醉，后将其背位固定于兔手术台上。

（2）行颈部手术：沿颈正中线切开皮肤，分离皮下组织，插好气管插管，分离出左侧迷走神经，穿线备用。

（3）胆汁引流：沿剑突下腹正中线切开腹部皮肤，分离皮下组织，沿腹白线打开腹腔。沿胃幽门端找到十二指肠，在十二指肠背面可见一黄绿色较粗的胆总管。仔细分离，避免出血，在胆总管下穿线备用。在靠近十二指肠端的胆总管处剪一斜切口，插入塑料管，用丝线结扎固定。插入塑料管后，立即可见绿色胆汁顺管流出。如果没有胆汁流出，则可能插到夹层，需取出重插。注意插入塑料管时不要扭曲，应与胆总管平行。将胆汁引流管插入记滴器。

（4）仪器调试：具体如下。

1）打开 BL-420S 系统，将记滴器输入端插入记滴输入口，记滴器输出线与记滴装置连接并置于尿滴位置。

2）设置弹出活动窗口“记滴趋势图参数设置”。

3）刺激设置：连续单刺激、强度 3V、波宽 1ms 、频率 10Hz。

【观察项目】

（1）观察正常胆汁分泌数量（滴/分）。

（2）电刺激右侧迷走神经，观察胆汁分泌速度有何变化。

（3）静脉注射用生理盐水稀释一倍的胆汁 5mL，观察胆汁分泌速度的变化。

（4）静脉注射 0.01% 乙酰胆碱 0.5mL，观察胆汁分泌速度有何变化。

（5）静脉注射自制促胰液素 4～6mL，观察胆汁分泌速度有何变化。

【注意事项】

（1）手术操作宜轻柔，手术中注意止血。

（2）打开腹腔后用温热生理盐水纱布覆盖切口，并随时更换，以使切口保持适宜的温度和湿润度。

（3）自制促胰液素的方法：两端双结扎兔的十二指肠后取下十二指肠，将肠腔冲洗干净，重新扎好，注入 0.5% HCl 溶液 50mL。放置 2 小时，纵向剪开肠壁，平铺在桌面上，刮下黏膜，置于研钵中研磨。将研成的组织匀浆倒入烧杯中，加 10% NaOH 溶液中和至中性，并用滤纸过滤，滤液中即含有促胰液素，置冰箱中保存备用。

【思考题】

刺激迷走神经离中端影响胆汁分泌的机制有哪些？

第六节 泌 尿

实验 35 尿生成的影响因素

【实验目的】

学习记录尿量的方法，观察神经体液因素对尿生成的影响。

【实验原理】

尿的生成是持续不断的。尿的生成过程包括肾小球的滤过、肾小管和集合管的重吸收、分泌和排泄等过程。肾小球的滤过作用受滤过膜的通透性、肾小球有效滤过压和肾小球血浆流量等因素的影响。肾小管和集合管的重吸收受小管液中未被重吸收溶质浓度和血液中血管升压素及肾素-血管紧张素-醛固酮系统等因素的影响。

凡能影响上述因素者，均可影响尿的生成。

【实验对象】

家兔。

【器材和药品】

兔手术台、哺乳类动物手术器械（见实验8）、刺激输出线、动脉夹、动脉插管、酒精灯、试管夹、试管、输尿管插管、输液装置、记滴器、保护电极、注射器（2mL、20mL）、25%氨基甲酸乙酯、生理盐水、0.01%去甲肾上腺素、呋塞米、垂体后叶素、25%葡萄糖、班氏试剂。

【操作步骤】

（1）称重、麻醉与固定：家兔称重，于其耳缘静脉注射25%氨基甲酸乙酯4mL/kg进行麻醉，后背位固定于兔手术台上。

（2）分离血管、神经：沿颈正中线切开皮肤，分离皮下组织，插入气管插管。分离出双侧颈总动脉和迷走神经，穿线备用。

（3）行动脉插管术：将左颈总动脉接上压力换能器（方法参见实验26），输入2通道以记录血压。

（4）行输尿管插管术：在耻骨联合上方，沿腹部正中线做4cm的皮肤切口，沿腹白线剪开腹壁及腹膜（注意勿伤及腹腔脏器），找到膀胱翻出体外，在膀胱底部辨认出左、右侧输尿管，钝性剥离、穿丝线，在靠近膀胱处将输尿管结扎，此时，输尿管将由于尿液不能顺利流到膀胱而充盈，用眼科剪剪一斜切口，将塑料管插入输尿管，用丝线结扎固定。插管的另一端接记滴器，记滴器输入线插入记滴输入接口。

（5）仪器调试：具体如下。

1）打开BL-420S系统。

2）选择“输入信号”—“1通道”—“计数”，“2通道”—“压力”。

3）刺激设置：连续单刺激、强度3V、波宽1ms 、频率10Hz。

【观察项目】

（1）记录基础尿量和血压（表2-12）。

（2）静脉快速注入37℃生理盐水20mL，观察并记录血压、尿量的改变（表2-12）。

（3）电刺激右侧迷走神经离中端5~10秒，使动脉血压下降至50mmHg，观察血压和尿量的变化（表2-12）。

（4）静脉注射25%葡萄糖溶液5mL，观察并记录血压和尿量的变化，注射前和注射后分别做尿糖定性实验（表2-12）。

（5）静脉注射0.01%去甲肾上腺素0.5mL，观察并记录血压和尿量的变化（表2-12）。

（6）静脉注射呋塞米0.5mL（5mg/kg），观察并记录血压和尿量变化（表2-12）。

（7）将输液瓶内液体减至10mL，加入5U垂体后叶素，缓慢滴注（8滴/分），如血压升高则减慢滴速，在血压不升高的前提下，观察并记录尿量和血压的变化

（表 2-12）。

（8）分离一侧股动脉，插管放血，使动脉血压迅速下降，观察并记录此时尿量随血压的变化（表 2-12）。

（9）再次输入 37℃生理盐水以补充循环血量，观察并记录动脉血压与尿量的变化（表 2-12）。

表 2-12　影响尿生成因素的观察项目

观察项目	血压变化	尿量变化（滴/分）
基础尿量		尿糖定性（　）
静脉快速注入 37℃生理盐水 20mL		
刺激右侧迷走神经离中端		
静脉注射 25% 葡萄糖溶液 5mL		尿糖定性（　）
静脉注射 0.01% 去甲肾上腺素 0.3mL		
静脉注射呋塞米 0.5mL（5mg/kg）		
静脉注射垂体后叶素 5U		
股动脉放血 20mL		
静脉输液 20mL		

【注意事项】

（1）实验前给家兔多喂食青菜，或灌水 40～50mL，以增加家兔基础尿量。

（2）手术过程中动作轻柔，不要过度牵拉输尿管。

（3）插输尿管时，注意不要插入夹层，避免损伤组织造成出血。插管不要扭曲。

（4）每项实验观察都应有对照数据和记录，原则上应在前一项观察项目的尿量变化恢复正常后再观察后一项。

尿糖定性的方法：试管内加班氏试剂 1mL，再加尿液 2 滴，在酒精灯上加热煮沸，加热时应注意振荡试管，防止液体溢出，若溶液由蓝色透明转为混浊的绿色、黄色或红色，则表示尿糖实验阳性，分别用（+）（++）（+++）表示，若溶液为蓝色，则为阴性，用（-）表示（葡萄糖具有还原性，可将班氏试剂的 Cu^{2+} 还原成 Cu^{+}）。

【思考题】

试设计一种理想的利尿剂，它可在哪些环节发挥作用从而具有强大的利尿功能？

第七节　神　经

实验 36　反射弧的分析

【实验目的】

了解反射弧的组成，反射弧结构的完整与完成反射活动的关系。

【实验原理】

神经系统是机体最主要的调节系统，神经调节的基本方式是反射，反射的结构基础是反射弧。反射弧包括五个部分，即感受器、传入神经、反射中枢、传出神经、效应器。反射弧的任一部分发生障碍或受到破坏，反射活动便不能完成。

【实验对象】

牛蛙。

【器材及药品】

蛙类手术器械（见实验1）、铁支架、双凹夹、试管夹、烧杯、刺激电极、滤纸片、棉球、0.5% H_2SO_4。

【实验流程】

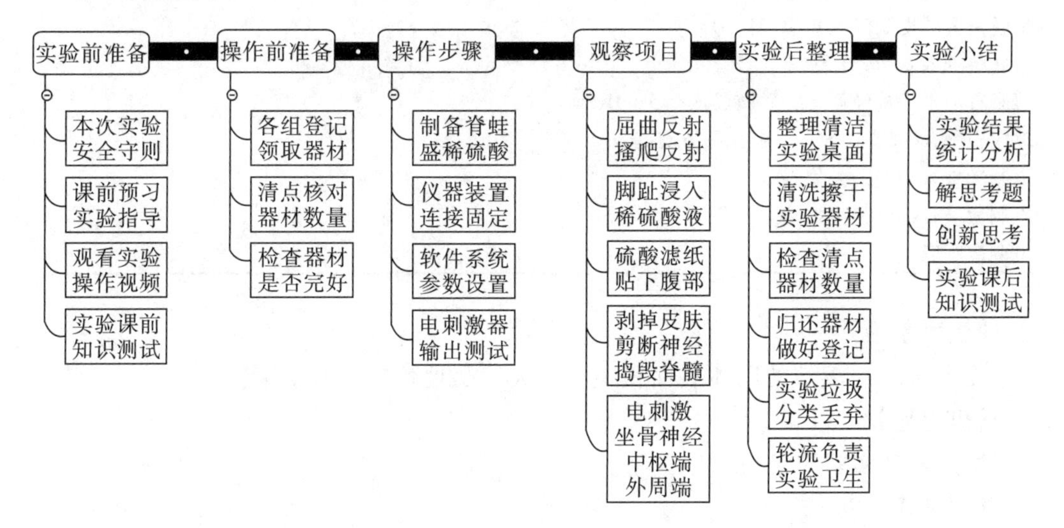

【操作步骤】

（1）破坏脑组织，制备脊蛙：可将金属探针刺入蛙枕骨大孔，向上转捣毁脑组织，也可用粗剪刀横向伸入蛙口腔，从鼓膜后缘处剪去蛙颅脑部，保留下颌部分，用干棉花压迫创口止血，然后用夹子夹住下颌，悬挂在铁支架上。

（2）打开BL－420S系统，刺激设置：连续单刺激、强度1V、波宽1ms、频率10Hz。

【观察项目】

（1）用培养皿盛浓度为0.5%的 H_2SO_4 溶液少许，将蛙左后肢脚趾尖浸入硫酸溶液中，观察并记录该后肢是否屈曲（表2-13），随后用烧杯盛清水清洗足部，洗去硫酸。

（2）在左后肢的踝关节上方做环状切口，将脚趾的皮肤剥掉，重复（1），观察并记录该后肢是否发生屈曲。

（3）在右后肢重复（1），观察并记录该后肢是否出现屈曲。

（4）在右侧大腿背面纵向剪开皮肤，用玻璃分针在股二头肌和半膜肌之间分离出坐骨神经干，在神经干上穿两根丝线，间隔约2cm分别打两个结，在两个结中间剪断神经。重复（1），观察右后肢屈曲是否出现。

（5）将浸有0.5% H_2SO_4 溶液的滤纸片贴在蛙的下腹部，观察并记录有否搔爬反射出现。

（6）用金属探针捣毁脊髓，重复（5），观察并记录有否搔爬反射出现。

（7）用电刺激右坐骨神经的外周端和中枢端，观察并记录下肢的屈曲是否出现。

（8）用电刺激腓肠肌，观察并记录肌肉是否收缩。

表 2-13　反射弧分析的观察项目

观察项目	屈曲反射	搔爬反射
左后肢浸入0.5% H_2SO_4		
0.5% H_2SO_4 滤纸片贴下腹		
剥脱左后肢皮肤浸入0.5% H_2SO_4		
右后肢浸入0.5% H_2SO_4		
剪断右侧坐骨神经后，右后肢浸入0.5% H_2SO_4		
捣毁脊髓，0.5% H_2SO_4 滤纸片贴下腹		
电刺激坐骨神经的外周端		
电刺激坐骨神经的中枢端		
电刺激腓肠肌		

【注意事项】

浸入 H_2SO_4 溶液的肢体表面积不要太大，出现效应及时洗去。

【思考题】

试述各项实验结果的发生机制。

【创新思考】

还可以设计哪些项目来观测反射弧结构和功能的完整与完成反射活动的关系？

实验37　脊髓反射

【实验目的】

了解脊髓反射的特征。

【实验原理】

脊髓是中枢神经系统的低级部位，以脊髓为反射中枢的反射称为脊髓反射。从刺激感受器开始，到反射出现所需的时间称为反射时。反射时的长短取决于反射中枢参与的突触数量的多少，参与反射的中枢神经元越多，反射时越长。脊髓反射还有总和、后发放、扩散和抑制等特征。

【实验对象】

牛蛙。

【器材和药品】

蛙类手术器械（见实验1）、止血钳1把、铁支架、双凹夹、试管夹、刺激电极 2 个、烧杯、滤纸、秒表、0.5% H_2SO_4 溶液。

【操作步骤】

参照实验 36 破坏蛙脑组织，保留脊髓，然后夹住蛙下颌悬挂于铁支架上。

【观察项目】

（1）测定反射时：用培养皿盛少量浓度为 0.5% 的 H_2SO_4 溶液，将蛙的任一后肢的脚趾尖浸入 H_2SO_4 溶液中，同时立即按下秒表，记录从脚趾浸入 H_2SO_4 溶液到下肢屈曲所需的时间，此即反射时。出现下肢屈曲后立即洗去 H_2SO_4。连续重复三次，三次的平均值为反射时的值。

（2）总和效应的观察：具体如下。

1）时间总和：打开 BL-420S 系统，调节刺激器，设置成单刺激，波宽 1ms，强度待调。将刺激强度逐渐增大，用刺激电极刺激后肢皮肤，使之出现肢体屈曲，即找到阈刺激。然后下调刺激强度，即用阈下刺激刺激蛙皮肤，下肢不再发生屈曲。若此时将刺激器设置成连续刺激，逐渐缩小波间隔，观察是否出现肢体屈曲。

2）空间总和：利用两台 BL-420S 系统的刺激输出，参数均参照“1）”设置为阈下刺激，当分别刺激同一后肢的皮肤时，肢体不出现屈曲，若两个刺激同时刺激相邻的皮肤，观察肢体有无屈曲。

（3）后发放效应的观察：用适当的连续刺激（阈上刺激）刺激后肢皮肤，使后肢出现屈曲，然后停止刺激，观察反射活动是否也立即停止。若不停止，用秒表记录刺激停止时到屈曲反射停止时的时间（后发放），若后发放效应不出现，加大刺激强度，直至出现后发放效应，继续加大刺激强度，比较不同的刺激强度对后发放效应的影响。

（4）扩散效应的观察：具体如下。

1）以弱的电刺激连续刺激前肢皮肤，观察出现运动的肢体范围。逐渐增大刺激强度，观察肢体参加运动的范围有否扩大。

2）将浸有 0.5% H_2SO_4 溶液的滤纸片贴于蛙腹部皮肤上，观察蛙肢向此处搔爬，直到除掉滤纸片为止。

（5）抑制效应的观察：测定一次反射时，然后用止血钳夹住一侧前肢，使动物安静后，重复测试反射时，比较夹住前肢后，反射时有无延长。

【注意事项】

测定反射时，每次浸入 H_2SO_4 的足趾范围应该相同，测定完应及时洗去 H_2SO_4，并用纱布擦干。

【思考题】

试分析以上因素影响脊髓反射的原理。

实验 38　大脑皮层运动区功能定位

【实验目的】

通过电刺激大脑皮层运动区的不同区域，观察所引起的不同肢体的运动，从而了解大脑皮层运动区的功能定位特点。

【实验原理】

大脑皮层是躯体运动的最高级中枢，大脑皮层运动区对躯体运动的调节有明确的功能定位。其对运动的控制有以下几个特点：①交叉性支配，即一侧运动区支配对侧躯体运动；②倒置支配，支配下肢的肌肉运动位于运动区的上部；③代表区的大小与肌肉运动的精细程度有关；④刺激皮层运动区而引起的肌肉运动为少数或个别肌肉的收缩，不产生肌群的协调运动。

【实验对象】

家兔。

【器材和药品】

哺乳类动物手术器械（见实验 8）、咬骨钳、颅骨钻、骨蜡或止血海绵、石蜡油、皮层刺激电极、纱布、20% 氨基甲酸乙酯、生理盐水。

【操作步骤】

（1）称重、麻醉与固定：该实验要求浅麻醉，家兔称重，于耳缘静脉注射 20% 氨基甲酸乙酯 3.3mL/kg 进行麻醉。

（2）开颅手术：具体如下。

1）行气管插管术：开颅手术前先进行气管插管（方法参见实验 26）。

2）暴露脑组织：动物俯卧固定，剪去头顶部毛，沿颅正中线切开皮肤并用刀柄剥离肌肉，推开骨膜，辨认矢状缝、冠状缝和人字缝。用骨钻在矢状缝外、冠状缝后的颅骨上钻孔（图 2-28），注意勿损伤硬脑膜，出血时可用骨蜡止血。用咬骨钳扩大开口，将手术刀柄伸入矢状缝下使矢状窦与骨板分离。继续向对侧扩大开口，使两个大脑半球大部分暴露（为防止矢状窦破裂出血，也可在矢状缝两侧分别暴露两侧大脑半球）。用眼科镊夹起硬脑膜，仔细剪去，暴露脑组织，在脑表面滴少许生理盐水，以防皮层干燥。手术结束后放开动物四肢，以便观察动物躯体运动反应。

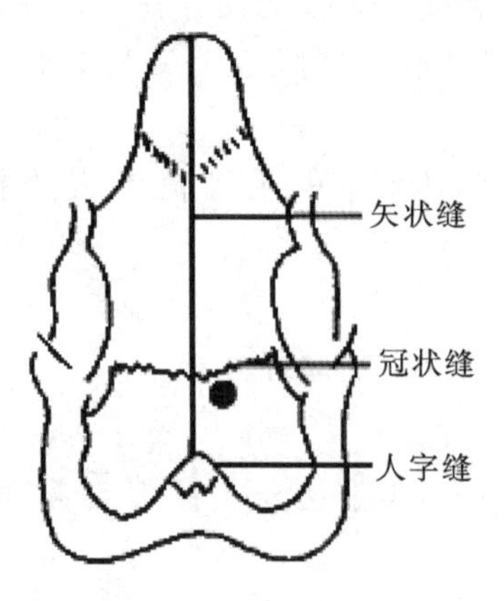

图 2-28　兔颅骨表面标志示意图

（3）仪器调试：具体如下。

1）打开 BL-420S 系统。

2）刺激设置：连续单刺激、强度 2V、波宽 0.5ms、频率 10Hz。

将皮层刺激电极的无关电极固定在头皮下，另一电极垂直放置于皮层表面，每次刺激持续 1～5 秒，刺激后应休息 1 分钟。

【观察项目】

（1）使刺激电极接触皮层表面，由内到外，由上到下，每隔 0.5mm 刺激一次，记录每次刺激时肌肉运动反应部位。

（2）将刺激引起的运动反应标记在事先画好的大脑半球示意图上。

【注意事项】

（1）动物麻醉不宜过深。

（2）术中注意止血，注意保持大脑皮层的湿润。

（3）刺激大脑皮层引起的肌肉收缩潜伏期较长，每次刺激后应稍等几秒钟，才能确定有无反应。

（4）若肌肉无反应，可适当调整刺激参数（增加强度、波宽、刺激时间）。

（5）可选用双极刺激直接刺激脑组织，刺激的间距要小，但不要短路。

【思考题】

根据实验结果，归纳大脑皮层运动区对躯体运动的支配有哪些特点？

实验 39　去大脑僵直

【实验目的】

通过在中脑上、下丘之间横切脑干，使动物出现去大脑僵直现象，了解中枢神经系统对肌紧张的调节作用。

【实验原理】

中枢神经系统的各级水平都对肌紧张有易化和抑制作用。通过对肌紧张的调节，保持骨骼肌一定的紧张度，维持机体的正常姿势。若在动物中脑上、下丘之间切断脑干，由于切断了上位中枢（大脑皮层运动区和纹状体等）与脑干网状结构的联系，造成脑干网状结构抑制区活动减弱而易化区的活动相对增强，动物表现为四肢伸直、头昂尾翘、脊柱挺直等伸肌紧张的去大脑僵直现象。

【实验对象】

家兔。

【器材和药品】

哺乳类动物手术器械（见实验 8）、咬骨钳、颅骨钻、竹刀、骨蜡或止血海绵、20% 氨基甲酸乙酯、生理盐水。

【操作步骤】

（1）称重、麻醉。家兔称重，于耳缘静脉缓慢注射20%氨基甲酸乙酯3.3mL/kg进行麻醉。

（2）家兔背位固定，插好气管插管。找出两侧颈总动脉，分别穿线结扎，以免脑部手术时出血过多。

（3）再将家兔改为俯卧位，剪去头顶部的毛，沿正中线将头皮纵行切开，用手术刀柄向两侧剥离肌肉和骨膜。用颅骨钻在顶骨两侧离正中线1cm处各钻一孔，用咬骨钳将孔扩大，直至两侧大脑半球后缘暴露，若有出血及时用骨蜡止血。

（4）一手将动物的头固定，一手用薄而钝的刀形竹片从大脑半球后缘轻轻翻开大脑半球枕叶，即可见到四叠体（上丘较粗大，下丘较小）。在上、下丘之间以竹刀略向前下倾斜向颅底横切，切时向两边拨动，将脑干完全切断（图2-29）。为避免切断时出血过多，可用拇指和示指在第一颈椎横突后缘压迫椎动脉数分钟。

【观察项目】

（1）使兔侧卧，几分钟后观察动物躯体、四肢、颈部肌肉的肌紧张增强现象（图2-30）。

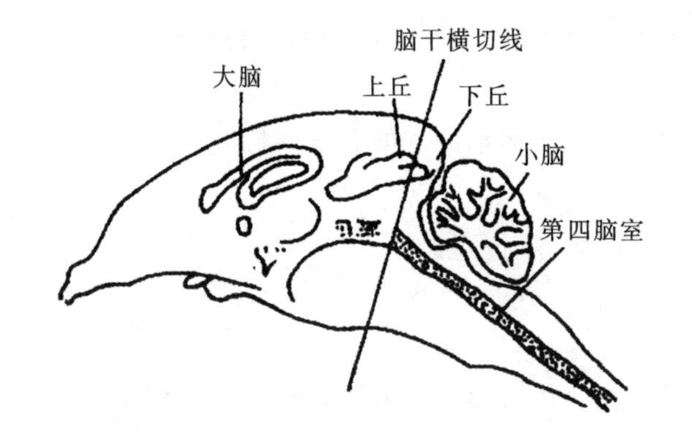

图2-29　兔脑干横切部位示意图

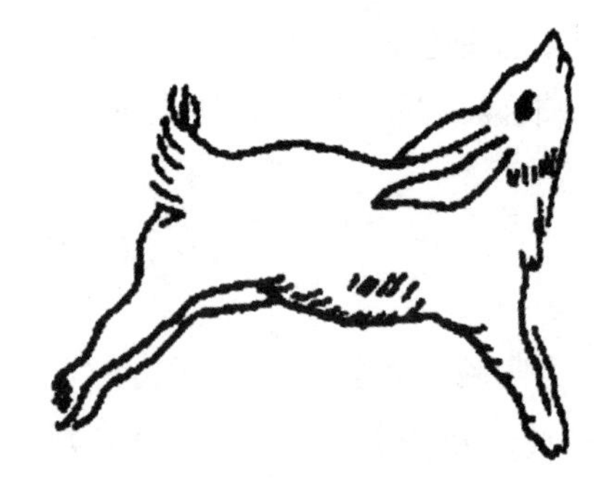

图2-30　兔的去大脑僵直

（2）动物出现僵直现象后，于中脑下丘后方再次切断脑干，观察肌紧张变化。

【注意事项】

（1）该实验可利用前一实验的动物。

（2）麻醉家兔时若采用乙醚麻醉，由于乙醚易使呼吸道分泌物增多，应及时插入气管插管，插好插管后再将气管插管和盛有乙醚的麻醉瓶相连，以维持一定的麻醉深度，找出两侧颈总动脉，穿丝线以备结扎。

（3）暴露大脑的过程中，在接近头骨中线和枕骨时，要特别注意防止伤及矢状窦和横窦，以免大量出血。

（4）切断脑干的定位要准确，若切断部位过高，不出现大脑僵直现象，可稍向尾侧再切一刀。若切割太低，可损伤延髓呼吸中枢，引起呼吸停止。

【思考题】

实验动物出现去大脑僵直后，再切断脊髓背根，其肌紧张有何变化？

实验40 大脑皮层诱发电位

【实验目的】

学习大脑皮层诱发电位的记录方法，熟悉其波形特征，了解其波形形成原理。

【实验原理】

当感觉传入系统受到刺激时，在皮层的某一区域可记录到电位变化，称皮层诱发电位。由于皮层不断活动产生自发脑电，因此，诱发电位是出现在自发脑电的基础上的。自发脑电越小，诱发脑电越清楚。我们可从两方面来突出诱发电位：一是使用深度麻醉的方法来压低自发脑电；二是根据皮层诱发电位的潜伏期和反应较恒定的特点，采用计算机对诱发脑电进行叠加平均，来清晰地显示诱发电位，称为平均诱发电位。在外周进行刺激，在皮层引导诱发电位，是寻找感觉在皮层投射部位的一个重要方法。

【实验对象】

家兔。

【器材和药品】

哺乳类动物手术器械（见实验8）、兔手术台、咬骨钳、颅骨钻、电极支架、皮层电位引导电极、刺激电极、10%氨基甲酸乙酯与1%氯醛糖混合麻醉剂、滴管、棉花、骨蜡、生理盐水。

【操作步骤】

（1）称重、麻醉与固定：家兔称重，于耳缘静脉注射10%氨基甲酸乙酯与1%氯醛糖混合麻醉剂（5mL/kg）进行麻醉，麻醉深度维持呼吸在20次/分左右，可酌情补充用量（也可用3%戊巴比妥钠1mL/kg静脉注射）。背位固定。

（2）常规做气管插管：略（方法参见实验26）。

（3）分离腓总神经：动物改俯卧位，在右后肢膝关节下方胫骨粗隆外侧下缘切开皮肤和肌腱，分离出腓总神经，套上保护电极，关闭皮肤切口。

（4）开颅暴露大脑皮层：剪去兔头顶部毛，沿正中线切开皮肤、暴露颅骨，分离骨膜，在矢状缝左侧2~10mm、人字缝前5~10mm钻颅，用咬骨钳扩开创口，孔径为7~10mm。勿损伤矢状窦和硬脑膜。骨缝若有出血用骨蜡封闭。

（5）安放电极：将皮层电位引导电极安放在电极支架上，使引导电极头端银球刚刚接触到兔大脑皮层后肢体感区，参考电极夹在动物头皮切口处，无关电极应远离引导电极，若刺激右后肢，可将左后肢接地。

（6）仪器调试：打开BL-420S系统。输入信号依次选择“实验项目”—“中枢神经实验”—“大脑皮层诱发电位”。

【观察项目】

（1）观察麻醉状态下兔大脑皮层自发脑电，如自发脑电电位较大，表示麻醉深度不够，可适当追加麻醉剂，但剂量不要超过总量的1/10。

（2）启动刺激器，观察刺激伪迹，逐渐增大刺激强度，可在刺激伪迹之后引出一稳定的诱发电位。仔细调整引导电极在皮层表面的位置，逐点探测，寻找诱发电位最大、最稳定的部位，注意观察诱发电位的潜伏期，主反应和后发放的时程、相位和幅度。

（3）如信噪比较小，可调整皮层诱发电位的叠加倍数。

【注意事项】

（1）麻醉宜深，使自发脑电受抑制，诱发电位才易显示。

（2）引导电极接触皮层时，应松紧适宜。压得太紧，会损伤皮层。

（3）神经和皮层应注意保湿，防止干燥。

实验41　破坏小脑的动物的观察

【实验目的】

通过观察毁损动物一侧小脑后的运动障碍，了解小脑对躯体运动的调节功能。

【实验原理】

小脑是重要的躯体运动皮层下调节中枢。前庭小脑的功能主要是调节身体的平衡；脊髓小脑的功能是参与调节肌紧张；皮层小脑参与调节随意运动。当一侧小脑损伤时，即出现相应的肌紧张变化，随着损伤程度的不同，动物出现向一侧伸直、旋转或翻滚的症状。

【实验对象】

小鼠。

【器材和药品】

哺乳类动物手术器械（见实验8）、金属探针（或9号针头）、乙醚、棉花、蛙板、200mL烧杯。

【操作步骤和观察项目】

（1）麻醉：麻醉前先观察小鼠的活动状态，然后将其放入盛有乙醚棉球的烧杯内，不要完全封闭烧杯口，以防小鼠窒息和麻醉过深。待小鼠不再有自发活动、呼吸变深变慢时，取出小鼠。

（2）破坏小脑：将小鼠俯卧固定于蛙板上，沿颅骨正中线切开皮肤至耳后缘水平，暴露颅骨，用手术刀剥离颈肌，透过透明的颅骨可看到下面的小脑。参照图2-31所示位置，用金属探针垂直穿透一侧小脑上的顶间骨，插入2~3mm，稍做搅动，然后拔出金属探针，用棉球压迫止血，之后放开小鼠。

（3）待小鼠醒后，观察其运动状态：①是否有一侧肢体伸直；②是否有向一侧旋转和翻滚的情况出现。

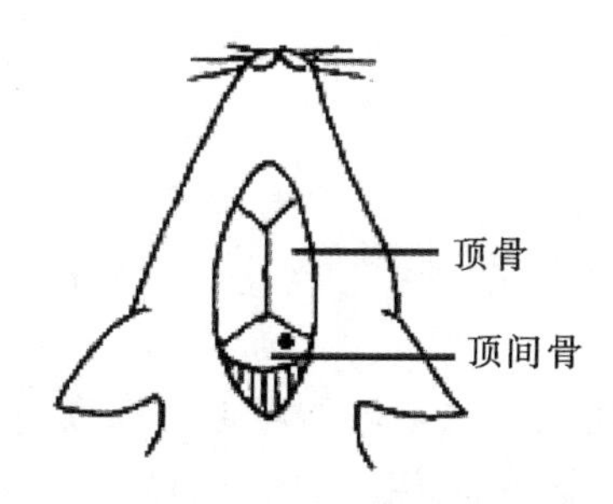

图 2-31 小鼠小脑损毁部位示意图

【注意事项】

(1) 穿刺头骨和小脑时，注意用力不要太大、深度不要过深，以免损伤下方的中枢和延髓，而致动物立即死亡。

(2) 实验完毕后应将小鼠处死，丢弃至指定地方。

第八节 感觉器官

实验 42 视敏度测定

【实验目的】

学习使用视力表测定视敏度（视力）。

【实验原理】

眼睛能分辨两点间最小距离的能力称为视敏度（视力），眼能分辨的两点最小距离取决于这两点在视网膜形成的像是否使两个感光细胞兴奋。因此，这个距离相当于视网膜中央凹处一个视锥细胞的平均直径。用眼能分辨的两点形成的最小视角的倒数表示视力。临床上使用视力表进行视力测定，受试者站在距表 5m 远处，能看清视力表第 10 行的“E”字缺口方向，缺口两缘所形成的视角为 1 分角（图 2-32），视力为 1.0，作为正常视力标准。即视力 = 1/1′ = 1.0，或用公式：

$$视力 = \frac{d\text{（受试者能看清某物体的最远距离）}}{D\text{（正常视力能看清该物体的最远距离）}}$$

目前我国规定测定视力用标准对数视力表。计算公式为：视力 = 5-lga，a 为 5m 远处能看清最小两点的视角。如上面的视力为 5-lg1 = 5.0。

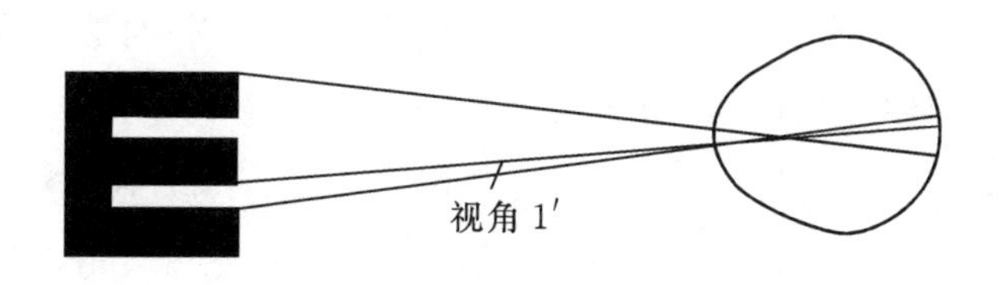

图 2-32 视力表原理

【实验对象】

人。

【器材】

标准视力表、指示棒、皮尺、遮眼罩。

【操作步骤和观察项目】

（1）将视力表挂在光线充足且均匀的墙上，高度与受试者头部相当。

（2）受试着站在离视力表5m远处，用遮眼罩罩住一只眼，测定另一只眼的视力。按实验者的指点说出图形缺口的方向，由大到小，直至完全不能辨别。受试者能看清楚的最小图形旁的数字即为受试者的视力。

（3）用同样的方法测试另一只眼。

【注意事项】

（1）受试者与视力表的距离要准确。

（2）检查时从上到下，遇到不易辨别时多重复指点几次，以确定受试者是否能看清。

实验43　色盲检查

【实验目的】

学习使用色盲图检查色觉异常的方法。

【实验原理】

视网膜的视锥细胞具有色觉，视锥细胞含不同的感光色素，因而分别对红、绿、蓝三种颜色的光波敏感。当三种细胞都兴奋时，得到的感光是白色，当受到各种不同波长的光线刺激时可发生不同程度的兴奋，从而可分辨至少150种不同的颜色，称为三原色学说。如果缺乏这三种感光细胞的任何一种，称为色盲。对红色缺乏辨别能力的，称为第一原色盲；对绿色缺乏辨别能力的，称为第二原色盲；对蓝色缺乏辨别能力的，称为第三原色盲。临床上以第一和第二原色盲为多见。如果对红、绿两种颜色都缺乏辨别能力称为单色盲，实际上就是全色盲（理论上的全色盲指全部靠视杆细胞视物）。色盲多是先天的，绝大多数是遗传性的，是一种X连锁隐性遗传，患者中以男性多见（男性患色盲的概率为8%、女性只有0.5%）。色弱是指对三种原色反应能力下降，色弱不是由于缺乏某种视锥细胞，而是由于某种视锥细胞的反应能力比正常人低而引起的，色弱多是后天引起的。用配色恰当、印刷严格的色盲图，可鉴别出各种色盲和色弱。

【实验对象】

人。

【器材】

色盲检查图。

【操作步骤和观察项目】

在明亮而均匀的自然光线下，检查者逐页翻开色盲检查图，被检者应尽可能快地回答图上的图形或数字，每次回答时间不能超过 30 秒。当出现回答错误时翻阅色盲图中的说明，查出被检者属于哪类色盲。

实验 44 视野测定

【实验目的】

学习检查视野的方法，了解正常视野的范围。

【实验原理】

单眼固定注视正前方一点时所能顾及（看到）到的空间范围，称为视野。视野受面部结构的影响，鼻侧和上侧视野较小，颞侧和下侧视野较大。视野还与颜色有关，白色视野最大，绿色视野最小。测定视野有助于了解受试者视网膜、视神经、视觉传导通路、视觉中枢的功能。

【实验对象】

人。

【器材】

视野计、各色视标、视野图表、各色铅笔、遮眼罩。

【操作步骤和观察项目】

（1）将视野计放在光线充足的桌上，受试者下颌放在托颌架上，受试侧眼眶下缘靠在眼眶托上，调整托颌架的高度，使眼与弧架的中心在同一水平上。

（2）将弧架摆在水平位置，遮住另一只眼，实验者将白色视标沿弧架外端慢慢向中心移动，让受试者告知何处看到了视标。当受试者回答看到了时，将视标退回一段距离，再向中央移动，重复检查一次，然后将结果及时记录在视野图上。用同样的方法从弧架另一端测得对侧的读数，并标记在视野图上。

（3）将弧架顺时针转动 45°，重复上述操作。每转动 45°得出两个点，当得到 8 个点后，连接起来，得到白色视野范围。

（4）按照同样的操作方法，测定红、蓝、绿色视野。用不同颜色的铅笔标出视野范围。

（5）按照同样的方法测定另一只眼的视野。

（6）比较不同颜色视野的大小。

【注意事项】

（1）测试中，被测眼始终注视弧架中心点。

（2）视标移动要慢。

（3）每测完一种颜色视标，可稍作休息，避免眼疲劳影响测试结果。

【思考题】

分析视网膜、视神经或视觉传导通路和视觉中枢功能发生障碍时对视野的影响。

实验45　盲点测定

【实验目的】

学习盲点的测定方法。

【实验原理】

视神经从视网膜穿出的部位形成视盘。视盘处没有感光细胞，外来光线投射于此不能引起视觉，称为盲点。视盘呈椭圆形，直径1.5mm，位于中央凹的鼻侧。我们可以根据此处无光感现象，找出盲点的位置和范围。

【实验对象】

人。

【器材】

白纸、铅笔、米尺、遮眼罩。

【操作步骤和观察项目】

(1) 取白纸一张，贴在墙上，中心与眼在同一水平。受试者位于纸前50cm处，用遮眼罩遮住一只眼，在白纸上与另一只眼正对的地方划一“十”字，令受试者目不转睛地注视“十”字。

(2) 实验者将铅笔尖从“十”开始由鼻侧向颞侧慢慢移动，当受试者刚刚看不见铅笔尖时，在白纸上记录下笔尖的位置，然后将铅笔尖继续向颞侧慢慢移动，当受试者又看见笔尖时，再做一记号。由两个记号连线的中心点起，沿各个方向移动笔尖，找出受试者又重新看见笔尖的点（一般取8个点），将所标各点依次连接起来，可形成一个大致呈圆形的圆，此圆即为盲点的投射区域。

(3) 用同法测出对侧眼的盲点投射区域。

(4) 根据相似三角形各对边成比例的定理，计算盲点与中央凹的距离和盲点的直径（图2-33）。

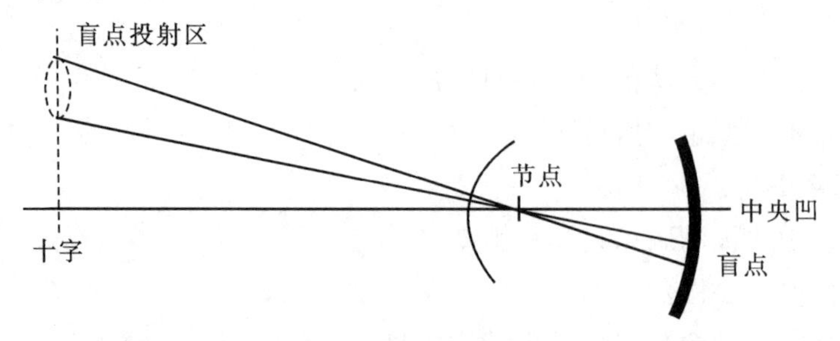

图2-33　盲点与盲点投射区的关系示意图

实验46 视网膜电图的描记

【实验目的】

学习动物视网膜电图的记录方法。

【实验原理】

视网膜的感光细胞在接受光刺激时，发生电位变化，若在角膜表面放置一引导电极，可引导出视网膜神经元对光刺激的综合电反应，称为视网膜电图。视网膜电图对分析视觉传导系统的功能有一定的参考价值。

【实验对象】

牛蛙。

【器材】

蛙类手术器械（见实验1）、闪光灯（或电筒）、角膜表面电极、遮光罩。

【操作步骤】

（1）破坏脑和脊髓：持金属探针破坏蛙的脑组织和脊髓（方法参见实验1）。

（2）安放电极：将角膜表面电极置于瞳孔上方，参考电极置于口腔，接地电极置于下肢。

（3）仪器调试：具体如下。

1）打开BL-420S系统。

2）依次选择“输入信号”—“1通道”—“慢速电信号”。

3）根据信号图形调整增益（放大倍数）、扫描速度。

【观察项目】

（1）遮住一只眼，用闪光灯（或电筒）照射角膜，观察诱发的视网膜电图。闪光刺激后，首先出现一个较小的正波a（a波由感光细胞产生），随后出现一个较高的负波b（b波由双极细胞产生）。

（2）测定a波和b波的潜伏期（ms）和幅度（μV）。

【注意事项】

（1）实验应在暗室内进行。

（2）应保持室内安静。

实验47 瞳孔调节反射和瞳孔对光反射

【实验目的】

直接观察人看近物时的瞳孔调节反射，以及光照时的瞳孔对光反射。

【实验原理】

人眼视近物时，发生视近调节反射。视近调节反射包括瞳孔缩小、视轴会聚和晶状体前凸。瞳孔缩小和视轴会聚都很容易观察。瞳孔对光反射指瞳孔可根据光线的强弱缩小或扩大，以调节进入眼内光线的数量。瞳孔对光反射的调节中枢在中脑。瞳孔对光反射的特点有三个：潜伏期长、双侧性和适应性。

【实验对象】

人。

【器材】

手电筒、指示棒、遮光板。

【操作步骤和观察项目】

(1) 让受试者看远物，观察受试者的双侧瞳孔是否等大，瞳孔边缘是否整齐，是否是正圆形。

(2) 让受试者注视指示棒，由远及近移动指示棒，观察瞳孔直径有无变化，双眼是否向鼻侧靠近。

(3) 在光线较暗处，将遮光板置于受试者鼻梁上，将两眼隔开，用手电照射另一侧眼，观察两侧瞳孔是否同时缩小。

(4) 多次照射瞳孔，观察瞳孔缩小的程度是否减小，瞳孔缩小的潜伏期是否变化。

【思考题】

如果瞳孔不等大或瞳孔对光反射不存在，说明什么?

实验48　声音的传导途径

【实验目的】

学习检查骨传导和气传导的方法。通过比较骨传导和气传导，了解临床上鉴别神经性耳聋（感音性耳聋）和传导性耳聋（传音性耳聋）的方法和原理。

【实验原理】

声波传导进入内耳有两个途径：一是气传导，即声波经外耳、鼓膜、听骨链、前庭窗进入内耳；二是骨传导，即声波直接作用于颅骨、耳蜗骨壁进入内耳。正常人的气传导远远大于骨传导。如果一个人的骨传导大于气传导，预示传音系统有障碍，多为传导性耳聋。如果一个人气传导和骨传导都明显下降，但仍然是气传导大于骨传导，可能为神经性耳聋。

【实验对象】

人。

【器材】

音叉（频率为256Hz或512Hz）、棉球、胶管。

【操作步骤和观察项目】

(1) 比较同侧耳的气传导和骨传导（Rinne试验）：如下所述。

1) 室内保持安静，受试者取坐位，实验者拨动音叉，将音叉置于受试者一侧颞骨乳突部。此时，受试者可听到音叉振动声。随后，声音逐渐减弱，当受试者听不到声音时，立即将音叉移至外耳道口，受试者又可重新听到声音。反之，如果将振动的音叉先置于外耳道口，待听不到声音后再将音叉柄立即移到颞骨乳突，受试者仍然听不到声音，说明耳的气传导时间比骨传导时间长，临床上称为任内试验阳性（+）。

2）用棉球塞住同侧外耳道（模拟气传导障碍），重复上述步骤，则气传导时间短于骨传导时间，临床上称为 Rinne 试验阴性（-）。

（2）比较两侧耳的骨传导（Weber 试验）：如下所述。

1）将拨响的音叉柄置于受试者前额正中发际处，比较双耳听到的声音强度是否相等。正常人两耳听到的声音强度相等。

2）用棉球塞住受试者一侧耳孔，重复上述操作，询问其何侧声音较强（正常应偏向塞棉球侧）。

【注意事项】

（1）振动音叉时可用手指拨响，或用手掌或橡皮锤敲击，切忌在坚硬物体上敲击，以免损坏音叉。

（2）只能用手指拨音叉柄。音叉两臂应避免与皮肤、毛发、衣服等物接触，以免影响振动幅度。

（3）音叉移至外耳道口时，应使音叉振动臂正对外耳道，一般相距 2cm 为宜。

【思考题】

如何利用 Rinne 试验和 Weber 试验鉴别神经性耳聋和传导性耳聋？

实验 49 耳蜗微音器电位

【实验目的】

学习微音器电位的记录方法，观察微音器电位和听神经动作电位与刺激声波之间的关系。

【实验原理】

耳蜗是接受声音刺激的感受器。耳蜗接受声音刺激后，首先产生的电位变化称耳蜗微音器电位。这是一种与刺激声波的波形、频率相一致的电位变化。微音器电位的潜伏期小于 0.1ms，无不应期，在温度下降、深度麻醉，甚至动物死亡后 30 分钟内，仍不消失。在微音器电位出现之后，出现听神经的复合动作电位，电位的大小能反映被兴奋的神经纤维的数量。

【实验对象】

豚鼠。

【器材和药品】

哺乳类动物手术器械（见实验 8）、小骨钻或钟表起子、银丝引导电极（记录端制成直径 0.5 ~ 0.6mm 的小球，裸露，其余部分应涂以绝缘漆或用细塑料管绝缘)、刺激输出线、耳塞机、20% 氨基甲酸乙酯。

【操作步骤】

（1）称重、麻醉与固定：选取对声音刺激耳郭反应灵敏的豚鼠，以体重约为 350g、年幼的为好，将 20% 氨基甲酸乙酯按 6mL/kg 标准腹腔注射豚鼠进行麻醉。取侧卧位固定。

（2）安放电极：沿豚鼠耳郭根部后缘切开皮肤，分离皮下组织和肌肉，暴露外耳道口后方的颞骨乳突部，用小骨钻在乳突上钻一小孔，再仔细扩大成直径 3 ~ 4mm 的骨孔，孔内即鼓室。借助放大镜经骨孔向前方深部观察，在相当于外耳道口内侧的深部，可见尖端向下的耳蜗，在耳蜗底上方有圆窗，圆窗口朝向外上方，前后径约为 0.8mm（图 2-34）。用左手握住豚鼠头部，将银球电极前端稍弯曲，用右手将电极通过骨孔插向深部，轻轻地安放在圆窗口，使银球与圆窗膜接触。参考电极接于切口处肌肉，接地电极连于前肢。注意引导电极不要将圆窗戳破，以免外淋巴液流出，影响电位记录。

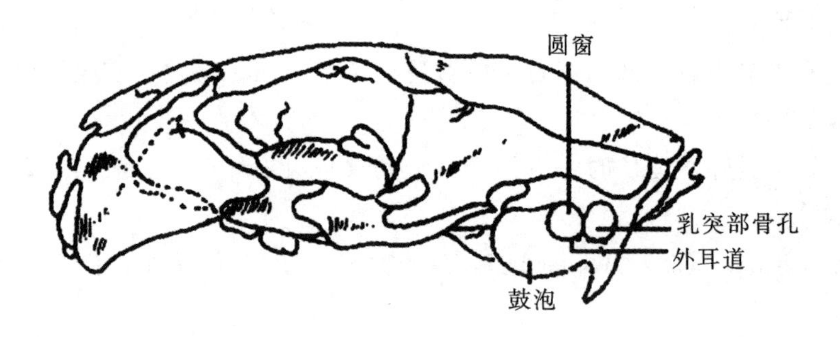

图 2-34　豚鼠头部手术部位示意图

（3）连接仪器：将耳塞机塞入外耳道，刺激器输出线连在耳塞机上。将引导电极输入端插到 BL-420S 系统 CH1 通道。

（4）仪器调试：具体如下。

1）打开 BL-420S 系统。

2）依次选择“输入信号”—“1 通道”—“神经放电”。音箱输入线插入监听输出口。

3）根据信号图形调整增益（放大倍数）、扫描速度。

4）刺激设置：连续单刺激、强度 5V、波宽 0.1ms、频率 10Hz。

【观察项目】

（1）启动刺激器，观察是否出现微音器电位和听神经动作电位，监听器是否有声音传出。

（2）改变刺激器输出的极性（即交换耳机两端接线位置）以改变声音相位，观察微音器电位和听神经动作电位位相有何变化。

（3）摘去耳塞机，直接对着豚鼠外耳道说话和唱歌，观察豚鼠耳蜗能否起到麦克风的作用（微音器效应）。

【注意事项】

（1）选择听觉反应灵敏的实验动物。

（2）刮除干净骨孔周围组织，避免渗液进入鼓室。

（3）安放电极时要准确。

（4）电极安放好后，用棉球盖住骨孔，以保持鼓室的温度和湿度。

实验50 破坏动物一侧耳迷路的效应

【实验目的】

观察内耳迷路在调节肌张力、维持机体姿势中的作用。

【实验原理】

内耳迷路的前庭器官是感受头部空间位置和运动时的感受装置。前庭器官的兴奋经前庭神经传入中枢，引起躯体和四肢肌紧张变化，刺激半规管还能引起眼震。当一侧耳迷路被破坏后，前庭器官协调肌紧张的能力发生障碍，在运动时将失去维持正常姿势和平衡的能力。

【实验对象】

豚鼠、牛蛙。

【器材和药品】

金属探针、手术刀、纱布、滴管、氯仿。

【操作步骤和观察项目】

（1）豚鼠：取一只豚鼠，使其侧卧，抓住其一侧耳郭，用滴管尽可能向外耳道深处滴氯仿2滴或3滴，维持这个姿势7～10分钟后，放开动物观察其头部、颈部、躯干、四肢的紧张性，以及是否有眼球震动（可见到动物头部偏向迷路功能消除的一侧，并出现眼球震颤）。任其自由活动时，可见动物向迷路功能消除一侧做旋转运动或滚动。

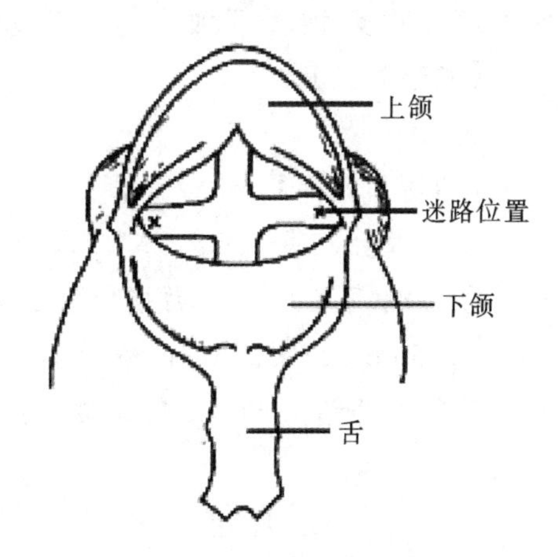

图2-35 蛙迷路的位置

（2）蛙：选用游泳姿势正常的蛙，用纱布包裹住蛙，使其腹部向上握在拳中，用镊子向下拉下颌，使蛙口张开，剪去口腔顶部的黏膜，可看到“十”字形的副蝶骨。副蝶骨左右两侧的横突部即迷路所在部位。将一侧横突的骨质用手术刀削去一部分，可看到粟粒大小的小白丘，即是迷路位置。用金属探针刺入小白丘，约深2mm，并深入已形成的小孔内转动，破坏迷路。数分钟后，观察蛙静止和爬行时的姿势和游泳的姿势（可见到蛙头部和躯干均歪向迷路被破坏的一侧，游泳姿势亦偏向迷路破坏的一侧）（图2-35）。

【注意事项】

（1）破坏迷路前观察动物的正常静止姿势和运动状况。

（2）氯仿是一种高脂溶性全身麻醉剂，滴入一侧外耳道可破坏该侧前庭器官功能，用量不可太多，以防动物死亡。

（3）蛙颅骨骨板薄，损伤迷路时部位要准确，用力应适度，以防伤及脑组织。

第九节　综合性实验

实验51　高钾血症及抢救

【实验目的】

复制高钾血症的动物模型，观察高血钾对心脏的毒性作用，理解设计高钾血症抢救方案的原理。

【实验原理】

钾离子是细胞外的主要阳离子，是维持细胞内外酸碱平衡、渗透压平衡及神经骨骼肌电生理特性的重要离子。血清钾离子浓度保持在3.5～5.5mmol/L的狭窄范围内。当血清钾离子浓度高于5.5mmol/L时称为高钾血症。高钾血症对机体的危害主要表现在心脏，可引起多种心律失常，特别是心室纤维颤动和心搏骤停。高钾血症影响心脏的基本病理生理机制是降低心肌的兴奋性、自律性、传导性和收缩性。

通常心电图随血钾上升有如下变化：①早期T波高尖；②血清钾达8mmol/L时，P波消失；③血清钾达10mmol/L时，QRS波增宽；④随血清钾的进一步增高，S-T段与T波融合，T波增宽；⑤最后出现心室纤颤。

【实验对象】

家兔。

【器材与药品】

兔手术台，哺乳类动物手术器械（见实验8），生物信号记录分析处理系统，全导联心电输入线，压力换能器，动脉夹，针形电极，输液装置（含三通管），1mL、2.5mL、5mL、20mL注射器，25%氨基甲酸乙酯，4% KCl，0.1U/mL胰岛素，20%葡萄糖，10%葡萄糖酸钙，生理盐水。

【实验流程】

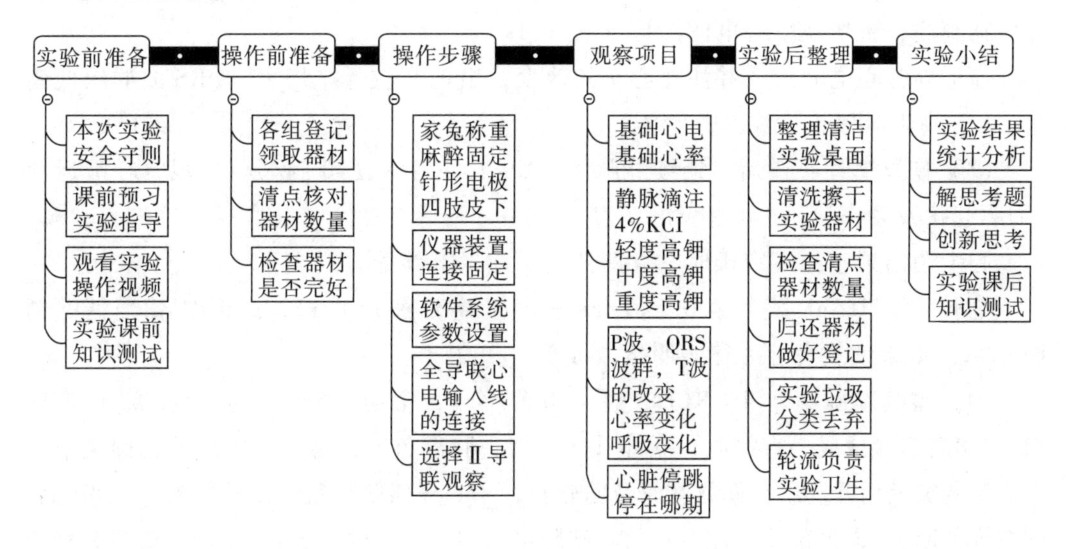

【操作步骤】

（1）称重、麻醉与固定：家兔称重后用25%氨基甲酸乙酯4mL/kg进行腹腔注射麻醉，后背位固定于兔手术台。

（2）连接静脉输液装置：用三通管连接装有生理盐水的输液器和输液针，以便于后续更换输液溶液和注射药物。打开生理盐水输液装置的开关，将输液管内空气排出，将输液针刺入家兔耳缘静脉，用动脉夹将输液针固定在耳郭上，以每分钟2滴或3滴的速度保持静脉通畅。

（3）心电图的记录：用注射针头作为针形电极，刺入家兔四肢肢端的皮下及胸前区心脏搏动明显的皮下，将全导联心电输入线的鳄鱼夹连接于针头尾部，顺序为：红—右上肢，黄—左上肢，黑—右下肢，绿—左下肢，白—胸前区。如果记录效果不理想，则将针形电极分别插入动物心尖部和心底部的皮下，以记录监护Ⅱ导联（或称模拟Ⅱ导联）心电图。

（4）仪器调试：具体如下。

1）打开BL-420S生物信号系统，点击菜单条“信号输入”—“通道1”—“心电”。

2）控制参数调节区，点击小三角，信号选择“心电”，“导联”选择“Ⅱ导联”。

3）扫描速度调至50ms/div。

4）点击菜单条“设置”—“显示方式”—“示波器方式”。

5）点击“通用信号显示区”图标，可以显示心率数值。

【观察项目】

（1）记录一段基础状态心电图，并记录心率（表2-14）。

（2）将装有4% KCl溶液的输液器滴数调为30滴/分，关闭生理盐水输液装置开关，从三通管接口处转接装有4% KCl溶液的输液器，打开KCl输液装置开关进行静脉滴注，密切观察心电图波形（表2-14）。

描记异常心电波形，并注意心率的改变，出现P波低平增宽、QRS波群压低变宽、T波高尖时停止输注KCl溶液。

（3）恢复窦性心律后，继续静脉滴注4% KCl溶液（40滴/分），观察呼吸运动（胸廓起伏及频率）、心电图变化（表2-14）。

心电图出现室扑或室颤时，立即停止滴注KCl溶液。

抢救：0.1U/mL胰岛素0.5mL/kg + 25%葡萄糖1mL/kg，或10%葡萄糖酸钙1mL/kg。如果恢复窦性心律表明抢救成功（表2-14）。

（4）继续静脉滴注4% KCl溶液（50滴/分），密切观察心电波形改变（表2-14）。出现室颤或成一直线时，立即开胸，剪去胸部兔毛，沿胸骨中线处胸锁关节水平线至剑突上切开皮肤，暴露胸骨及肋软骨，小心分离肋间肌，结扎并剪断，沿胸骨的左缘剪断1～3肋软骨（注意：勿触破胸壁内侧的胸廓内动脉），用弯止血钳轻轻撑开胸腔切口，即见心包及搏动的心脏。看到心脏搏动后，迅速静脉推注4% KCl溶液（2mL/kg），观察心脏停搏情况，判断心脏停止在收缩期还是舒张期。

表2-14　高钾血症及抢救的观察项目

观察项目		心电图			心率	呼吸		心脏停搏情况
		P波	QRS波群	T波		频率	幅度	
基础状态								
静脉滴注4% KCl	轻度高钾血症							
	中度高钾血症							
	重度高钾血症							
抢救	胰岛素+葡萄糖							
	葡萄糖酸钙							
致死作用观察								

【注意事项】

（1）注意针形电极要插在皮下，误插入肌肉可致肌电干扰；兔手术台要保持干燥。

（2）确认静脉通路是通畅的，用生理盐水调节好滴速后再更换KCl溶液。

（3）动物对注入KCl溶液的耐受性有个体差异，有的动物需注入较多量的KCl溶液才出现异常心电图改变，但也要注意静脉滴注KCl溶液的速度，防止滴注过快导致动物死亡。

（4）密切观察心电图变化，对每个阶段的心电图异常变化要进行标记。

（5）当出现严重心律失常时，要立即停止滴注KCl溶液。

（6）实验结束后，将家兔行空气栓塞处死并装入“黄色医疗废物袋”，沾染血液、试剂的纸巾、手套、口罩等放入另外的“黄色医疗废物袋”，按要求填写标签并粘贴于废物袋，放于指定区域。

【思考题】

（1）高钾血症引起的心电图变化及其发生机制。

（2）葡萄糖酸钙、胰岛素联合葡萄糖抢救高钾血症的理论依据。

【创新思考】

（1）观察到高钾血症的心电图改变后（特别是出现室颤时），还可以设计哪些抢救治疗方案？

（2）本实验操作及装置存在哪些问题？有哪些改进方法？

实验52 失血性休克及抢救

【实验目的】

复制失血性休克的动物模型，观察失血性休克对心血管、呼吸及微循环等的影响，并通过输血补液、使用血管活性药物等治疗措施，探寻失血性休克的有效抢救方法。

【实验原理】

休克是各种原因引起的有效循环血量减少，微循环灌流障碍，引起重要生命器官血流灌注不足，从而导致细胞功能紊乱的全身性病理过程。本实验用腹主动脉放血的方式，直接减少有效循环血量，复制失血性休克模型。对失血性休克的治疗首先强调的是止血、补充血容量，以提高有效循环血量、心排出量，改善组织灌流，其次是合理运用血管活性药物，改善血液循环状态。

【实验对象】

大鼠。

【器材与药品】

哺乳类动物手术器械（见实验8），生物信号记录分析处理系统，肠系膜微循环观测仪，全导联心电输入线，压力换能器，张力换能器，鼠板，动脉夹，静脉留置针（含三通管），针形电极，1mL、2.5mL、5mL注射器，25%氨基甲酸乙酯，枸橼酸钠抗凝管，8U/mL肝素，0.01%去甲肾上腺素，生理盐水。

【实验流程】

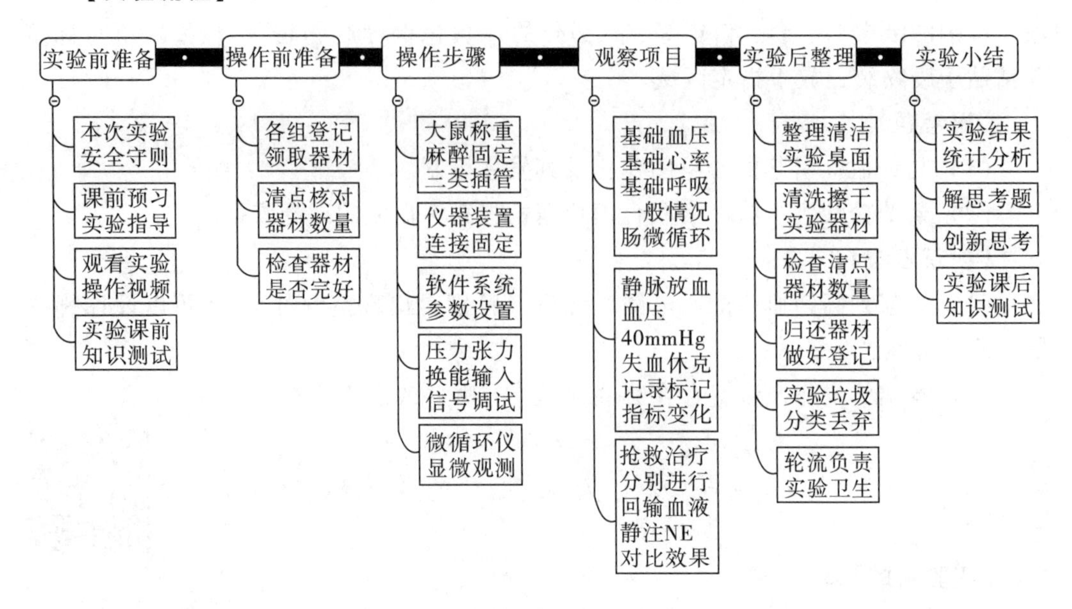

【操作步骤】

（1）称重、麻醉与固定：大鼠称重后用25%氨基甲酸乙酯（0.4mL/100g）进行腹腔注射麻醉，背位固定于鼠板。

（2）行颈部手术：具体如下。

1）剪去颈部被毛，从甲状软骨处向下做长2～3cm的纵向切口，逐层分离皮下组织，到达颈前部肌肉，钝性分离颈前部肌肉，在气管左侧找到颈动脉鞘，分离出左侧颈总动脉，穿两根丝线备用。

2）行颈总动脉插管术：首先用去掉针头的注射器从压力换能器侧管处三通管注入肝素溶液以排掉空气，关闭此三通管。然后再用抽满肝素溶液的注射器与静脉留置针尾部连接，排尽空气后备用。最后进行颈总动脉插管，用一根备用丝线靠着头部结扎颈总动脉的远心端，动脉夹夹闭其近心端；将镊子柄垫在颈总动脉的下方作为支撑，用充满肝素的静脉留置针刺入颈总动脉，慢慢将静脉留置针内的针芯退出导管，边退针，边将导管推至动脉夹处，同时继续向导管内推注肝素，使其充满导管，完全退出针芯，将静脉留置针尾部连接于压力换能器直管上的三通管，用另一根备用丝线结扎颈总动脉和导管，并将剩余丝线绕过三通管侧管处结扎固定，防止滑脱。连接好仪器后再慢慢放开动脉夹。

（3）行腹部手术：具体如下。

1）剪去腹部被毛，从剑突下1cm处，沿腹部正中做长5～6cm切口，沿腹白线剪开腹肌、腹膜，打开腹腔，用生理盐水纱布将内脏轻轻推至右侧腹腔，暴露脊柱及腹膜后组织，轻轻分离腹主动脉，穿线备用。

2）腹主动脉插管术：结扎腹主动脉的远心端，动脉夹夹闭近心端，下方用镊子柄作为支撑。将抽满肝素溶液的注射器连于动脉插管，排尽空气。用眼科剪在靠近结扎线处剪一“V”形切口，插入充满肝素的动脉插管，用丝线结扎动脉和插管，并绕过动脉插管上的胶布再结扎固定，以防止滑脱。该术在实验中可用于放血。

3）股静脉插管术：右侧腹股沟处触摸到股动脉搏动，在搏动明显处剪开皮肤3～4cm，分离皮下组织，找到股静脉，分离后穿两根丝线；先用动脉夹夹闭股静脉近心端让其充盈，再结扎远心端，股静脉下方用镊子柄作为支撑，将充满肝素溶液的静脉留置针在靠近结扎线处穿刺入静脉，使导管进入静脉，边退针边推肝素溶液，完全退出针芯后，用丝线结扎导管，并固定于静脉留置针侧管上，防止滑脱。该术在实验中可用于回输血液和输注生理盐水。

（4）呼吸运动的描记：在胸部剑突处剪开皮肤，打开腹腔，游离出剑突，用持针钳将连有丝线的缝合针穿过剑突，丝线缚着于张力换能器的受力片上，调整张力换能器的高度，使丝线绷直，不要过松或过紧，同步记录呼吸运动的变化。

（5）心电图的记录：将针形电极刺入大鼠四肢肢端皮下，将全导联心电输入线的鳄鱼夹连接于针头部，顺序为：红—右上肢，黄—左上肢，黑—右下肢，绿—左下肢，同步记录心电图。

（6）仪器参数设置：具体如下。

1）打开 BL-420S 生物信号系统，点击“信号输入”—“通道1”—“心电”，“通道2”—“压力”，“通道3”—“张力”。

2）控制参数调节区，点击小三角，信号选择“心电”，“导联”选择“Ⅱ导联”。

3）上述三个通道的扫描速度均调至250ms/div。

（7）观察肠系膜微循环：从右侧腹直肌旁做长4～5cm的纵向切口，钝性分离肌肉，打开腹腔，找出阑尾，移出与阑尾通过筋膜相连的一段回肠，将肠系膜平铺于灌流盒中的载物台上，打开光源，调节显微镜焦距和视野，找到同一视野中有微动脉、微静脉、动-静脉吻合支和毛细血管的微循环进行观察。

【观察项目】

（1）一般情况：观察并记录皮肤黏膜光泽、四肢温度等情况（表2-15）。

（2）血流动力学指标：动脉血压（收缩压、舒张压、平均动脉压、脉压）。

（3）心率和呼吸运动（幅度和频率）。

（4）肠系膜微循环：具体如下。

1）流态：按照微血管内血液流动的形态区分。

0级：线（带）状——能看到血液在流动，但看不清血细胞的形态。

1级：粒（絮）状——能清楚看到血细胞的形态。

2级：淤滞状——血细胞停止不动或来回摆动。

2）流速：根据系统测速功能进行测量。

3）管径：选择边缘清晰、管径大小合适的血管进行测量。

4）血管周围情况：血管边缘是否模糊，有无血细胞渗出。

（5）失血性休克模型的制作：打开腹主动脉插管的三通管，放血入枸橼酸钠抗凝管内，同时观察动脉血压下降，直至下降到40mmHg时，用动脉夹夹闭腹主动脉暂停放血。若血压逐渐回升，则打开动脉夹继续放血，使血压维持在40mmHg 5～15分钟，观察失血期间大鼠各项生理指标的变化，以及肠系膜微循环的改变。

（6）失血性休克的抢救治疗：具体如下。

1）用注射器抽取抗凝管内血液，由股静脉回输血液，观察血压变化，若血压回升不良，可输注生理盐水1～2mL。

2）再次腹主动脉放血复制失血性休克模型，股静脉注入0.01%去甲肾上腺素0.01mL/100g，观察血压变化。

表2-15　失血性休克及抢救的观察项目

<table>
<tr><th colspan="2" rowspan="2">观察项目</th><th colspan="4">动脉血压</th><th rowspan="2">心率</th><th colspan="2">呼吸</th><th colspan="2">一般情况</th><th colspan="3">肠系膜微循环</th></tr>
<tr><th>收缩压</th><th>舒张压</th><th>平均动脉压</th><th>脉压</th><th>幅度</th><th>频率</th><th>皮肤黏膜颜色</th><th>四肢温度</th><th>流态</th><th>流速</th><th>管径</th></tr>
<tr><td colspan="2">基础状态</td><td></td><td></td><td></td><td></td><td></td><td></td><td></td><td></td><td></td><td></td><td></td><td></td></tr>
<tr><td colspan="2">放血</td><td></td><td></td><td></td><td></td><td></td><td></td><td></td><td></td><td></td><td></td><td></td><td></td></tr>
<tr><td colspan="2">血压维持在40mmHg左右</td><td></td><td></td><td></td><td></td><td></td><td></td><td></td><td></td><td></td><td></td><td></td><td></td></tr>
<tr><td rowspan="2">治疗</td><td>方案1
回输血液</td><td></td><td></td><td></td><td></td><td></td><td></td><td></td><td></td><td></td><td></td><td></td><td></td></tr>
<tr><td>方案2
静脉
注射NE</td><td></td><td></td><td></td><td></td><td></td><td></td><td></td><td></td><td></td><td></td><td></td><td></td></tr>
</table>

【注意事项】

（1）推动肠管等内脏组织时动作要轻柔，避免引起血压降低。

（2）分离腹主动脉时要非常小心，避开血管分支和周边大血管，防止大血管损伤而造成大出血。

（3）放血时要密切观察动脉血压，以免血压突然过低引起动物死亡。

（4）取出小肠观察时应取肠系膜较长、脂肪较少的回盲部肠袢，同时避免过度牵拉系膜而影响血流。

（5）实验结束后将大鼠行颈椎脱位法处死，装入"黄色医疗废物袋"；沾染血液、试剂的纸巾、手套、口罩等放入另外的"黄色医疗废物袋"，按要求填写标签并粘贴于废物袋上，放于指定区域。

【思考题】

（1）第一次放血后动脉血压会不会回升？原因是什么？

（2）静脉注射NE治疗失血性休克的原理是什么？

【创新思考】

（1）急性失血性休克时，还可以设计哪些急救治疗方案？

（2）本实验操作及装置存在哪些问题？有哪些改进方法？

实验 53　急性右心衰竭的观察

【实验目的】

复制急性右心衰竭的动物模型，观察急性右心衰竭时动脉血压、中心静脉压等血流动力学的变化，加深对右心衰竭发病机制的理解。

【实验原理】

心力衰竭的主要病因为心肌收缩能力降低、心室负荷（包括前负荷和后负荷）过重和心室舒张及充盈受限。本实验通过静脉注射液体石蜡引起兔急性肺小血管栓塞，增加肺动脉压，引起右心室后负荷（阻力）增加；通过大量输液引起右心室前负荷（容量）增加。由于右心室前、后负荷的过度增加，造成右心室收缩和舒张功能降低，而导致急性右心衰竭。

【实验对象】

家兔。

【器材和药品】

哺乳类动物手术器械（见实验 8），生物信号记录分析处理系统，兔手术台，全导联心电输入线，压力换能器，张力换能器，动脉插管、动脉夹、针形电极，1mL、5mL、20mL 注射器，25% 氨基甲酸乙酯，8U/mL 肝素，液体石蜡，生理盐水。

【实验流程】

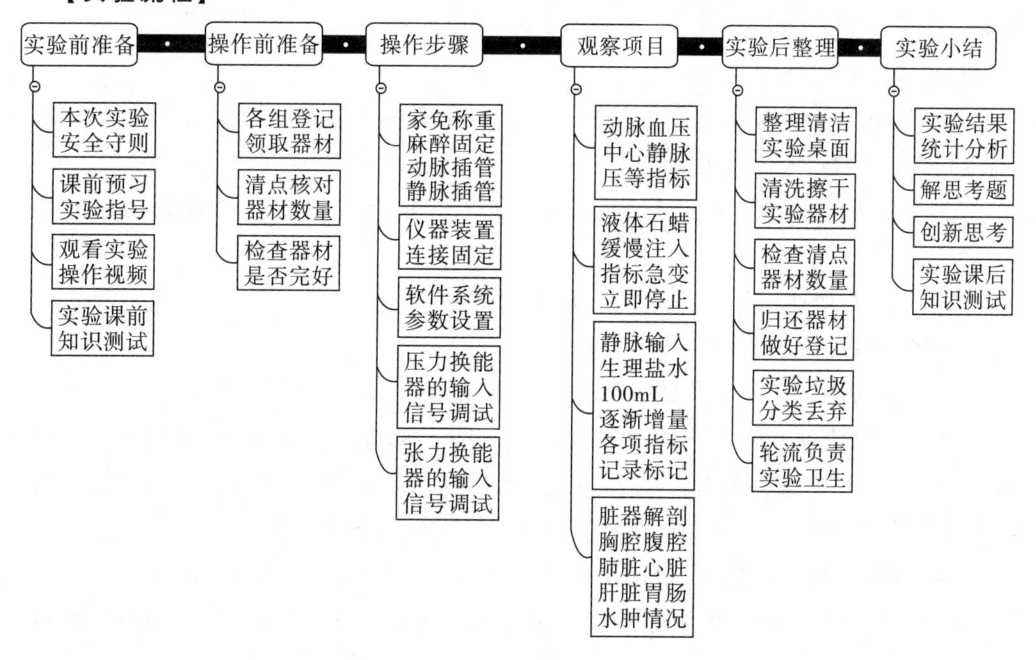

【操作步骤】

（1）称重、麻醉与固定：家兔称重后用25%氨基甲酸乙酯4mL/kg进行腹腔注射麻醉，后背位固定于兔手术台。

（2）颈部手术：具体如下。

1）分离颈总动脉和颈外动脉：剪去颈部被毛，从甲状软骨处向下做长5～6cm的纵向切口，逐层分离皮下组织，到达颈前部肌肉，钝性分离颈前部肌肉，在气管左侧寻找颈动脉鞘，分离出左侧颈总动脉，穿线备用。向外上提起颈部切口边缘的皮肤，在胸锁乳突肌的外侧可见颈外静脉，钝性分离两侧颈外静脉，穿线备用。

2）行颈总动脉插管术：从压力换能器侧管处的三通管注入肝素溶液排空气，使压力换能器腔、连接于其直管的动脉插管内充满肝素后，关闭此三通管。结扎颈总动脉的远心端，动脉夹夹闭近心端，在颈总动脉的下方以眼科镊柄部作为支撑，在靠近结扎线处用眼科剪剪一“V”形小切口，插入动脉插管，用丝线结扎动脉和插管后，将剩余丝线绕过动脉插管上的胶布再结扎，防止滑脱。连接好仪器后再慢慢放开动脉夹。

3）行颈外静脉插管术：类似颈总动脉插管的操作。右侧颈外静脉插管通过三通管与压力换能器直管相连，用于测量中心静脉压；左侧颈外静脉通过三通管与注射器相连，用于静脉给药和输液。

（3）呼吸运动的描记：在胸部剑突处剪掉一小块皮肤，用持针钳将连有丝线的缝合针穿过腹壁、腹腔、剑突，丝线缚着于张力换能器的受力片上，调整张力换能器的高度，使丝线绷直，不要过松或过紧，同步记录呼吸运动的变化。

（4）心电图的记录：将针形电极刺入家兔四肢肢端皮下，将全导联心电输入线的鳄鱼夹连接于针尾部，顺序为：红—右上肢，黄—左上肢，黑—右下肢，绿—左下肢，同步记录心电图。

（5）仪器参数设置：具体如下。

1）打开BL-420S生物信号系统，点击“信号输入”—“通道1”—“心电”，“通道2”—“压力”，“通道3”—“压力”，“通道4”—“张力”。

2）控制参数调节区，点击小三角，“信号”选择“心电”，“导联”选择“Ⅱ导联”。

3）上述四个通道的扫描速度均调至250ms/div。

【观察项目】

（1）待动物状态稳定几分钟后，记录各项指标一次（表2-16）。

（2）由左侧颈外静脉注入液状石蜡，按1mL/kg的剂量，在2～3分钟内匀速注射完毕。注射时注意观察血压、呼吸、中心静脉压的变化，当有一项指标出现较显著变化时终止注入。注入结束时记录各项指标一次（表2-16）。

（3）待各项指标稳定后再记录一次（表2-16）。

（4）以5mL/（kg·min）的速度，从左侧颈外静脉输入生理盐水，总量为100～

150mL/kg；输液量每增加 100mL 就测量各项指标一次，直至动物死亡（表 2-16）。

（5）动物死亡后，剖开其胸、腹腔（注意不要损伤动物脏器和大血管），观察动物胸、腹腔有无胸水、腹水及其量；观察肺脏外观及切面观；观察心脏各腔容积，特别是右心耳、右心室的容积；最后剪破腔静脉，让血液流出，注意此时肝脏和心腔容积的变化（表 2-17）。

表 2-16 急性右心衰竭的观察项目-1

观察项目		动脉血压			心率	中心静脉压	呼吸		肝-颈静脉反流征
		收缩压	舒张压	平均动脉压			幅度	频率	
基础状态									
注射液体石蜡后									
各指标稳定状态									
输注生理盐水	100mL								
	200mL								
	300mL								

表 2-17 急性右心衰竭的观察项目-2

观察项目	胸腔积液	腹腔积液	肺		心各腔体积			脏	肠壁	剪破腔静脉后	
			外观	切面观	右心耳	右心室	左心			肝脏体积	心腔体积
家兔死亡后											

【注意事项】

（1）压力换能器及动、静脉插管内要注满肝素、排尽空气，以保证装置不漏气。

（2）室温较低时，液体石蜡易黏稠，可用 36℃ 温水浴加热。

（3）注射液体石蜡时要缓慢、匀速，并密切观察动物血压、中心静脉压、心电图、呼吸的变化，若观察指标有急剧变化，则立即减慢注入速度或停止，防止输注过快、输注量过大造成动物死亡。

（4）静脉插管的近心端要结扎紧，避免中心静脉压升高时，引起血液从管壁缝隙溢出。

（5）实验结束后通过静脉注射空气处死家兔，并装入“黄色医疗废物袋”；沾染血液、试剂的纸巾、手套、口罩等放入另外的“黄色医疗废物袋”，按要求填写标签并粘贴于废物袋上，放于指定区域。

【思考题】

（1）发生急性右心衰竭时，家兔的心率会发生什么变化？原因是什么？

（2）本实验复制急性右心衰竭模型的机制是什么？

【创新思考】

(1) 急性右心衰竭模型的复制，还可以设计影响哪些环节?

(2) 急性右心衰竭时，可以设计哪些治疗方案?

(3) 本实验中的操作及装置等存在哪些问题?有哪些改进方法?

实验 54　预处理对大鼠心肌缺血-再灌注损伤的影响

【实验目的】

观察和比较缺血预处理及腺苷预处理两种不同的预处理方法对大鼠心肌缺血-再灌注损伤的保护作用。

【实验原理】

腺苷作为心肌细胞的能量代谢产物，可在缺血预处理时发挥心脏保护作用，这可能与腺苷可解除血管痉挛、减轻血小板聚集等作用有关。缺血预处理是指在心肌经受长时间缺血之前，给予反复多次的短时缺血-再灌注，从而提高心肌的缺血耐受性。氧自由基大量生成是心肌缺血-再灌注损伤的主要原因之一，大量的氧自由基可使生物膜结构受损、细胞内酶大量释放、心肌水肿、线粒体功能出现障碍。丙二醛（MDA）是氧自由基产生的脂质过氧化物的中间代谢产物，常作为反映氧自由基生成和造成膜损害的指标；超氧化物酶（SOD）是心肌清除氧自由基所必需的酶，其活性反映缺血-再灌注心肌抗氧化作用的程度。本实验采用缺血及静脉给予腺苷两种方法对心肌进行预处理，以比较两种方法对心肌缺血-再灌注损伤的保护效应。

【实验对象】

体重 200～250g 的雄性 SD 大鼠。

【器材和药品】

大鼠手术台、哺乳类动物手术器械（见实验 8）、生物信号记录分析系统、小动物呼吸机、分光光度计、注射器（1mL、5mL）、20% 氨基甲酸乙酯、生理盐水、MDA、SOD 检测试剂盒。

【操作步骤】

(1) 取 200～250g 雄性 SD 大鼠 8 只随机分为 4 组，每组 2 只；称重，腹腔注射 20% 氨基甲酸乙酯 5mL/kg 进行麻醉，背位固定大鼠。

(2) 将针型电极插入大鼠肢体皮下，连接多媒体生物信号记录分析系统。

(3) 用标准Ⅱ导联描记一段正常心电图。

(4) 分离气管，并行气管插管，连接微型动物呼吸机支持呼吸，行正压通气（HX-300S 动物呼吸机：潮气量 15mL，呼-吸比 1:1，呼吸频率 90 次/分）。根据动物实际呼吸情况，可以适当调整呼吸机参数值。

(5) 直接缺血-再灌注组：经胸骨左缘 2～4 肋开胸，剪开心包，暴露心脏及左室表面血管，在距左心耳下缘2～3mm处进针，无损伤丝线穿过心肌表层，在肺动脉圆锥旁出针，在结扎线两端分别套入丝线环作为再灌注拉线，收紧结扎线（结扎时只打一个单结，以便再灌注时松开此结），造成心肌缺血（线下衬以直径约3mm的聚乙烯管，以保证阻断血流，同时也保护心肌组织），牵拉再灌注拉线使结扎线放松，即再灌注。缺血30分钟，再灌注120分钟。

（6）腺苷预处理组：在行缺血-再灌注前30分钟，经股静脉注入腺苷溶液40μg/（kg·min）。

（7）缺血预处理组：缺血5分钟，再灌注5分钟，如此重复4次。间隔5分钟后，处理同缺血-再灌注组。

（8）对照组：仅做相应假手术，即只穿线不结扎。

【观察及检测项目】

（1）记录大鼠标准Ⅱ导联心电图，观察心律失常出现的情况。

（2）股动脉取血5mL，离心取上清液，测定血清中MDA、SOD含量。

【预期结果】

（1）心律失常的发生情况：缺血预处理组及腺苷预处理组心律失常发生率均低于直接缺血-再灌注组。

（2）血清中MDA、SOD含量变化：缺血预处理组及腺苷预处理组的MDA含量均低于直接缺血-再灌注组，而SOD含量均高于直接缺血-再灌注组。

（3）缺血预处理组及腺苷预处理组的心律失常发生的频率，MDA、SOD含量的差异有多种可能。

第十节　实验设计

前面介绍的实验项目，多数是验证性的。在近几年实验教学改革的过程中，更多的要求学生自行设计实验，包括验证性实验和创新性（探索性）实验。实践证明，在老师的指导下，大多数学生都能较好地完成实验的设计，这对于培养学生的创新能力、探索发现新知识的能力，以及对相关课程的浓厚兴趣，都是很有帮助的。自行设计实验有利于学生通过阅读资料、互相讨论，综合应用所学理论知识，自行提出问题和解决问题的办法，再通过具体的实验操作，观察、记录、统计、分析实验数据，得出实验结果和结论，撰写实验报告，这为学生尽早接触和进入科研实践打下一定的基础。

以下拟介绍一些生理学实验设计的简要知识。

一、选　题

选题是科研的第一步，选题是否恰当直接影响科学研究的成败。设计选题的原则主要有三点：一是要有创新性或先进性，所谓创新性可以是理论的创新或方法的创新，不是低水平重复、抄袭、模仿，所谓先进性是相对比较而言，也包括理论和实践两个方面。二是要有科学性，所谓科学性指选题要具有客观真理性或真实性，立题要有科学依据，不能违背已知的、公认的自然定律（规律）。三是要有可行性，即选题必须充分考虑主客观条件，自身的理论水平、驾驭能力，以及相关研究是否切实可行，切不可好高骛远、贪大求全。

对于生理学的实验选题而言，其来源主要是学生所学习的理论知识的验证，同一种理论知识可以用不同的方法、从不同的角度加以验证，从而设计出不同的实验。

以下是12个可供学生参考的选题：

（1）迷走神经对心脏活动的紧张性调节的作用分析。

（2）夹闭颈总动脉引起血压升高的机制分析。

（3）颈交感神经对血管的紧张性调节的作用分析。

（4）细胞外K^+增加对心肌静息电位的影响。

（5）细胞外K^+增加对神经干动作电位传导的影响。

（6）影响神经干传导速度的因素分析。

（7）CO_2对呼吸的刺激原理的研究。

（8）影响骨骼肌兴奋-收缩耦联的因素分析。

（9）胸膜腔内压和肺内压关系的研究。

（10）胃容受性舒张的神经控制及递质研究。

（11）盐酸刺激胰液分泌的机制研究。

（12）肾上腺素受体激动药与阻滞药对心血管活动的影响。

二、实验设计的主要内容

选题确定以后，就要找寻完成的方法和步骤，应撰写《实验设计书》，作为进行实验的依据。《实验设计书》一般应包括以下内容。

1. 课题名称

课题名称即选题。

2. 目的

目的即要解决的问题或要达到的目的，应力求明确。一个实验项目所包含的内容不宜过多，观察的指标也不宜过多，最好集中解决1～3个问题。

3. 选题依据

选题依据包括理论依据和实验依据。

4. 实验对象

实验对象又称受试对象。功能实验的受试对象可以是人，也可以是动物或动物的某个器官。人体作为实验对象的优点是不存在种属差异，实验所获得的结果及结论可直接应用于人体；其缺点是实验方法有严格限制，根据医德规范和有关法律的要求，人是不能随便作为医学实验对象的，无论是基础研究还是临床研究，都有严格的规定，实验本身不能对人体造成任何伤害，如果有可能造成某种伤害而又必须进行，必须让实验对象知情且同意。因此，医学基础学科的实验对象绝大多数是动物。至于应选择何种动物，主要是根据实验内容来决定的。一般来说应选择与人亲缘关系相近的动物，但因为实验项目不同，目的不一样，选择其他的动物也有可能达到预期的实验目的和效果。选择实验动物时可参考第一章中“实验动物的选择”相关内容。

5. 施加因素

施加因素也称处理因素，是人为设置给实验对象的，相当于生理学概念中的刺激（如电刺激、针刺、灸、温度刺激、外科手术等）。施加因素可以是单因素，也可以是多因素，应根据需要确定，不可过多也不宜过少。如施加因素为药物时，第一次实验应用的药物不宜过多，否则易发生分组增多、实验对象样本数增多、实验时间不易控制等情况，但施加因素过少又会影响实验的水平或质量，即实验的深度和广度。还应注意确定施加因素的强度，同一施加因素可以设置不同的强度，如药物可给不同剂量，电刺激可有不同的电压、电流强度、刺激频率、持续时间，应视实际需要而确定。施加因素还应注意标准化，如药物应为同一生产单位、同一批号，针刺、灸治、手术应尽量同一人操作，电刺激的电压、电流强度、刺激频率、持续时间均应保持一致等。

此外，还应注意尽量减少非施加因素（如实验动物的年龄、性别、体重等）对实验结果的干扰（影响），如有也应当尽量标准化。

6. 实验器材

实验器材包括主要仪器设备、器械及施加因素的药品等，应全部列出清单，便于预先准备妥当。

7. 实验方法和步骤

实验方法和步骤应包括动物麻醉及固定的方式方法、手术操作程序、实验仪器的有关参数设置等内容。方法必须科学可行，操作步骤应力求规范、精确、方便，功能实验的方法种类很多，具体方法应视实验目的、技术条件而定。

8. 实验效应

实验效应主要是选择好的观察指标，好的观察指标也是实验成败的关键因素之一。一个好的观察指标应有特异性，能反映所研究对象的本质，客观而灵敏，易于观测，记录方便，量化、重复性好，能较真实地反映实验对象的真实情况。应列出所选定的拟观察的各项指标及需处理的项目，还应根据已知理论提出符合逻辑的预先推测的实验结果。

9. 注意事项

列出在实验过程中可能出现的影响实验成败的问题及其解决办法。

10. 主要参考文献

主要参考文献应列出书目（或论文题目）、作者、出处（刊物、图书的页码）、出版时间、地点、单位等。

以上内容应根据实际情况列出，不一定每一项目都必备。

三、实验设计的注意事项

学生在学习实验设计时，应严格遵循科学研究所要求的随机、双盲、对照、多中心、大样本、前瞻性等原则。

1. 确定样本量要适当

样本量太少，结论的可靠性必然较差，样本量太大，不仅难以完成，也不必要。理论上讲，样本量越大则结论越可靠，但实践中应是在保证结论可靠的前提下确定最少的样本量。具体方法可参考统计学中的相关理论。

2. 设立对照组或对照实验

设立对照组或对照实验是任何一项科研实验的基本要求。生理学实验是严格的受控实验，对照的原则为除了待检测的因素不同之外，各对照组与实验组之间的其他条件应完全一致。常用对照形式有空白对照（即在不加任何处理的“自然”条件下进行的观察对照）、标准对照（即以国家或有关行业组织确定的标准值或正常值进行对照）、实验对照（指与某种有关实验条件下出现的结果进行对照）、自身对照（指同一实验对象实验前与实验后有关观察指标数据资料的对比）等。

3. 实验前后实验条件应一致

如实验动物的种类、年龄、性别应相同，体重应接近，分组时应随机；应用的试剂、药物剂型、批号、剂量应相同；刺激强度或手术操作应尽可能一致；其他环境条件（如温度、湿度等）都应尽可能一致。

4. 观察项目应标准化

观察项目应标准化即应尽量有可量化的、明确的、判定效果的标准，避免仅有活跃、迟钝、不迟钝等定性的描述，标准必须是客观的，实验应当是可重复的。

5. 同一实验课题应使用多种方法设计实验

同一实验课题应使用多种方法设计实验，如观察某一神经因素对某一生理指标变化的影响，除了刺激神经本身外，还可使用切断该神经或阻断受体、模拟药物等方法。

四、实验中应注意的问题

（1）实验中应按设计要求全程认真观察，并及时准确全面地进行记录。

（2）如发现预料之外的情况，可在原设计基础上进行必要的调整，但不能大规模调整。

（3）对实验结果必须进行全面的整理分析，对实验数据必须按统计学要求进行处理。

五、撰写实验报告时应注意的问题

实验报告的撰写可参考第一章中“实验报告撰写要求”的相关内容，应特别注意：

（1）对照“实验设计书”，检查是否均按设计要求完成，如有未完成的项目应客观地、实事求是地找出原因。

（2）实验结论应符合逻辑，由结果推导而来，若不能得出结论，也可不下结论，不可牵强附会地下结论。

（3）实验结果无论是阳性，或是阴性，是如预期，还是与预期不符甚至相反，都必须实事求是地分析，决不允许任意取舍或修改、增加实验数据以使结论符合自己的主观预期。

第三章　生理学习题

第一节　生理学实验基本内容

一、生理学实验要求及常规实验操作

（一）单项选择题

1. 以下关于实验课的描述，错误的是（　　）
   A. 开设实验课可加深学生对基础理论知识的理解和掌握
   B. 实验前学生必须预习
   C. 实验结果可主观想象记录
   D. 实验中要爱护动物
   E. 实验结束后应做好实验室卫生
2. 学生实验报告的撰写中最重要的内容是（　　）
   A. 实验目的　　B. 实验原理
   C. 操作步骤　　D. 观察项目和实验结果的讨论
   E. 实验方法
3. 生理学实验中玻璃分针的用途是（　　）
   A. 划开皮肤　　B. 分离神经、血管
   C. 牵拉组织　　D. 分离肌肉
   E. 分离皮下组织
4. 可用于记录心肌细胞内的生物电活动的电极是（　　）
   A. 普通电极
   B. 神经放电引导电极
   C. 充有水的玻璃微电极
   D. 充有 3mol/L KCl 溶液的玻璃微电极
   E. 充有 3mol/L HCl 溶液的玻璃微电极
5. 关于检压计，下列描述正确的是（　　）
   A. 水检压计主要用于测量较高的压力变化
   B. 水银检压计主要用于测量较低的压力变化
   C. 水检压计和水银检压计的工作原理相同
   D. 由 U 形玻璃管固定在空白的木板上构成
   E. U 形管两端均与需测压力的器官相连

6. 用于哺乳类动物实验中的生理盐水指的是（　　）

A. 2% NaCl 溶液　　B. 1% NaCl 溶液

C. 0.9% NaCl 溶液　　D. 0.7% NaCl 溶液

E. 0.5% NaCl 溶液

7. 枸橼酸钠抗凝血的机制是（　　）

A. 促进肝素释放　　B. 防止血小板破裂

C. 加强抗凝血酶作用　　D. 去除血浆中 Ca^{2+}

E. 抑制凝血酶活性

8. 手术操作中若操作者皮肤被划伤，可用的消毒药品为（　　）

A. 乳酸　　B. 福尔马林　　C. 碘伏　　D. 漂白粉　　E. 石炭酸

9. 做“降压神经放电”记录时，最方便于手术操作的实验动物是（　　）

A. 犬　　B. 兔　　C. 猫　　D. 小鼠　　E. 大鼠

10. 下列实验中，属于急性离体实验的是（　　）

A. 刺激迷走神经离中端观察血压变化

B. 静脉注射生理盐水观察尿量变化

C. 观察吸入气中 CO_2 增加时呼吸运动的变化

D. 记录降压神经放电

E. 利用坐骨神经腓肠肌标本观察刺激频率与收缩形式的关系

11. 小鼠腹腔注射部位为（　　）

A. 上腹部　　B. 腹白线上

C. 下腹部　　D. 下腹部腹白线旁

E. 腹股沟处

12. 小鼠静脉注射最常选用（　　）

A. 耳缘静脉　　B. 小隐静脉

C. 头静脉　　D. 尾静脉

E. 颈外静脉

13. 小鼠最常用的处死方法是（　　）

A. 空气栓塞　　B. 颈椎脱臼

C. 断头法　　D. 开放性气胸

E. 急性放血

14. 动物的气管插管术中，在甲状软骨上的切口呈（　　）

A. 竖的“I”字形　　B. 横的“一”字形

C. 正“T”字形　　D. 倒“T”字形

E. “十”字形

15. 记录动脉血压和呼吸运动都可选择（　　）

A. 压力换能器　　B. 张力换能器

C. 呼吸流量换能器
D. 心音换能器
E. 脉搏换能器

16. 测量血压时，压力换能器应放置在（　　）
A. 与心脏同水平的位置
B. 高于心脏水平的位置
C. 低于心脏水平的位置
D. 无所谓
E. 与生物信号记录系统同水平的位置

（二）多项选择题

1. 学生撰写实验报告的目的有（　　）
A. 通过实验资料的整理、分析、讨论，对实验结果进行正确的分析和解释
B. 联系实际，巩固理论知识
C. 增强应用理论知识解决实际问题的能力
D. 增强独立思考的能力和进行创造性的理论思维训练
E. 初步了解学术论文的基本结构和撰写方法，为以后撰写学术论文打基础

2. 下列观察指标属于非电量的是（　　）
A. 肌肉收缩
B. 肌电
C. 尿量的多少
D. 神经干的动作电位
E. 血压的变化

3. 换能器包括（　　）
A. 压力换能器
B. 张力换能器
C. 呼吸流量换能器
D. 心音换能器
E. 脉搏换能器

4. 张力换能器主要用于记录（　　）
A. 骨骼肌的收缩
B. 心肌的收缩
C. 小肠平滑肌的收缩
D. 呼吸运动
E. 心肌电变化

5. 水检压计常用作记录（　　）
A. 静脉压
B. 胸膜腔内压
C. 胃内压
D. 肠内压
E. 动脉压

6. 常用生理盐溶液有（　　）
A. 生理盐水
B. 任氏溶液
C. 乐氏溶液
D. 台氏溶液
E. 蒸馏水

7. 常用麻醉剂有（　　）

A. 氨基甲酸乙酯　　B. 戊巴比妥钠

C. 乙醚　　D. 碘酒

E. 福尔马林

8. 常用注射给药方法有（　　）

A. 肌内注射　　B. 皮下注射

C. 皮内注射　　D. 静脉注射

E. 腹腔注射

9. 常用采血方法有（　　）

A. 耳中央动脉采血　　B. 耳缘静脉采血

C. 股动脉采血　　D. 股静脉采血

E. 心脏采血

10. 急性动物实验一般要求做气管插管术，操作要领有（　　）

A. 从甲状软骨下沿颈正中线切开皮肤和皮下组织，并在气管两侧钝性分离肌肉，暴露气管

B. 分离气管周围的结缔组织，游离气管，在气管下方穿一条较粗的丝线

C. 在甲状软骨下方3～4气管软骨环上做一横切口，切口长度约为气管直径的1/3，再向头端剪断1个或2个软骨环，使成一个“⊥”形切口

D. 将气管插管沿支气管方向插入，用丝线结扎，然后将结扎线固定于气管插管的分叉处以免滑脱

E. 插入气管插管时，应及时清理气管中的分泌物和血液，以保持呼吸道通畅；气管插管不宜过深，以免刺激动物引起躁动和堵塞左、右支气管，造成动物窒息

11. 切开皮肤与止血时，操作要点有（　　）

A. 用左手示指和拇指将预定切口部位的皮肤绷紧，另一手持手术刀，一次将皮肤和皮下组织切开，钝性分离肌肉

B. 切开皮肤时注意避开神经、血管或内脏器官

C. 分离肌肉时，应尽量顺肌纤维方向钝性分离，不要随意切断肌肉，以免破坏大量肌肉血管而出血

D. 止血的方法视破裂血管的大小而定。如果是毛细血管出血，可用温热生理盐水纱布按压出血点止血；如较大血管出血，先用止血钳将出血点或其周围的少量组织一起夹住，然后用丝线结扎止血

E. 用生理盐水纱布按压止血时，不要来回揩擦组织，以免使刚形成的血凝块脱落，又造成重新出血

12. 动脉插管术的操作要领有（　　）

A. 选择口径和动脉相一致的插管，检查是否有破损，尖端是否光滑

B. 分离好动脉以后（一般选择颈总动脉和股动脉），用一根丝线结扎动脉的远心端，在结扎线下方 2～3cm 处用动脉夹夹闭动脉的近心端。在动脉夹和动脉的结扎点之间再预置一根线

C. 用眼科剪在靠近远心端结扎处剪一斜切口，切口大小约为血管的一半。将动脉插管朝向心脏方向插入血管内（注意不要插入血管外膜夹层），用备用丝线将插管及血管结扎牢。结扎线的剩余部分固定于插管的侧支或胶带结上以防滑脱

D. 应注意插管的方向与血管一致，防止插管尖端刺破血管

E. 为防止血管平滑肌收缩后管径变小、插管困难，可用温热生理盐水纱布覆盖血管，或将 2% 普鲁卡因滴在血管上

13. 神经、血管分离术的操作要点有（　　）

A. 神经、血管都是易损伤的组织，在分离时应动作轻柔、小心谨慎

B. 在分离较大的血管和神经时，应先用玻璃分针将血管或神经周围的结缔组织稍加分离，再用细小的玻璃分针插入已被分开的结缔组织中，沿神经、血管的走向逐步扩大

C. 分离时应保持其神经血管的自然解剖位置，以便辨认，同时要注意先分离细的神经。将神经都分离穿线后再分离颈总动脉

D. 要切断血管的小分支时，应采取双结扎的方法，从中间剪断，切不可用止血钳或带齿镊子夹持血管和神经，以免损坏其结构和功能

E. 神经、血管下穿线时，丝线必须用生理盐溶液湿润

14. 实验动物的急救方法有（　　）

A. 首先应进行心脏按压和人工呼吸

B. 注射强心剂，肌肉或静脉注射 0.1% 肾上腺素 0.5～1mL，必要时直接做心腔注射。注射肾上腺素后心脏开始起搏但不甚有力，可静脉或心腔注射一定量的 1% $CaCl_2$ 溶液

C. 注射呼吸中枢兴奋剂，当动物呼吸变慢、不规则甚至呼吸停止时，可注射山梗菜碱 0.5mL 和尼可刹米 50mg

D. 注射高渗葡萄糖液，采用加压、快速冲击的方法经动脉注射 50% 葡萄糖溶液 40mL，可有效地改善血压和呼吸

E. 动脉快速输血、输液，在失血性休克时的抢救意义较大。动物发生失血性休克时，加压且快速地从动脉输注血液和低分子右旋糖酐，可保持微血管血流通畅，防止血管中血液凝固

15. 实验结束后常用的动物处死方法有（　　）

A. 空气栓塞法，在动物的静脉内注入一定量的空气，使之发生栓塞死亡

B. 急性放血法，可在动脉或大静脉处插入血管插管，快速放血，致实验动物失血性休克死亡

C. 开放性气胸法，开胸造成开放性气胸，使实验动物肺脏发生萎陷，窒息而死亡

D. 化学药物注射处死法，静脉注射10% KCl溶液5～10mL，可致实验动物心脏停搏而死亡

E. 大鼠和小鼠还可采取用力牵拉头部和脊椎的脊椎脱位法、断头法、击打头部法等处死

（三）名词解释

1. 换能器（传感器）
2. 刺激电极
3. 生理盐溶液
4. 综合性实验
5. 设计性实验

（四）填空题

1. 生理学实验中常用的手术器械有______、______、______、______等。

2. 刺激电极可分为______和______两种。

3. 人体动脉血压的记录用______检压计，胸膜腔内压的记录用____ 检压计。

4. 神经屏蔽盒内通常有______对刺激电极和多对引导电极，以及接地电极；其外的金属板可以防止______对生物电记录的干扰。

5. 动物实验中生理盐溶液的应用是：两栖类用________ 溶液，哺乳类离体心脏用______溶液，哺乳类离体小肠实验用______溶液。

6. 25%乌拉坦溶液用于家兔腹腔注射麻醉时，其剂量是每千克体重______mL。

7. 实验所需的 CO_2 可由______和______作用生成。

8. 经口给药法有______和______两种；若为保证剂量准确，须应用______法。

9. 动物实验结束后，从静脉向动物体内注入一定量空气，使其死亡的原因是发生了______。

10. 要切断血管的小分支时，应采用双结扎法，从______剪断。

（五）判断题

1. 实验结果的记录应做到具体、清楚、客观、完整。 （ ）

2. 压力换能器管道处于闭合时，可以用注射器从侧管向换能器内加压。 （ ）

3. 锌铜弓浸湿任氏液后迅速接触坐骨神经，如腓肠肌发生明显收缩，表明标本具有正常的兴奋性。 （ ）

4. 张力换能器应根据所测张力的大小进行选择。 （ ）

5. 配制1000mL生理盐水时，先将干净烧杯内加蒸馏水至1000mL，然后再将0.9g氯化钠加入蒸馏水内搅拌。 （ ）

6. 肝素既可用于体内抗凝，也可用于体外抗凝。 （ ）

7. 急性动物实验法分为在体与离体两种。急性在体实验法是在无痛条件下剖开动物，暴露出想要观察的器官进行实验。急性离体实验法是把要研究的器官或组织从动物体内取出，置于适宜的人工环境中，观察其功能。 （ ）

8. 家兔的捕捉方法是抓住兔两只耳朵，悬空提起。 （ ）

9. 家兔耳部血管的分布是中间为动脉，两侧边缘为静脉。 （ ）

10. 离体实验中，刺激蛙坐骨神经腓肠肌标本的神经时，总是可以反射性地引起肌肉的一次快速收缩。 （ ）

（六）问答题

1. 简述锌铜弓作为简便刺激器具的原理。

2. 配制任氏溶液（Ringer's）时，加入氯化钙和葡萄糖应注意什么？

3. 插入动脉插管记录血压时，为什么插管中需充满肝素溶液？

4. 常用的麻醉药戊巴比妥钠的水溶液的浓度是多少，剂量如何，若麻醉效果不好，怎样补充麻醉？

5. 简述小鼠腹腔注射法。

6. 简述家兔耳缘静脉注射操作方法。

附：参考答案

（一）单项选择题

1. C　2. D　3. B　4. D　5. C　6. C　7. D　8. C　9. B　10. E　11. D　12. D　13. B　14. D　15. A　16. A

（二）多项选择题

1. ABCDE　2. ACE　3. ABCDE　4. ABCD　5. ABCD　6. ABCD　7. ABC　8. ABCDE　9. ABC　10. ABCDE　11. ABCDE　12. ABCDE　13. ABCDE　14. ABCDE　15. ABCDE

（三）名词解释

1. 将非电量的观察指标的变化转化成电变量的装置。

2. 传导电脉冲并作用于标本的电极。

3. 渗透压、酸碱度、各种离子成分等都和动物细胞外液相类似的盐溶液。

4. 实验内容涉及本课程的综合知识或与本课程相关的课程知识的实验。

5. 给定实验目的、要求和实验条件，由学生自行设计实验方案并加以实现的实验。

（四）填空题

1. 手术刀，剪刀，止血钳，玻璃分针

2. 普通电极，保护电极

3. 水银，水
4. 一，外来电信号
5. 任氏溶液，乐氏溶液，台氏溶液
6. 4
7. 稀盐酸，碳酸钙
8. 口服，灌胃，灌胃
9. 栓塞
10. 中间

（五）判断题

1. 对
2. 错（不可以，压力腔内压力突然过高，会损坏压力换能器）
3. 对
4. 对
5. 错（应先加溶质，再加蒸馏水）
6. 对
7. 对
8. 错（右手抓住颈后部皮肤，左手托住臀部，使其成坐位姿势）
9. 对
10. 错（刺激必须达到阈值）

（六）问答题

1. 原理为锌、铜的活泼性不一样，当它们同时与湿润组织接触时，锌失去电子成为正极，铜获得电子成为负极，电流沿锌—活体组织—铜的方向流动。这是一种简便的刺激器具。

2. 氯化钙须在其他基础溶液混合并加蒸馏水稀释之后，再一边搅拌一边逐滴加入，否则易生成钙盐沉淀。葡萄糖应在临用时加入，因加入葡萄糖的溶液不能久置。

3. 该实验中由于插管时剪开了血管，血管有破损，容易引起插管处凝血。肝素的抗凝血作用很强，常用作全身抗凝剂，但如果全身使用，易引起伤口出血，所以常局部使用。如果肝素的浓度不高，所用剂量应增大 2 ~ 3 倍。

4. 戊巴比妥钠常配成 3% 的水溶液，使用量为 1mL/kg，多由静脉或腹腔注射。如在实验中动物醒来或未达麻醉效果，可由静脉或腹腔补注原剂量的 1/5。动物麻醉后体温下降，应注意保温。

5. 以左手捉持小鼠，使其腹部向上，右手将注射器针头刺入皮肤，其部位是距离下腹部腹白线稍向左或右的位置。向前推进 3 ~ 5mm，接着使注射器针头与皮肤呈 45°刺入腹肌。继续向前刺入，通过腹肌进入腹腔后针头抵抗感消失，这时即可缓慢注入药液。

6. 剪去兔耳缘静脉上方皮肤的毛，再用酒精棉球涂擦耳部边缘静脉，或用手指弹耳，或用电灯泡烘烤兔耳使血管扩张。以左手指在兔耳下作垫，右手持注射器，针头经皮下进入血管，一般可见到回血；注射时若无阻力也无皮肤发白、隆起现象，说明针头在血管内。注射完毕，压住针眼，拔去针头，继续压迫数分钟止血。

二、BL-420S 生物机能实验系统

（一）单项选择题

1. BL-420S 系统与计算机主板的数据传输接口类型为（　　）

A. 串口　B. 并口　C. LAN　D. USB　E. VGA

2. BL-420S 系统前面板共有几个通用输入插座（　　）

A. 1 个　B. 2 个　C. 3 个　D. 4 个　E. 5 个

3. BL-420S 系统运行主要依靠的操作系统是（　　）

A. Windows 7.0　B. Windows 8.0

C. Windows XP　D. UNIX

E. Windows Vista

4. BL-420S 系统中，在任一状态下按空格键的功能是（　　）

A. 画面冻结　B. 重显资料

C. 记录数据　D. 退出实验

E. 返回主菜单

5. BL-420S 系统前面板 CH1、CH2、CH3、CH4 的功能为（　　）

A. 用于交、直流生理信号输入

B. 用于插入记滴器，记录液体的滴数

C. 可以监听通道信号的声音

D. 连接外部触发器

E. 接外挂放大器

6. 实时实验状态下，按下“Enter”键的功能是（　　）

A. 开始剪辑　B. 终止剪辑

C. 启动刺激　D. 开始记录

E. 打印图形

7. TM_WAVE 软件的生物信号波形显示区可以显示的通道输入的信号图形的个数是（　　）

A. 一个　B. 二个　C. 三个　D. 四个　E. 五个

8. TM_WAVE 生物信号采集与分析软件工具栏中●按钮的功能为（　　）

A. 开始记录　B. 开始采样/回放，实验的开始

C. 暂停采样/回放，实验的暂停　D. 停止实验

E. 屏幕录制

9. TM_WAVE 软件工具栏中▶按钮的功能为（　　）

A. 开始记录　　B. 开始采样/回放，实验的开始

C. 暂停采样/回放，实验的暂停　　D. 停止实验

E. 屏幕录制

10. TM_WAVE 软件工具栏中‖按钮的功能为（　　）

A. 开始记录　　B. 开始采样/回放，实验的开始

C. 暂停采样/回放，实验的暂停　　D. 停止实验

E. 屏幕录制

11. TM_WAVE 软件工具栏中■按钮的功能为（　　）

A. 开始记录　　B. 开始采样/回放，实验的开始

C. 暂停采样/回放，实验的暂停　　D. 停止实验

E. 屏幕录制

12. TM_WAVE 软件工具栏中按钮的功能为（　　）

A. 打印图形　　B. 两点测量

C. 区间测量　　D. 画图

E. 编辑

13. TM_WAVE 软件工具栏中按钮的功能为（　　）

A. 编辑图形　　B. 图形剪辑

C. 画图　　D. 图形编辑窗口

E. 打开文件

14. TM_WAVE 软件工具栏中按钮的功能为（　　）

A. 编辑图形　　B. 图形剪辑

C. 画图　　D. 图形编辑窗口

E. 打开文件

15. BL-420S 系统前面板中 15 芯的插座功能是（　　）

A. 生物电信号的输入　　B. 压力信号的输入

C. 全导联心电的输入　　D. 张力信号的输入

E. 刺激的输出

（二）多项选择题

1. 以下属于电变量的是（　　）

A. 心电　　B. 肌电

C. 脑电　　D. 神经电位

E. 细胞电位

2. 以下属于非电变量的是（　　）

A. 压力　　B. 流速　　C. 张力　　D. 位移　　E. 声音

3. 生理实验中，常用的换能器有（　　）

A. 压力换能器　　B. 张力换能器

C. 流量换能器　　D. 脉搏换能器

E. 心音换能器

4. 以下构成当前生物信号采集分析系统的组成部分的是（　　）

A. 前置放大器　　B. D/A 转换器

C. A/D 转换器　　D. 微处理器

E. 电源

5. TM_WAVE 软件中的显示方式有（　　）

A. 示波器显示　　B. 连续扫描显示

C. 扫描显示　　D. 比较显示

E. 刺激标记显示

6. TM_WAVE 软件中的数据查找方式有（　　）

A. 按设定查找　　B. 按间隔查找

C. 按通用标记查找　　D. 按时间查找

E. 按特殊标记查找

7. 生物电信号的单位一般为（　　）

A. mV　　B. μV　　C. V　　D. A　　E. mA

8. TM_WAVE 软件中，刺激设置项中刺激方式有（　　）

A. 单刺激　　B. 双刺激

C. 串刺激　　D. 连续单刺激

E. 单串刺激

9. TM_WAVE 软件的分时复用区包括（　　）

A. 刺激参数调节区　　B. 控制参数调节区

C. 显示参数调节区　　D. 通用信息显示区

E. 专用信息显示区

10. TM_WAVE 软件中控制参数调节区的按钮有（　　）

A. 启动刺激　　B. “G”增益调节旋钮

C. “T”时间常数调节旋钮　　D. “F”滤波调节旋钮

E. “50Hz”50Hz 滤波

（三）名词解释

1. 50Hz 滤波

2. 时间常数

3. 高频滤波

4. 增益

5. 采样速度
6. 刺激标记
7. 记录状态
8. 区域选择
9. 图形剪辑
10. 自动回零

（四）填空题

1. BL-420S 系统包括两个部分，一是________，二是________。
2. 被测量的生物信号大体可分为______________与____________两类。
3. 刺激参数中，刺激方式主要有________、________等。
4. 换能器的主要作用是______________________________。
5. 信号选择的作用是__________________________________。
6. 增益选择的作用是____。
7. 刺激延时指________________________________。
8. 串长指____________________________________。
9. BL-420S 系统中全导联心电指______________________________。
10. TM_WAVE 软件的波形显示区可同时显示________通道的信号图形。

（五）判断题

1. BL-420S 系统中，增益数值越大，表示其放大倍数越小。（ ）
2. BL-420S 系统中，扫描速度的数值越大，表示其扫描速度越小。（ ）
3. 没有经过调零的放大器能准确记录直流信号。（ ）
4. 计数器可计数外触发输入口的事件（如尿滴、动物的活动等）。（ ）
5. TM_WAVE 软件系统中，在实验准备尚未完全做好时最好在监视状态下观察，待需要存储时再进入记录状态，以免占用过多磁盘空间。（ ）

（六）问答题

1. 如何启动及退出 BL-420S 生物机能实验系统？
2. BL-420S 系统的 TM_WAVE 软件顶级菜单条主要由哪几个功能菜单组成？
3. 刺激器设置中，有哪些常用刺激参数，其含义分别是什么？
4. 简述 TM_WAVE 软件中重新显示资料的方法。
5. 简述区域选择操作步骤。

附：参考答案

（一）单项选择题

1. D　2. D　3. C　4. A　5. A　6. C　7. D　8. A　9. B　10. C　11. D　12. C　13. B　14. D　15. C

（二）多项选择题

1. ABCDE　2. ABCDE　3. ABCDE　4. ABCDE　5. ABC　6. CDE　7. ABE　8. ABCD　9. ABCDE　10. BCDE

（三）名词解释

1. 把 50Hz 及其附近频率的信号滤除。

2. 低频滤波，作用为衰减生物信号中混入的低频噪声。

3. 放大器的高频截止频率（*f*H），又称低通频率。

4. 调节放大器的放大倍数，使显示的信号波形大小适宜。

5. 系统采集生物信号的速度，单位 mm/div。

6. 需要表达刺激与反应的关系以及监测刺激信号时，可选择相应通道进行刺激信号的标记。选择好标记显示的通道以及刺激标记的大小，启动刺激后即可直观地在屏幕上看到刺激信号。

7. 开始存储实验数据，记录过程中，主菜单各项均可进行操作。

8. 在一个或多个通道显示窗口中选择一块区域，并且该区域以反色方式显示。

9. 将通道显示窗口中选择的一段波形连同从这段波形中测出的数据一起以图形的方式粘贴到图形剪辑窗口中。

10. 使由于输入饱和而偏离基线的信号迅速回到基线上。

（四）填空题

1. 硬件，软件

2. 电变量，非电变量

3. 单刺激，连续单刺激

4. 将非电信号转换为电信号

5. 选择每个通道检测信号的种类与性质

6. 调节放大器的放大倍数，使显示的信号波形大小适宜

7. 刺激波形发出之前的初始延时

8. 串刺激或连续串刺激中刺激波形的个数

9. 标准肢体Ⅰ、Ⅱ、Ⅲ导联，单极加压肢体 aVR、aVL、aVF 导联，胸导联 V

10. 4 个

（五）判断题

1. 对

2. 对

3. 错（必须调零后，放大器才能准确记录直流信号）

4. 对

5. 对

（六）问答题

1. 启动：①按顺序分别打开显示器电源、BL-420S 系统电源、电脑主机电源。②双击桌面上“BL-420S 生物机能实验系统”快捷方式图标。

退出：选择 TM_WAVE 软件“文件”菜单中的“退出”命令。

2. TM_WAVE 软件顶级菜单条的组成：文件，编辑，输入信号，实验项目，数据处理，工具，窗口，帮助。

3. 常用刺激参数及含义如下。

（1）刺激方式：有连续和单次两种。

（2）串间隔：在单次刺激时为启动刺激器至出现第一个方波的时间，即延时。

（3）刺激强度。

（4）波宽：表示每个方波的持续时间。

（5）波间隔：指相邻两方波之间的间隔时间。

（6）串长：单个刺激时表示一次输出的刺激方波数量，连续刺激时表示每串刺激中方波的个数。

4. 重新显示资料可按时间查找，按通用标记查找，按特殊标记查找。

5. 在将要选择区域的左上角按下鼠标左键以确定选择区域的左上角，然后按住鼠标左键，向右下方拖动鼠标以选择区域的右下角，选中区域以反色显示，当选择好区域的右下角后松开鼠标左键即完成区域选择操作。

第二节 生理学实验项目

一、神经和肌肉

（一）单项选择题

1. 破坏蛙的脑组织应使用（　　）

A. 金属探针　　B. 剪刀

C. 止血钳　　D. 眼科镊

E. 锌铜弓

2. 以下属于损毁脑、脊髓后蛙的表现的是（　　）

A. 下颌呼吸运动消失，四肢松软

B. 四肢一侧软，一侧硬

C. 四肢仍有活动

D. 四肢上肢软，下肢硬

E. 以上均不是

3. 下列可用于分离神经的手术器械是（　　）

A. 镊子　　B. 玻璃分针

C. 止血钳　　D. 金属探针

E. 手术刀柄

4. 在制备蛙坐骨神经干标本时，剪断脊柱的部位是（　　）

A. 骶髂关节以上 1cm 处　　B. 骶髂关节以下 1cm 处

C. 骶髂关节处　　D. 骶髂关节以下 2cm 处

E. 骶髂关节以下 3cm 处

5. 在制作蛙坐骨神经-腓肠肌标本的过程中，尤其是在气温较高和较干燥时，应选用的湿润标本的液体是（　　）

A. 台氏液　　B. 任氏液

C. 0.9% NaCl 溶液　　D. 5% 葡萄糖溶液

E. 1.9% 尿素溶液

6. 神经分离完毕后，应在神经下方穿（　　）线，以备刺激时提起或结扎用。

A. 干丝线　　B. 浸透自来水的丝线

C. 浸透生理盐水的丝线　　D. 干棉线

E. 以上均不对

7. 在生理学实验中，刺激神经的方式通常选用（　　）

A. 电刺激　　B. 机械刺激

C. 化学刺激　　D. 温度刺激

E. 以上均不是

8. 随着刺激强度的增加，神经干动作电位的幅度变化是（　　）

A. 动作电位的幅度在一定范围内随刺激强度的增加而增加

B. 动作电位的幅度在一定范围内随刺激强度的增加而减小

C. 动作电位的幅度不变

D. 动作电位的幅度先减少后增加

E. 以上均不对

9. 在观察坐骨神经干动作电位时，如果将引导电极与刺激电极之间的距离加大，动作电位的幅值会（　　）

A. 不变　　B. 变大

C. 变小　　D. 消失

E. 逐渐变小，直到消失

10. 两个记录电极之间的神经损伤后，神经干的动作电位的变化是（　　）

A. 动作电位由双相变为单相

B. 动作电位由单相变为双相

C. 动作电位不变

D. 动作电位变为三相

E. 以上均不对

11. 将蛙的神经干标本置于 4℃ 的任氏液中浸泡后，神经冲动的传导速度的改

变是（ ）

A. 明显降低　　B. 明显升高
C. 不变　　D. 先降低后升高
E. 先升高后降低

12. 在（ ），任何强度的刺激都不会使神经干产生动作电位。

A. 绝对不应期　　B. 相对不应期
C. 超常期　　D. 低常期
E. 相对不应期和低常期

13. 在观察蛙神经干动作电位波形的时候，如果将 1mol/L KCl 滤纸片贴在外周端的引导电极上，此时动作电位发生的变化是（ ）

A. 动作电位波形不变
B. 动作电位波形增大
C. 动作电位波形越来越小，直至消失
D. 动作电位波形较前变小，但不消失
E. 动作电位正负波倒转，大小不变

14. 在电刺激坐骨神经干腓肠肌标本时，刚好引起肌肉发生收缩反应的刺激强度称为（ ）

A. 阈值　　B. 阈上刺激
C. 最大刺激　　D. 阈下刺激
E. 阈电位

15. 当骨骼肌受到一个阈上刺激时，会产生一次（ ）

A. 强直收缩　　B. 完全强直收缩
C. 不完全强直收缩　　D. 单收缩
E. 复合收缩

16. 两个相继阈上刺激的间隔时间大于单收缩的收缩期，但小于单收缩的总时程，则肌肉在舒张不全时发生第二次收缩，出现锯齿状的波形，此时的收缩为（ ）

A. 强直收缩　　B. 完全强直收缩
C. 不完全强直收缩　　D. 单收缩，其强度大于正常
E. 单收缩，其强度小于正常

17. 人工增加离体神经纤维浸浴液中的 K^+浓度，静息电位的绝对值将（ ）

A. 不变　　B. 增大
C. 减小　　D. 先增大后减小
E. 先减小后增大

18. 在观察骨骼肌收缩时，系统采集的信号是（ ）

A. 张力　　B. 压力

C. 动作电位 D. 肌电

E. 神经放电

（二）多项选择题

1. 神经冲动由神经向骨骼肌传递时发生（ ）

A. 神经末梢去极化

B. 神经末梢释放去甲肾上腺素

C. 神经递质与受体结合

D. 产生可传播的终板电位

E. 以上均不对

2. 神经、血管都是易损伤的组织，在分离时应动作轻柔，并遵循以下原则（ ）

A. 分离时应保持神经、血管的自然解剖位置

B. 分离时应沿神经、血管的走向逐步扩大

C. 分离兔颈部的神经时，应先分离降压神经，其次是交感神经，最后是迷走神经

D. 神经完成分离穿线后，再分离颈总动脉

E. 分离时可用止血钳或带齿的镊子夹持血管和神经

3. 在制作坐骨神经干标本时，下列操作正确的是（ ）

A. 剥皮后用水冲洗标本

B. 剥皮后冲洗使用过的手术器械

C. 分离神经过程中不断用任氏液湿润标本

D. 避免过度牵拉神经

E. 用金属器械夹神经

4. 在制备坐骨神经腓肠肌标本时需要使用（ ）

A. 金属探针 B. 玻璃分针

C. 组织剪 D. 培养皿

E. 蛙板

5. 反射弧的组成部分有（ ）

A. 传入神经 B. 传出神经

C. 感受器 D. 效应器

E. 反射中枢

（三）名词解释

1. 双相动作电位

2. 单相动作电位

3. 神经干的阈刺激

4. 神经干的阈上刺激
5. 神经干的最大刺激
6. 单收缩
7. 不完全强直收缩
8. 完全强直收缩

（四）填空题

1. 在制备蛙坐骨神经腓肠肌标本过程中，需要不断滴加________。

2. 在生理学实验中，我们通常用________来检查蛙坐骨神经腓肠肌标本的兴奋性。

3. 在蛙神经干动作电位观察的实验中，我们观察到没有损伤的神经干动作电位的波形是________动作电位。

4. 在蛙神经干动作电位观察的实验中，如果在两个引导电极之间夹伤神经组织，我们观察到的神经干动作电位的波形是________动作电位。

5. 神经纤维兴奋的传导速度受神经纤维的直径影响，神经纤维的直径越粗，兴奋的传导速度越________。

6. 在一定范围内，温度越高，神经干兴奋的传导速度就越__________。

7. 不完全强直收缩中两个相继刺激的间隔时间__________单收缩的收缩期，但________单收缩的总时程。

8. 制作蛙坐骨神经干标本时，不可用金属器械、手接触标本，原因是________。

（五）判断题

1. 锌铜弓浸湿任氏液后迅速接触坐骨神经，如腓肠肌发生明显收缩，表明标本具有正常的兴奋性。（　　）

2. 离体实验中，刺激蛙坐骨神经腓肠肌标本的神经干时，总是可以反射性地引起肌肉的一次快速收缩。（　　）

3. 直接刺激腓肠肌标本，可见肌肉收缩，这是一种反射活动。（　　）

4. 随着刺激频率的加快，肌肉收缩的形式依次表现为单收缩、完全强直收缩和不完全强直收缩。（　　）

（六）问答题

1. 在生理学实验中，为什么用任氏液浸泡蛙的神经肌肉标本？

2. 如何判断蛙的脑和脊髓被完全损毁？

3. 记录神经干动作电位时，若刺激电极和引导电极间距离足够远，可在双相动作电位的下降支出现一个波后，又有第二个甚至第三个波出现，这是什么原因？

4. 记录神经干动作电位时，常在中枢端给予刺激，而在外周端引导动作电位，为什么？若改变神经干方向，动作电位波形会发生什么变化？为什么？

5. 在观察神经干动作电位不应期时，当两个刺激脉冲的间隔时间逐渐缩短时，第二个动作电位如何变化，为什么？

附：参考答案

（一）单项选择题

1. A　2. A　3. B　4. A　5. B　6. C　7. A　8. A　9. C　10. A　11. A　12. A　13. C　14. A　15. D　16. C　17. C　18. A

（二）多项选择题

1. AC　2. ABCD　3. BCD　4. ABCDE　5. ABCDE

（三）名词解释

1. 当动作电位先后通过两个引导电极时，可记录到两个方向相反的电位偏转波形，称双相动作电位。

2. 如果两个引导电极之间的神经组织有损伤，兴奋波只通过第一个引导电极，不能传导到第二个引导电极，则只能记录到一个方向的电位偏转波形，称为单相动作电位。

3. 在刺激的作用时间和强度-时间变化率固定的情况下，引起神经干兴奋所需的最小刺激强度称为神经干的阈刺激。

4. 随着刺激强度的增加，参加反应的神经增加，神经干动作电位的幅度相应逐步增大，这时的刺激称为阈上刺激。

5. 当刺激增大到某一数值时，神经干动作电位的幅度最大，如再增加刺激强度，动作电位的幅度不再增大，这时的刺激称为最大刺激。

6. 给予骨骼肌一次刺激，肌肉产生一次迅速而短暂的收缩，称为单收缩。

7. 如果给予骨骼肌连续刺激，随着刺激频率的增加，若后一个刺激落在前一个刺激引起的收缩过程的舒张期，则形成不完全强直收缩。

8. 如果给予骨骼肌连续刺激，随着刺激频率的增加，若后一个刺激落在前一个刺激引起的收缩过程的收缩期，则形成完全强直收缩。

（四）填空题

1. 任氏液

2. 锌铜弓

3. 双相

4. 单相

5. 快

6. 快

7. 大于、小于

8. 避免神经的兴奋性降低

（五）判断题

1. 对
2. 错（不是反射）
3. 错（不是反射，不具有完整的反射弧）
4. 错（应先为不完全强直收缩，后为完全强直收缩）

（六）问答题

1. 任氏液是一种生理盐溶液，是一种渗透压、酸碱度、各种离子成分等都与蛙的细胞外液相类似的盐溶液，因此，用来浸泡蛙的神经肌肉标本，可以保持神经标本的兴奋性。

2. 蛙的四肢松软、对称，呼吸停止表示其脑和脊髓完全被损毁。

3. 这是由于神经干内有不同的神经纤维，这些神经纤维的兴奋阈值、传导速度都不同，从刺激部位传导到引导电极所需的时间也有差异。蛙坐骨神经干以A类纤维为主，A类纤维又分为Aα、Aβ、Aγ、Aδ，传导快的Aα纤维首先在记录电极处引导出第一个向上的波，Aβ、Aγ、Aδ的传导速度均比Aα传导慢，于是随后出现了第二甚至第三个波，从刺激部位到引导电极的距离越远，这种现象就越明显。

4. 中枢端神经纤维粗，越往外周端神经纤维分支越多，神经干越细。在中枢端给予神经纤维刺激，如果刺激强度足够大，则可使所有神经纤维都兴奋，在外周端记录的动作电位幅度较大。若改变神经干方向，动作电位幅度将减小。因为此时是在外周端给予刺激，即使刺激强度足够大，这部分兴奋的神经纤维包裹在神经干的中央，向外扩散时有衰减，则在中枢端记录到的动作电位幅度就较小，所以常在中枢端给予刺激，而在外周端引导动作电位。

5. 第二个动作电位向第一个动作电位逐渐靠近且幅度逐渐减小，至完全消失。第二个动作电位完全消失表明此时第二个刺激开始落入第一次兴奋的绝对不应期，当动作电位的幅度开始减小时，说明第二个刺激落入第一次兴奋的相对不应期。

二、血液

（一）单项选择题

1. 草酸盐抗凝血的机制是（　　）
   A. 抑制凝血酶活性　　B. 防止血小板破裂
   C. 去除血浆中的钙　　D. 加强凝血酶的活性
   E. 去除纤维蛋白原
2. 下列可能导致血细胞比容改变的是（　　）
   A. 严重腹泻　　B. 大量出汗
   C. 大面积烧伤　　D. 严重呕吐
   E. 以上都是

3. 肝素抗凝的机制主要是（　　）

A. 与抗凝蛋白结合，使活化的凝血因子迅速灭活

B. 直接灭活凝血因子

C. 封闭血小板的磷脂膜表面

D. 去除血浆中的钙

E. 以上都是

4. A 型血红细胞膜上的凝集原是（　　）

A. A 凝集原　　B. B 凝集原

C. AB 凝集原　　D. 既有 A 凝集原，也有 B 凝集原

E. 没有 A 凝集原，也没有 B 凝集原

5. B 型血红细胞膜上的凝集原是（　　）

A. A 凝集原　　B. B 凝集原

C. AB 凝集原　　D. 既有 A 凝集原，也有 B 凝集原

E. 没有 A 凝集原，也没有 B 凝集原

6. A 型标准血清中含有（　　）

A. A 凝集原　　B. 抗 B 凝集素

C. 抗 A 凝集素　　D. B 凝集原

E. 既有抗 A 凝集素，又有抗 B 凝集素

7. 在 ABO 血型鉴定时，某人血液中的红细胞与 A 型标准血清发生红细胞凝集反应，但与 B 型标准血清没有发生凝集反应，则此人的血型为（　　）

A. A 型　　B. B 型

C. AB 型　　D. O 型

E. Rh（+）

8. 将待测的红细胞与标准血清混匀后，在多久后可用肉眼观察到红细胞凝集反应（　　）

A. 5 分钟　　B. 1 分钟

C. 10 分钟　　D. 15 分钟

E. 20 分钟

9. ABO 血型分布最少的血型是（　　）

A. A 型　　B. B 型

C. AB 型　　D. O 型

E. Rh（+）

10. 红细胞凝集现象可表现为（　　）

A. 云雾状　　B. 纤维状

C. 透明状　　D. 均匀颗粒状，震荡后不散开

E. 颗粒状，震荡后散开

11. 最稀有的血型种类是（　　）

A. Rh（+）、A 型　　B. Rh（-）、B 型

C. Rh（-）、AB 型　　D. Rh（+）、O 型

E. Rh（+）、AB 型

（二）多项选择题

1. 采用玻片法进行 ABO 血型鉴定时需要使用的工具有（　　）

A. 采血针　　B. 消毒棉签

C. 玻片　　D. 牙签

E. 试管

2. 父亲为 AB 型，母亲为 A 型，其子女可能的血型为（　　）

A. A 型　　B. B 型

C. O 型　　D. AB 型

E. Rh（+）

3. 在进行 ABO 血型鉴定时，以下操作中正确的有（　　）

A. 用消毒棉球由外向内消毒采血部位

B. 用已接触血清的牙签再接触伤口

C. 用一根牙签两头分别接触两种标准血清

D. 用消毒棉球由内向外消毒采血部位

E. 将血液与标准血清混合时血液量越少越好

（三）名词解释

1. 血细胞比容
2. 红细胞渗透脆性
3. 红细胞沉降率
4. 血液凝固
5. 出血时间
6. 凝血时间
7. A 型标准血清
8. 红细胞凝集现象

（四）填空题

1. 进行血细胞比容测定时，离心机的转速是________，离心时间是________。

2. 红细胞渗透脆性试验中，红细胞全部破裂时，试管内液体变为____________。

3. 红细胞沉降率的正常范围，男性为____________，女性为__________。

4. 带橡皮条的玻棒充分搅拌血液后，再用水冲洗，缠绕在玻棒上的是________，其外观呈________。

5. 正常人的出血时间约为______分钟；凝血时间玻片法约为______分钟，试

管法约为______分钟。

6. 人体常用的末梢采血部位有__________或________。

7. 显微镜下观察到的凝集现象表现为____________。

（五）判断题

1. 离心管内的血液离心后，上层是红色，下层是淡黄色，两层分界处有一白色薄层。（ ）

2. 白细胞抵抗低渗溶液的能力比红细胞强。（ ）

3. 血沉管垂直放置于支架上，其内血液的液面应到刻度0处。（ ）

4. 将装有血液的试管放于冰水浴槽中，其血液凝固时间会延长。（ ）

5. 测量出血时间时，可用手按压采血部位。（ ）

6. 凝血时间测定中，自然流出的第一滴血应当用干棉球轻拭去。（ ）

7. 交叉配血时，用滴管分别吸取供血者的血清和受血者的红细胞悬液配合作为主侧。（ ）

（六）问答题

1. 为什么在患某些疾病时红细胞下沉显著加快？

2. 血浆与血清的区别有哪些？

3. 临床上做外科手术时用温热生理盐水纱布按压出血部位止血的机制是什么？

4. 红细胞凝集和红细胞叠连有何区别？

附：参考答案

（一）单项选择题

1. C　2. E　3. A　4. A　5. B　6. B　7. B　8. C　9. C　10. D　11. C

（二）多项选择题

1. ABCD　2. ABDE　3. CD

（三）名词解释

1. 血细胞在全血所占的容积百分比。

2. 红细胞在低渗溶液中发生膨胀、破裂的特性。

3. 将血液与抗凝剂按一定比例混匀后静置于垂直放置的血沉管中，红细胞因其比重较大而下沉，通常以红细胞在第一小时末下沉的距离表示红细胞的沉降速度。

4. 血液由流动的液体状态变成不能流动的凝胶状态的过程。

5. 将皮肤毛细血管刺破后，出血自然停止所需的时间。

6. 将静脉血放在玻璃试管内，观察自采血开始至血凝所需的时间。

7. 含有抗B抗体的血清。

8. 将不同血型的两个人的血液混合，红细胞可彼此聚集成簇，无论如何振荡，红细胞均不能再散开的现象。

（四）填空题

1. 3000r/min，30 分钟
2. 均匀红色
3. 0 ~ 15mm/h，0 ~ 20mm/h
4. 纤维蛋白，晶体网状
5. 1 ~ 4，2 ~ 8，4 ~ 12
6. 耳垂，指尖
7. 红细胞聚集成簇

（五）判断题

1. 错（离心管的上层是淡黄色，下层是红色，两层分界处有一白色薄层）
2. 错（红细胞抵抗低渗溶液的能力比一般细胞强）
3. 对
4. 对
5. 错（测量出血时间时，是让血液自行流出，然后自行停止）
6. 对
7. 错（应该是供血者的红细胞悬液和受血者的血清配合作为主侧）

（六）问答题

1. 红细胞有一个生理特性是悬浮稳定性，指血液中的红细胞能够较稳定地分散于血浆中不易下沉的特性。通常以第 1 小时末红细胞下沉的距离（即析出的血浆高度）表示红细胞沉降的速度，称为红细胞沉降率，简称血沉。血沉的快慢是衡量红细胞悬浮稳定性的指标。

患某些疾病时（如风湿热、肺结核活动期和恶性肿瘤）红细胞易于叠连，使其总的外表面积与体积之比减小，从而使摩擦阻力减小，所以血沉较快。若将血沉快的患者的红细胞，置于正常人的血浆中，则形成叠连的程度和红细胞沉降的速度并不加大。说明使红细胞发生叠连的因素并不在红细胞本身，而与血浆成分有关。一般认为白蛋白可提高红细胞悬浮稳定性，使红细胞下沉减慢，球蛋白与纤维蛋白原能降低红细胞的此种特性，使红细胞沉降加快。

2. 血浆是全血除去血细胞的液体部分。通常用抗凝血液离心除去血细胞而得到血浆。血浆中主要含有水、低分子物质和各种血浆蛋白质。血浆内也含有各种凝血物质，如纤维蛋白原。

血清是血液凝固 1 ~ 2 小时后，血凝块发生收缩所释放的淡黄色液体。血清中也含有水、低分子物质和蛋白质。与血浆相比主要区别是：①血清缺乏纤维蛋白原和少量参与血凝的其他血浆蛋白质；血浆则含有纤维蛋白原和少量参与血凝的其他血浆蛋白质。②血清含有少量血凝时由血小板释放的物质，而血浆没有。

3. 做外科手术时一般用温热生理盐水纱布按压出血部位，因为纱布的粗糙面可以激活 FⅫ因子，又可以引起血小板释放凝血因子，一定的温度还可提高血凝过程中酶的活性，加速血凝的酶促反应。

4. 红细胞凝集和红细胞叠连产生的机制不一样。

红细胞凝集是将不同血型的两个人的血液混合，红细胞可彼此聚集成簇，不论如何振荡，红细胞均不能再散开的现象。其发生机制为红细胞膜上的凝集原（抗原）与血浆中的凝集素（抗体）发生抗原-抗体反应，由于每个抗体具有 10 个左右与抗原结合的部位，所以抗体可在若干个带有相应抗原的红细胞中间形成桥梁，从而使红细胞聚集成簇，不再分开，且常伴有红细胞受到损伤破裂溶血。

红细胞叠连是指在发生某些疾病时，红细胞能较快地互相以凹面相贴，形成一叠红细胞的现象。正常情况下，因为红细胞呈双凹圆碟形，其表面积与体积的比值大，使它与血浆之间产生的摩擦力较大；而且红细胞膜带负电荷，使红细胞之间相互排斥。所以红细胞具有悬浮稳定性，能悬浮于血浆中不易下沉，不会形成红细胞叠连。红细胞叠连发生的机制在于血浆成分的变化，而不在于红细胞本身。血浆中纤维蛋白原和球蛋白及胆固醇含量增加时，红细胞易于发生叠连。发生叠连的红细胞并没有受到损伤，所以不会破裂。

三、循环

（一）单项选择题

1. 动物实验中，将蛙处死后立即打开胸腔暴露心脏，可见（　　）

A. 蛙心仍按一定频率规律跳动　B. 蛙心停止跳动
C. 蛙心偶有跳动　D. 蛙心无规律跳动
E. 以上均可出现

2. 两栖类动物心脏（如蛙）的正常起搏点是（　　）

A. 静脉窦　B. 心房
C. 窦房沟　D. 房室沟
E. 心室

3. 企图阻断蛙心的窦-房兴奋传导时，结扎丝线的结扎部位在（　　）

A. 窦房沟　B. 房室沟
C. 动脉圆锥与心室之间　D. 腔静脉与静脉窦之间
E. 以上均可以

4. 企图阻断蛙心的房-室兴奋传导时，结扎部位在（　　）

A. 窦房沟　B. 房室沟
C. 动脉圆锥与心室之间　D. 腔静脉与静脉窦之间
E. 以上均可以

5. 给予任何强大的外加刺激都不能引起心肌兴奋和收缩的时期是（　　）
   A. 收缩期　　B. 收缩早期
   C. 收缩期和舒张早期　　D. 舒张中期
   E. 舒张晚期
6. 给予额外电刺激可引起期前收缩的时期是（　　）
   A. 绝对不应期　　B. 局部反应期
   C. 相对不应期和超常期　　D. 超常期
   E. 有效不应期
7. 以一个足够大的电刺激作用于暂时停跳心脏的左心房，可能引起收缩的部分是（　　）
   A. 仅左心房　　B. 仅右心房
   C. 仅左心房和右心房　　D. 整个心脏
   E. 仅受刺激的局部少数心肌细胞
8. 记录小鼠心电图时，于腹腔注射 0.3% 戊巴比妥钠进行麻醉，每只一般需（　　）
   A. 0.1 ~ 0.2mL　　B. 0.2 ~ 0.4mL
   C. 0.6 ~ 0.8mL　　D. 0.8 ~ 1.0mL
   E. 1.0 ~ 1.2mL
9. 摘取蛙心脏时，剪下心脏的部位是（　　）
   A. 静脉窦靠心房处　　B. 窦房沟处
   C. 房室沟处　　D. 静脉窦下方靠外周处
   E. 静脉窦处
10. 蛙心灌流实验中，蛙心插管插入心脏的起始部位为（　　）
   A. 静脉窦　　B. 心房
   C. 心室　　D. 心室右上角的动脉干
   E. 腔静脉
11. 进行心音听诊时，检查者位于受试者的（　　）
   A. 左侧　　B. 右侧
   C. 前面　　D. 背后
   E. 任意方位
12. 正常人 S_1 在（　　）听诊最清晰。
   A. 心尖部　　B. 三尖瓣听诊区
   C. 主动脉瓣听诊区　　D. 肺动脉瓣听诊区
   E. 剑突上
13. 听诊心音时，听诊器应（　　）
   A. 贴于胸前皮肤　　B. 与皮肤隔着一层衣服

C. 与皮肤隔着两层衣服　　D. 贴于背部皮肤
E. 以上均可以

14. 测定人体动脉血压时，以下操作错误的是（　　）
A. 受试者应安静5分钟以上，可保持仰卧位或坐位
B. 受试者右手掌向上，手臂外展，使上臂中段与心脏处于同一水平
C. 血压计的袖带气囊缚于受试者肘窝处
D. 听诊器耳器戴于检测者，胸件放于受试者肱动脉搏动处
E. 检测者两眼应平视水银柱

15. 家兔耳缘静脉注射麻醉药的剂量应是（　　）
A. 0.3%戊巴比妥钠1mL/kg
B. 3%戊巴比妥钠1mL/kg
C. 3%戊巴比妥钠2mL/kg
D. 20%氨基甲酸乙酯4mL/kg
E. 25%氨基甲酸乙酯5mL/kg

16. 做动脉插管术时，压力换能器腔和动脉插管内应注满（　　）
A. 生理盐水　　B. 清水
C. 肝素　　D. 石蜡油
E. 戊巴比妥钠

17. 插动脉插管时，压力换能器上连接的两个三通管的开关状态应是（　　）
A. 直管的三通管开，侧管的三通管关
B. 直管的三通管开，侧管的三通管开
C. 直管的三通管关，侧管的三通管关
D. 直管的三通管关，侧管的三通管开
E. 以上都可以

18. 颈动脉窦压力感受器的本质是（　　）
A. 化学感受器　　B. 温度感受器
C. 伤害性感受器　　D. 机械感受器
E. 电磁感受器

19. 给家兔静脉注射0.01%去甲肾上腺素0.3mL，其血压和心率的变化是（　　）
A. 血压升高，心率加快　　B. 血压降低，心率加快
C. 血压升高，心率减慢　　D. 血压降低，心率减慢
E. 血压先降低，再升高；心率加快

20. 牵拉颈总动脉，主要刺激的感受器及血压的变化是（　　）
A. 颈动脉窦压力感受器，血压降低
B. 颈动脉窦压力感受器，血压升高

C. 主动脉体化学感受器，血压降低

D. 主动脉体化学感受器，血压升高

E. 主动脉弓压力感受器，血压升高

（二）多项选择题

1. 蛙心脏的腔室有（　　）

A. 左心房　　B. 右心房

C. 左心室　　D. 右心室

E. 一个心室

2. 观察期前收缩时，以下操作正确的有（　　）

A. 用蛙心夹在心脏收缩期夹住少许心尖

B. 移动张力换能器，使夹在蛙心的蛙心夹垂直上移，不要过分牵拉

C. 实验中随时用任氏液润湿心脏

D. 给予心脏电刺激时，先要在肌肉上检查是否有刺激输出

E. 只在心室舒张期给予电刺激

3. 标准双极肢体导联包括（　　）

A. Ⅰ导联　　B. Ⅱ导联

C. Ⅲ导联　　D. aVR 导联

E. aVL 导联

4. 观察微循环时，需记录的内容有（　　）

A. 小动脉形状　　B. 小静脉形状

C. 毛细血管形状　　D. 红细胞形态

E. 各血管内血流特点

5. 施加后可使蛙的心搏曲线增强的是（　　）

A. 2%氯化钙　　B. 0.01%乙酰胆碱

C. 0.01%肾上腺素　　D. 无钙任氏液

E. 3%乳酸

6. 用听诊器贴着胸壁，正常人可听到（　　）

A. S_1　　B. S_2　　C. S_3　　D. S_4　　E. 杂音

7. 以下关于动脉血压数值的判断，正确的是（　　）

A. 听到的第一声响时的水银柱刻度是收缩压

B. 听到的第一声响时的水银柱刻度是舒张压

C. 听到的声响突然减弱时的水银柱刻度是收缩压

D. 听到的声响突然减弱时的水银柱刻度是舒张压

E. 听到的声响最强时的水银柱刻度是舒张压

8. 测量人体心电图时，将引导电极与皮肤固定，固定方式是（　　）

A. 红色连在右手　　B. 黄色连在左手

C. 绿色连在左足
D. 黑色连在左足
E. 黑色连在右足

9. 家兔的最佳麻醉状态是（　　）
A. 角膜反射迟钝或消失
B. 四肢松软
C. 呼吸平稳缓慢
D. 皮肤疼痛反射消失
E. 呼吸深而慢

10. 颈总动脉鞘内的神经血管有（　　）
A. 颈迷走神经干
B. 颈交感神经干
C. 降压神经
D. 颈外静脉
E. 颈总动脉

11. 在进行动脉插管时，以下操作正确的是（　　）
A. 动脉插管与压力换能器的直管相连
B. 用肝素溶液排尽压力换能器腔和动脉插管内的空气
C. 结扎颈总动脉的远心端，动脉夹夹闭近心端
D. 在靠近结扎处朝心脏方向剪一“V”字形切口
E. 结扎固定动脉插管后，结扎线要绕在动脉插管的胶带上再结扎，防止滑脱

12. 下列有关基础血压波形的描述，正确的是（　　）
A. 一级波的频率可代表心率
B. 一级波的幅度表示脉压
C. 一级波中最高点为收缩压
D. 一级波中最低点为舒张压
E. 二级波与呼吸周期有关

13. 夹闭家兔颈总动脉时，出现的变化有（　　）
A. 颈动脉窦压力感受器所受的牵张刺激减弱
B. 心迷走中枢的紧张性增强
C. 心脏活动增强
D. 外周血管收缩
E. 动脉血压升高

14. 电刺激迷走神经外周端，血压的变化及其机制是（　　）
A. 血压升高
B. 血压降低
C. 末梢释放乙酰胆碱，与心肌细胞膜上 M 受体结合，使心脏活动减弱
D. 末梢释放乙酰胆碱，与心肌细胞膜上 M 受体结合，使心脏活动加强
E. 末梢释放去甲肾上腺素，与心肌细胞膜上 M 受体结合，使心脏活动减弱

15. 以下实验项目中，结果正确的有（　　）

A. 电刺激降压神经，血压降低

B. 电刺激降压神经外周端，血压不变

C. 先静脉注射阿托品，再注射乙酰胆碱，血压不变

D. 先静脉注射普萘洛尔，再注射肾上腺素，血压降低

E. 先静脉注射酚妥拉明，再注射去甲肾上腺素，血压降低

（三）名词解释

1. 自律细胞
2. 正常起搏点
3. 期前收缩
4. 代偿间歇
5. 心电图
6. 导联
7. 容积导体
8. 内环境
9. 心音
10. 收缩压
11. 舒张压
12. 神经放电

（四）填空题

1. 蛙心起搏点分析实验中，暴露心脏后，应随时用______润湿心脏表面。

2. 对蛙心进行局部加温时，温度不宜____________，以防损伤________ 。

3. 记录心肌收缩曲线，操作时将连有细线和焊有漆包线的蛙心夹在________夹住少许心尖。

4. 心肌每发生一次兴奋后，其兴奋性发生一系列周期性变化，与其他可兴奋组织相比，其特点是__________，几乎相当于整个收缩期和舒张早期。

5. 连接在蛙心夹上的漆包线及用以与刺激电极相连的漆包线的一小段应____。

6. 以Ⅱ导联为例，P 波代表________，QRS 波群代表________，PR 间期代表______，S-T 段代表______，T 波代表______。

7. 如果用小鼠记录心电图，麻醉效果不佳时，______会干扰心电图波形。

8. 为避免肌电干扰心电图记录，记录电极应________。

9. 蛙心容积导体实验中任氏液液面应______ 引导电极。

10. 蛙的心脏有______个心室，______个心房。

11. 在蛙肠系膜上滴加 0.01% 肾上腺素，血管口径____，血流速度____，毛细血管数量______。

12. 制作蛙心灌流标本时，蛙心插管从______插入心室，且蛙心插管中应充满______，标本固定好后，应及时______，防止血凝块堵塞插管。

13. 蛙心灌流实验中每次换药时，都应先迅速用______冲洗，使______恢复后进行下一项目。

14. S_1标志______，特点是______；S_2标志______，特点是______。

15. 进行心音听诊时，室内应保持______，受试者采取______或______位。

16. 二尖瓣听诊区位于______，三尖瓣听诊区位于______，主动脉瓣听诊区位于______，肺动脉瓣听诊区位于______。

17. 在常规体检中，人体动脉血压均采用______方法，使用____测量。常采用的测定部位是________，测量的是______动脉的血压。

18. 测量动脉血压时，袖带气囊下缘应位于__________；减压（放气）过程中，水银柱下降的最佳速度是________。

19. 测量动脉血压后记录的表示方式是______；测量完毕后，应将血压计倾斜______后再关紧开关。

20. 心电图纸上的横坐标表示______，纵坐标表示______。

21. 导联Ⅰ的连接方法为：引导电极连在______，参考电极连在______；导联Ⅱ的连接方法为：引导电极连在______，参考电极连在______；导联Ⅲ的连接方法为：引导电极连在______，参考电极连在______。

22. “心血管活动的神经体液调节”实验中用以反映心脏和血管功能的指标是________。

23. 在生理状态下，哺乳类动物血压的相对稳定主要依赖于______的调节。

24. 降压神经放电的记录电极为____________，放电的声音类似________。

25. 当动脉血压升高时，降压神经放电的声音将______，放电波形将______。

（五）判断题

1. 在窦房沟结扎，心脏停搏一会儿后，心房、心室恢复跳动，且心房跳动频率比心室快。（ ）

2. 电刺激心脏收缩的各个时期，若都未出现期前收缩，则可适当调整波宽和强度。（ ）

3. 不同的导联记录同一心脏电活动的波形是一样的。（ ）

4. 若伤及蛙心的静脉窦，则心脏的活动减弱，甚至停跳。（ ）

5. 最细的毛细血管中可见单个红细胞缓慢流过。（ ）

6. 蛙心灌流时，心脏下方的张力换能器受力片应向上倾斜，防止溶液流进换能器。

7. 正常人S_2在心底部听诊最清晰。（ ）

8. 间接测量肱动脉血压时，为了方便操作，听诊器胸件可以伸入袖带下进行测量。（ ）

9. 运动过后立即测量血压这种做法是不正确的。 ( )

10. 耳缘静脉注射药物时应从远心端开始。 ( )

11. 实验结束后，应结扎颈总动脉的近心端，再将动脉插管拔出。 ( )

12. 若降压神经放电低，可将引导电极向中枢端移动，以便记录到清晰的神经放电。 ( )

（六）问答题

1. 在窦房沟处或房室沟处结扎后，心房和心室停跳时间过长，怎么处理?

2. 代偿间歇是如何出现的?

3. 微循环的通路有哪几条?

4. 控制微循环血流量的闸门分别位于哪里?

5. 如何判断收缩压的大小？其原理是什么?

6. 如何判断舒张压的大小？其原理是什么?

7. 简述心电图中P波、QRS波、T波、P-T间期、S-T段、Q-T间期的生理意义。

8. 将动脉插管插入颈总动脉前，应使管内充满肝素溶液的目的是什么?

9. 实验中所观察到的血压二级波形成的原因是什么?

10. AD、NE两种药物，哪一种对实验动物的升压作用更明显？试分析原因。

11. 直接测量动脉血压时，若压力换能器密封性不好，会出现什么现象?

附：参考答案

（一）单项选择题

1. A 2. A 3. A 4. B 5. C 6. C 7. D 8. B 9. D 10. D 11. C 12. A 13. A 14. C 15. B 16. C 17. A 18. D 19. C 20. A

（二）多项选择题

1. ABE 2. BCD 3. ABC 4. ABCE 5. AC 6. AB 7. AD 8. ABCE 9. ABCD 10. ABCE 11. ABCDE 12. ABCDE 13. ACDE 14. BC 15. ABC

（三）名词解释

1. 具有自动节律性的细胞。

2. 窦房结的自律性最高，是心脏活动的正常起搏点。

3. 心室产生的一次正常节律以外的收缩。

4. 期前收缩之后的一段较长的心脏舒张期。

5. 将引导电极置于肢体或躯体一定部位记录到的心电变化的波形。

6. 为了比较心电图，所规定的一定的记录部位，即导线连接的方法。

7. 人体的组织和体液都可导电，且具有三维空间，因此人体即是容积导体。

8. 内环境即细胞外液，是细胞直接接触和生活的环境。

9. 心肌收缩时，心脏瓣膜关闭和血液撞击心室壁和大动脉壁引起的震动所产生的声音。

10. 心室收缩射血时，动脉血压快速上升达到的最高值。

11. 心室舒张，动脉血压下降，在下次射血前降到的最低值。

12. 神经纤维产生的一连串动作电位。

（四）填空题

1. 任氏液
2. 过高，心肌
3. 心脏舒张期
4. 有效不应期很长
5. 将漆刮掉
6. 两心房去极化过程，两心室去极化过程，兴奋由窦房结传到心室所需的时间，心室肌细胞动作电位平台期的长短，两心室复极化的过程
7. 肌电
8. 接在插在皮下的大头针上
9. 浸过
10. 一，二
11. 变小，减慢，减少
12. 主动脉瓣，任氏液，更换新鲜任氏液
13. 任氏液，心搏
14. 心室收缩的开始，音调较低、持续时间较长、响度较大；心室舒张期的开始，音调较高、持续时间短、响度较低
15. 安静，仰卧位，坐位
16. 心尖部，胸骨左缘第 4、5 肋间，胸骨右缘第 2 肋间，胸骨左缘第 2 肋间
17. 间接测量，汞柱式血压计，上臂，肱
18. 肘窝上 2cm，2 ~ 5mmHg/s
19. 收缩压/舒张压，45°
20. 时间，电压
21. 左臂，右臂，左腿，右臂，左腿，左臂
22. 血压
23. 降压反射
24. 神经放电引导电极，火车开动
25. 变大，变大

（五）判断题

1. 错（心房和心室跳动频率一样）

2. 对
3. 错（不同导联记录到的心脏波形是不同的）
4. 对
5. 对
6. 错（应向下倾斜）
7. 错（正常人 S_2 在胸骨旁第 2 肋间听诊最清楚）
8. 错（听诊器胸件不能伸入袖带下进行测量）
9. 对
10. 对
11. 对
12. 错（应将引导电极向近心端移动）

（六）问答题

1. 在结扎后如果心房和心室停跳时间过长，可用玻璃分针给心房和心室一机械刺激，或对心房、心室加温，促进心房和心室恢复跳动。

2. 紧接着期前收缩后传来的一次窦性兴奋传到心室时，常正好落在期前兴奋的有效不应期内，因而不能引起心室兴奋和收缩，必须等到下次窦房结的兴奋传来，才能发生兴奋和收缩，所以在一次期前收缩之后往往有一段较长的心脏舒张期，称为代偿间歇。

3. 微循环的通路有直捷通路、动静脉短路、迂回通路。

4. 微动脉是控制微循环血流量的总闸门，毛细血管前括约肌是分闸门，微静脉是后闸门。

5. 在水银柱下降过程中，当听到第一声血管音时，血压表水银柱上的刻度值为收缩压。原理是：在放气降压的过程中，当袖带内压力略低于收缩压的瞬间，血液可在压力达到收缩压时，通过被压迫而变窄的肱动脉，形成涡流，发出声音，此时用听诊器在肱动脉远端可听到声音，而血压计水银柱的读数就是收缩压。

6. 当听到第一声血管音后，袖带继续放气，血管音由高变低的这一瞬间，水银柱上刻度值为舒张压。原理是：当袖带内的压力越接近舒张压时，血管内血流由断续变为连续，失去形成涡流的因素，声音突然降低或消失，此时水银柱读数就是舒张压。

7. P 波代表两心房去极化过程，QRS 波群代表两心室去极化过程，T 波代表两心室复极化的过程，P-R 间期代表兴奋由窦房结传导到心室所需的时间，S-T 段代表心室肌细胞动作电位平台期的长短，Q-T 间期的时程与心率成反比关系。

8. 使管内充满肝素可防止在压力作用下流入动脉插管和换能器的血液凝固。

9. 血压二级波与呼吸周期有关。吸气时，胸内负压增大，肺静脉扩张，左心静脉回心血量减少，左心射血量减少，动脉血压降低；呼气时，则反之，动脉血压升高。

10. NE 的升压作用更明显。AD 对总外周阻力的影响不大，而 NE 能使全身血管广泛收缩，外周阻力明显增大，从而使动脉血压明显升高。

11. 直接测量动脉血压时，若压力传感器密封性不好，会出现血液通过动脉插管流向压力换能器，并从换能器中漏出的现象。

四、呼吸

（一）单项选择题

1. 若以肺内压为指标记录呼吸运动，使用的换能器是（　　）

A. 呼吸波传感器　B. 张力换能器

C. 压力换能器　D. 心音换能器

E. 脉搏换能器

2. 呼吸运动与膈肌放电的关系是（　　）

A. 膈肌先放电，随后产生吸气　B. 膈肌放电结束后，产生吸气

C. 吸气时，膈肌不放电　D. 先吸气，再出现膈肌放电

E. 吸气、呼气时，膈肌均放电

3. 适当增加吸入气中的二氧化碳时，呼吸增强的原因是（　　）

A. 刺激颈动脉体、主动脉体化学感受器

B. 刺激中枢化学感受器

C. 刺激颈动脉窦压力感受器

D. 刺激肺牵张感受器

E. 刺激主动脉弓压力感受器

4. 当吸入气中二氧化碳浓度由0.04%增高到7%以上时，呼吸运动的变化是（　　）

A. 呼吸加深加快　B. 呼吸变深变慢

C. 呼吸无变化　D. 呼吸变浅变快

E. 呼吸抑制

5. 静脉注射乳酸时，下列描述错误的是（　　）

A. 血中H^+浓度增高　B. 主要刺激外周化学感受器

C. 对呼吸中枢有抑制作用　D. 使呼吸中枢兴奋

E. 呼吸加深、加快

6. 切断一侧迷走神经时，下列描述正确的是（　　）

A. 呼吸加深、加快　B. 迷走神经传入冲动增多

C. 兴奋“吸气切断机制”　D. 使吸气向呼气转换的时间延长

E. 肺扩张反射作用加强

7. 进行胸膜腔内压测定时，穿刺的部位在（　　）

A. 左锁骨中线第1肋间隙　B. 左锁骨中线第3肋间隙

C. 胸骨左缘第3肋间隙　D. 剑突下

E. 心尖冲动处

（二）多项选择题

1. 呼吸运动过程中与呼吸周期性变化有关的是（　　）

A. 肺内压　　B. 胸膜腔内压

C. 膈肌放电　　D. 膈神经放电

E. 膈肌舒缩活动

2. 长管呼吸时，呼吸加深、加快的原因是（　　）

A. 动脉血中 PCO_2 增高　　B. 动脉血中 PO_2 降低

C. 刺激颈动脉体化学感受器　　D. 刺激中枢化学感受器

E. 刺激颈动脉窦压力感受器

3. 刺激一侧迷走神经中枢端，呼吸的变化及其机制是（　　）

A. 呼吸停止　　B. 迷走神经传入冲动增多

C. 持续抑制吸气的发生　　D. 呼吸加深、加快

E. 肺牵张感受器兴奋

（三）名词解释

1. 呼吸运动
2. 呼吸中枢
3. 肺内压
4. 胸膜腔内压
5. 肺扩张反射
6. 膈神经放电

（四）填空题

1. 做气管插管前，可将家兔舌拉出口腔，目的是____________。
2. 耳缘静脉注射麻醉剂（如3%戊巴比妥钠）时，推注速度应________。
3. 根据______、________等指标来判断麻醉是否生效。
4. 实验过程中如动物醒来，应按__________标准来补充麻醉剂。
5. 缺氧使呼吸增强主要是刺激______，而对中枢是________作用。
6. 切断双侧迷走神经后，呼吸的幅度将______，频率将______。
7. 胸膜腔内压的测定可用______检压计。平静呼吸时，吸气末胸内负压比呼气末要______。
8. 气胸时，胸膜腔内负压将____，肺将______。
9. 膈神经放电的图形呈____，主要发生在呼吸运动的____过程，其声音呈____。

（五）判断题

1. 用压力换能器描记呼吸运动时，其直管通过橡皮管与气管插管的一分支连

接，侧管打开。 ( )

2. 用压力换能器记录呼吸运动曲线时，气管插管通气状态不得变动。 ( )

3. 刺激迷走神经时，应先在肌肉上检查刺激输出的大小。 ( )

4. 引导电极应尽量放在膈神经的中枢端，以便信号不好时向外周端移动。 ( )

5. 行胸膜腔穿刺时，应沿着肋骨下缘垂直刺入胸膜腔。 ( )

（六）问答题

1. 如何用膈肌舒缩活动描记呼吸运动？

2. 迷走神经在呼吸运动的调节中起何作用？

附：参考答案

（一）单项选择题

1. C 2. A 3. B 4. E 5. C 6. D 7. B

（二）多项选择题

1. ABCDE 2. ABCD 3. ABC

（三）名词解释

1. 呼吸肌收缩和舒张引起的胸廓节律性扩大和缩小。

2. 在中枢神经系统内与产生和调节呼吸运动有关的神经细胞群。

3. 肺内气道和肺泡内气体的压力。

4. 胸膜腔内的压力。

5. 肺充气或扩张时抑制吸气的反射。

6. 膈神经产生的动作电位。

（四）填空题

1. 防止舌根后坠堵塞呼吸道

2. 慢

3. 角膜反射，四肢肌张力

4. 补药量不能超过总药量的1/5

5. 外周化学感受器，抑制

6. 增大，减慢

7. 水，大

8. 减小，萎缩塌陷

9. 梭形，吸气，吹风样

（五）判断题

1. 错（侧管关闭）

2. 对

3. 对

4. 错（膈神经的外周端）

5. 错（肋骨上缘）

（六）问答题

1. 用膈肌舒缩活动描记呼吸运动的方法：沿胸骨下端剑突处，打开腹腔，暴露剑突软骨和剑突骨柄，挑起剑突，用小镊子将剑突背面的膈肌条与剑突分离少许，剪断剑突骨柄，完全游离剑突软骨（连有膈肌条），可见剑突软骨随膈肌收缩而上下移动。将连有丝线的铁钩挂住剑突软骨，丝线连接于张力换能器（固定在铁支架上），张力换能器的输入端插入多媒体生物信号记录系统的输入通道，信号输入选“张力”。

2. 家兔的肺扩张反射参与维持正常呼吸节律。迷走神经是肺扩张反射的传入神经，其传入冲动可及时终止吸气，使吸气向呼气转换，呼吸变浅、变快。

五、消化

（一）单项选择题

1. 记录小肠平滑肌的收缩运动时，张力换能器与小肠平滑肌之间的丝线应呈（　　）

A. 15°　　B. 30°　　C. 45°　　D. 60°　　E. 90°

2. 切断外来神经支配不影响其分泌的是（　　）

A. 唾液腺　　B. 胃腺

C. 胰腺　　D. 肝脏

E. 小肠腺

3. 刺激颈部迷走神经可引起（　　）

A. 胃液分泌减少　　B. 胃运动减弱

C. 胃肠括约肌收缩　　D. 小肠分节运动加强

E. 胰液分泌减少

4. 向小肠注入脂肪可引起（　　）

A. 胃液分泌减少　　B. 胰液分泌减少

C. 胆汁分泌减少　　D. 胃排空减慢

E. 胆囊收缩素分泌减少

5. 在观察消化道平滑肌实验中，浸泡制备好的小肠平滑肌用（　　）

A. 任氏液　　B. 台氏液

C. 生理盐水　　D. 75%乙醇溶液

E. 25%乌拉坦溶液

6. 恒温平滑肌槽内水浴温度应在（　　）

A. 38～39℃　　B. 35℃

C. 36℃　　D. 40℃

E. 42℃

7. 制作小肠平滑肌标本通常选用（　　）

A. 空肠　　B. 十二指肠靠近胃的部分

C. 回肠　　D. 十二指肠与空肠交界部分

E. 空肠与回肠交界部分

8. 进行“胆汁分泌的调节”实验时，其插管应插入（　　）

A. 胆囊　　B. 肝左管

C. 肝右管　　D. 肝总管

E. 胆总管

（二）多项选择题

1. 下列施加的实验条件中，能引起小肠平滑肌收缩加强的有（　　）

A. 浴槽内加入0.01%肾上腺素　　B. 浴槽内加入0.01%乙酰胆碱

C. 浴槽内加入1mol/L NaCl　　D. 浴槽内加入1mol/L HCl

E. 降低浴槽内水浴温度至25℃

2. 观察胃肠运动的指标有（　　）

A. 胃内压　　B. 胃液的分泌

C. 胃的运动　　D. 小肠的运动

E. 小肠液的分泌

3. 对消化道平滑肌较敏感的刺激是（　　）

A. 电刺激　　B. 化学物质

C. 温度　　D. 机械牵拉

E. 烧灼

4. 自制促胰液素时，需要准备的溶液有（　　）

A. 0.5% HCl溶液　　B. 0.5% H_2SO_4 溶液

C. 10% H_2CO_3 溶液　　D. 10% NaOH溶液

E. 10% NaCl溶液

（三）名词解释

1. 紧张性收缩

2. 分节运动

3. 胆盐的肠肝循环

（四）填空题

1. 制备离体小肠平滑肌时，应在______剪断肠管。

2. 直接在胃肠表面滴加0.01%乙酰胆碱，胃肠运动将______。

3. 将前端缚有小气囊的导尿管插入家兔胃内，另一端放入水中，没有____出现，呼吸____，表示未误插入气管。

4. 浴槽内先加入0.01%阿托品后，再加入0.01%乙酰胆碱，小肠收缩将________；浴槽内先加入普萘洛尔1mg后，再加入0.01%肾上腺素，小肠收缩将________________。

5. 刺激迷走神经外周端，可使胃肠运动________，胆汁分泌________。

6. 进入小肠的胆汁包括________和________。

（五）判断题

1. 小肠平滑肌节律性收缩的频率比心脏节律性收缩的频率快。（ ）

2. 用无钙台氏液冲洗浴槽内小肠平滑肌后，小肠收缩幅度增大、频率加快。（ ）

3. 空腹情况下，小肠几乎不发生分节运动。（ ）

4. 阿托品可阻断迷走神经兴奋时使胃肠运动增强的效应。（ ）

5. 做胆总管插管时，切口应靠近胆囊管处。（ ）

（六）问答题

1. 离体小肠的运动和离体蛙心的收缩对环境所需条件有何不同？

2. Ca^{2+}在小肠收缩中有何作用？

3. 使用阿托品前后，刺激迷走神经离中端和注射乙酰胆碱的胃运动变化有何不同？机制是什么？

4. 刺激迷走神经离中端可通过哪些机制影响胆汁的分泌？

5. 离体小肠为什么具有节律性的收缩活动？与离体心脏的活动有何不同？

附：参考答案

（一）单项选择题

1. E 2. E 3. D 4. D 5. B 6. A 7. B 8. E

（二）多项选择题

1. BD 2. ACD 3. BCD 4. AD

（三）名词解释

1. 胃肠平滑肌缓慢、微弱而持续的收缩状态。

2. 小肠特有的运动形式，以小肠环行肌为主的节律性收缩和舒张运动。

3. 胆盐进入小肠后，90%以上被回肠末端黏膜吸收，经门静脉又回到肝脏，再形成胆汁分泌入肠，这一过程称为胆盐的肠肝循环。

（四）填空题

1. 近胃侧

2. 收缩加强
3. 气泡，平稳
4. 不出现增强，不出现减弱
5. 加强，增加
6. 肝胆汁，胆囊胆汁

（五）判断题

1. 错（小肠平滑肌也具有自动节律性收缩活动，但是频率慢且不规则）
2. 错（用无钙台氏液冲洗浴槽内小肠平滑肌后，小肠收缩幅度减小、频率减慢）
3. 对
4. 对
5. 错（做胆总管插管时，切口应靠近十二指肠的胆总管处）

（六）问答题

1. 观察离体小肠的运动常用台氏液，观察离体蛙心的收缩时常用任氏液。台氏液和任氏液都属于生理盐溶液，指渗透压、酸碱度、各种离子成分等都和动物细胞外液相似的盐溶液。但是我们观察离体肠的运动，常用的是哺乳类动物，如家兔的小肠。家兔的小肠和两栖类动物的心脏在体外生存所需的液体环境要求不一样。所以台氏液和任氏液虽然都属于生理盐溶液，但是他们的渗透压、离子组成、酸碱度等不一样。

2. 小肠平滑肌属于肌肉组织，平滑肌的收缩是由细胞内 Ca^{2+} 浓度升高所触发的。

3. 使用阿托品前，刺激迷走神经离中端和注射乙酰胆碱均可使胃运动增强。其机制是胃接受迷走神经的支配，当迷走神经兴奋时，节后纤维释放乙酰胆碱，与胃平滑肌上的 M 型胆碱受体结合，引起胃运动增强。所以在实验中刺激迷走神经离中端，使节后纤维释放乙酰胆碱，或者直接注射乙酰胆碱均使胃运动增强。

使用阿托品后，刺激迷走神经离中端和注射乙酰胆碱不会使胃运动增强。其机制是阿托品是 M 型胆碱受体阻滞剂，使用之后，阻断了胃平滑肌上的 M 受体。再刺激迷走神经离中端和注射乙酰胆碱，均不能使胃运动增强。

4. 刺激迷走神经离中端主要通过神经调节和神经-体液调节机制使胆汁分泌增加。刺激迷走神经离中端，使节后纤维释放乙酰胆碱，一方面直接作用于肝细胞和胆囊，使胆汁分泌增加及胆囊收缩排出胆汁。另一方面乙酰胆碱也可作用于 G 细胞，使之分泌促胃液素；作用于 S 细胞，使之分泌促胰液素；作用于 I 细胞，使之分泌缩胆囊素。这三种胃肠激素均可以使胆汁分泌增加。其中促胃液素通过血液循环作用于肝细胞和胆囊，促进肝胆汁分泌和胆囊收缩，也可以间接通过刺激胃酸分泌，再由胃酸作用于十二指肠黏膜，使之释放促胰液素，而引起胆汁分泌；促胰液素主要作用于胆管系统促进胆汁中的水和 HCO_3^- 分泌；缩胆囊素使胆囊收缩、舒张肝胰壶腹括约肌方、促进胆囊中胆汁排出。

5. 安静状态下，在消化道平滑肌静息电位基础上记录到一种缓慢的、自发的、节律性的去极化电位波动，称为慢波电位，又因其决定着消化道平滑肌的收缩节律，故又称基本电节律（BER）。当 BER 的电位波动使细胞膜电位去极化达到阈电位水平时，就可触发一个或多个动作电位，随后出现肌肉收缩。所以离体小肠平滑肌在适宜的环境内，仍能进行良好的节律性活动，但较离体心肌而言，频率慢且不规则。

六、泌尿

（一）单项选择题

1. 在尿生成的实验中观察指标是（　　）

A. 血压　　B. 尿量

C. 呼吸　　D. 动作电位

E. 心电

2. 使用记滴器记录尿量时，应选择的信号输入系统是（　　）

A. 压力　　B. 张力

C. 计数　　D. 心电

E. 神经放电

3. 在尿生成实验中，观察刺激迷走神经的项目时，应该（　　）

A. 直接用刺激电极勾住迷走神经进行刺激

B. 将迷走神经两侧结扎后剪断，电刺激中枢端 5 ~ 10 秒

C. 将迷走神经两侧结扎后剪断，电刺激外周端 5 ~ 10 秒

D. 将迷走神经两侧结扎后剪断，电刺激外周端 1 分钟

E. 将迷走神经两侧结扎后剪断，电刺激中枢端 1 分钟

4. 在进行尿糖定性实验时，应在尿液中加入（　　）

A. 生理盐水　　B. 任氏液

C. 25% 氨基甲酸乙酯　　D. 肝素

E. 班氏试剂

5. 做尿糖定性实验结果为阴性，则溶液的颜色应为（　　）

A. 红色　　B. 蓝色　　C. 绿色　　D. 黑色　　E. 黄色

6. 给家兔静脉注射去甲肾上腺素后血压升高，肾小球滤过率和尿量迅速减少，该动物肾小球滤过率降低的主要原因是（　　）

A. 肾小球毛细血管血压升高　　B. 肾小囊内压升高

C. 肾小囊内胶体渗透压降低　　D. 血浆胶体渗透压升高

E. 肾血流量减少

7. 产生渗透性利尿时，终尿（　　）

A. Na^+升高　　B. 渗透压降低

C. 渗透压升高
D. 渗透压变化小
E. 浓缩

8. 给家兔静脉注射垂体后叶素后尿量减少，该动物尿量减少的主要机制是远曲小管和集合管（　　）
A. 对水通透性增高
B. 对 Na^+重吸收增多
C. 对尿素重吸收增多
D. 管腔内溶质浓度降低
E. 管腔外渗透压升高

9. 在进行麻醉前，称得一只家兔的体重为3kg，则应抽取的20%氨基甲酸乙酯进行麻醉的量是（　　）
A. 20mL　B. 12mL　C. 15mL　D. 18mL　E. 10mL

10. 在家兔所做的下列实验中，不出现尿量增多的是（　　）
A. 静脉注射去甲肾上腺素
B. 静脉注射呋塞米
C. 静脉注射高浓度葡萄糖
D. 静脉注射甘露醇
E. 静脉注射生理盐水

11. 由于班氏试剂中含有（　　），可以用于测试尿中出现的葡萄糖。
A. Na^+　B. Ca^{2+}　C. Cu^{2+}　D. K^+　E. Cl^-

12. 给家兔静脉注射呋塞米后尿量会（　　）
A. 减少，因为ADH分泌增多
B. 增多，因为抑制髓袢升支粗段顶端膜上的 Na^+-$2Cl^-$-K^+同向转运体
C. 减少，因为对水重吸收增多
D. 增多，因为肾血流量升高
E. 增多，因为醛固酮分泌减少

13. 垂体后叶病变时多尿（　　）
A. 为渗透性利尿
B. 为尿崩症
C. 与利尿酸的利尿机制相同
D. 与肾小球滤过率的改变关系密切
E. 为有效滤过压升高

（二）多项选择题

1. 记录尿量时需要用到的工具是（　　）
A. 兔手术台
B. 输尿管插管
C. 刺激器
D. 张力换能器
E. 记滴器

2. 给家兔静脉快速注射生理盐水20mL，其尿量及血压的变化是（　　）
A. 尿量减少
B. 尿量增多
C. 血压不变
D. 血压轻度升高
E. 血压降低

3. 在家兔尿生成的实验中，注射后可以使尿量增多的药品是（　　）

A. 生理盐水　　B. 呋塞米

C. 去甲肾上腺素　　D. 25% 葡萄糖

E. 垂体后叶素

4. 刺激家兔的迷走神经，尿量及血压的变化是（　　）

A. 尿量增多　　B. 尿量减少

C. 血压降低　　D. 血压升高

E. 血压不变

5. 影响肾小球滤过作用的因素有（　　）

A. 滤过膜的通透性　　B. 肾小球有效滤过压的大小

C. 对水的通透性的高低　　D. 肾小球的毛细血管压

E. 肾小球血浆流量

（三）名词解释

1. 肾小球滤过作用
2. 肾小球有效滤过压
3. 肾小管的重吸收
4. 肾小管的分泌作用
5. 渗透性利尿
6. 肾糖阈

（四）填空题

1. 尿的生成包括________ 、________ 和________三个过程。
2. 插输尿管时，不能插入________ ，以避免损伤组织造成出血。
3. 结扎输尿管时应靠近______结扎，插入输尿管插管时应靠近______。
4. 葡萄糖能将班氏试剂中的 Cu^{2+} 还原成______ 。
5. 做尿糖定性实验时，在试管内应加入班氏试剂______和尿液______。

（五）判断题

1. 尿糖定性实验结果为（-），则班氏试剂的颜色为蓝色；结果为（+++），则班氏试剂的颜色为红色。（　　）

2. 刺激家兔的迷走神经使尿量减少，其原因是肾血管收缩，肾血流量减少。（　　）

3. 给家兔注射 25% 葡萄糖使尿量增多，其原因是血浆晶体渗透压升高，ADH 合成释放增多。（　　）

（六）问答题

1. 实验时还未开始给药，尿就很少或无尿，试分析原因。
2. 简述记滴器的工作原理。

3. 简述尿糖定性实验的原理。

4. 在实验中为什么不能过度牵拉输尿管?

5. 除了输尿管插管外，还可采用什么方法记录尿量?

6. 简述注射去甲肾上腺素引起血压及尿量变化的原因。

7. 使用三通管给药时，每推注完一种药物后，应再推注少量生理盐水，目的是什么?

附：参考答案

(一) 单项选择题

1. B 2. C 3. C 4. E 5. B 6. E 7. D 8. A 9. C 10. A 11. C 12. B 13. B

(二) 多项选择题

1. ABE 2. BD 3. ABD 4. BC 5. ABDE

(三) 名词解释

1. 血液流经肾小球毛细血管网时，血浆中的部分水和小分子物质，通过滤过膜滤入肾小囊腔形成原尿的过程。

2. 肾小球有效滤过压是肾小球滤过作用的动力。有效滤过压=肾小球毛细血管血压-(血浆胶体渗透压+肾小囊内压)。

3. 原尿或小管液流经肾小管和集合管时，其中的某些成分通过上皮细胞重新回到血液的过程。

4. 肾小管上皮细胞通过新陈代谢，将代谢产生的物质转运到小管液的过程。

5. 由于小管液中溶质浓度的升高，使小管液渗透压升高，肾小管对小管液中水分重吸收减少，排出尿量增加，称渗透性利尿。

6. 终尿中开始出现葡萄糖时的血糖浓度称为肾糖阈，其值为180mg/100mL。

(四) 填空题

1. 肾小球的滤过，肾小管和集合管的重吸收，分泌

2. 夹层

3. 膀胱方向，肾脏方向

4. Cu^{+}

5. 1mL，2滴

(五) 判断题

1. 对

2. 错(刺激迷走神经导致血压下降，超过了肾脏的自身调节能力范围，肾小球毛细血管压降低，有效滤过压减少)

3. 错（血糖浓度升高超过了肾糖阈，引起渗透性利尿）

（六）问答题

1. 原因有输尿管插管未插入输尿管内，或输尿管堵塞，或输尿管扭曲；腹部切口过大，引起 ADH 分泌；血压下降，尿量减少；气温太低，未保温；血管收缩等。

2. 记滴器主要用于记录各种体液（如尿液、胆汁、消化液等）的分泌量。使用时将受滴器电极的插头插入“受滴”插孔，“记滴”输出导线连至计算机生物信号采集处理系统，当液滴使受滴电极短路时，电路导通，计算机便记录液滴的脉冲一次。

3. 尿糖定性实验所用的班氏试剂中含有 Cu^{2+}，当尿中出现葡萄糖时，葡萄糖具有还原性，可将班氏试剂的 Cu^{2+} 还原成 Cu^{+}，使溶液的颜色变成红色。

4. 输尿管比较柔软，如果过度牵拉，可能引起输尿管出血而堵塞输尿管插管造成尿液不能顺利流出。

5. 除了输尿管插管外，还可以在膀胱体的底部做切口后，从膀胱插入一个插管来引流尿液、记录尿量。

6. 静脉注射去甲肾上腺素，可以与心肌细胞膜上的 β_1 受体结合，使心率加快、心肌收缩力增强、心输出量增多，同时还可与外周血管平滑肌上的 α 受体结合，引起全身血管广泛收缩，使血压升高。但是肾小球毛细血管血压高低既受全身动脉血压的影响，又受肾小球入球小动脉和出球小动脉的口径比例（也就是血管平滑肌舒缩程度）的影响，而后一种因素比前一种因素更为重要。静脉注射去甲肾上腺素可使肾小球入球小动脉收缩，使肾小球毛细血管中血流量降低、滤过率减少、尿量减少。

7. 采用此种方式使用三通管给药是因为每次注射的药物量很少，不能完全通过三通管的全长，从而进入动物的血管内，因此需要再推注少量生理盐水，目的是使药物完全通过三通管的全长进入动物的血液循环内。

七、神经

（一）单项选择题

1. 脊髓动物是指（　　）
   A. 用人工的方法完全离断脑与脊髓之间联系的动物
   B. 保持脑与脊髓联系，但脊髓损伤的动物
   C. 保持脑与脊髓联系，脊髓完好的动物
   D. 保留脑，但脊髓损伤的动物
   E. 以上均不对

2. 在反射弧分析实验中，屈反射、搔爬反射的反射中枢位于（　　）
   A. 大脑皮层　　B. 中脑
   C. 延髓　　D. 脊髓
   E. 小脑

3. 将蛙左侧后肢脚趾浸入 0.5% 硫酸溶液中，该侧后肢屈曲的原因是（　　）

A. 直接刺激了该侧后肢的肌肉

B. 直接刺激了脊髓

C. 兴奋了该侧后肢皮肤上的感受器

D. 直接刺激了该侧后肢的坐骨神经

E. 直接刺激了传入神经

4. 将剥掉皮肤的左后肢脚趾再浸入 0.5% 硫酸溶液中，该侧后肢不出现屈曲的原因是（　　）

A. 破坏了皮肤感受器　　B. 破坏了该侧后肢肌肉

C. 破坏了传入神经　　D. 破坏了传出神经

E. 破坏了神经-肌肉接头

5. 以下描述正确的是（　　）

A. 单个阈下刺激作用于肢体皮肤，引起肢体屈曲

B. 连续多个阈刺激作用于同一处肢体皮肤，不引起肢体屈曲

C. 肢体皮肤相邻部位同时给予多个阈下刺激，可引起肢体屈曲

D. 随着阈上刺激强度的增大，出现肢体运动的范围不变

E. 适当的连续刺激蛙后肢皮肤，出现屈曲，当停止刺激时，肢体立即恢复

6. 电刺激家兔大脑半球左侧顶部内侧，可出现（　　）

A. 左上肢运动　　B. 右上肢运动

C. 左下肢运动　　D. 右下肢运动

E. 耳朵运动

7. 去大脑僵直实验中横切脑干的部位是（　　）

A. 中脑的上、下丘之间　　B. 中脑和间脑之间

C. 中脑和脑桥之间　　D. 脑桥和延髓之间

E. 延髓和脊髓之间

（二）多项选择题

1. 大脑皮层诱发电位实验中所需器械包括（　　）

A. 咬骨钳　　B. 颅骨钻

C. 动脉夹　　D. 皮层诱发电位引导电极

E. 手术刀

2. 深度麻醉时，自发电位和诱发电位的情况是（　　）

A. 自发脑电小　　B. 诱发电位小

C. 自发脑电大　　D. 诱发电位大

E. 无自发脑电

3. 去大脑僵直时，动物表现出（　　）

A. 四肢伸直　　B. 头昂尾翘

C. 脊柱挺直　　D. 呼吸停止

E. 伸肌张力增强

（三）名词解释

1. 脊蛙

2. 脊髓反射

3. 屈反射

4. 反射时

（四）填空题

1. 反射弧由______、______、______、______、______五个部分组成。

2. 完成某一反射，反射弧必须要______和______完整。

3. 在反射弧分析实验中，0.5%硫酸是作为______刺激；电刺激腓肠肌时（大于阈值），腓肠肌将______。

4. 家兔颅骨表面有三条骨缝，分别是______、____和______。

5. 记录大脑皮层诱发电位时，引导电极的银球接触________，参考电极夹在______。

6. 大脑皮层诱发电位分为______、______、______三个时期。

（五）判断题

1. 动物脊髓被破坏后，刺激皮肤的任何部分，均不见反射活动。（　）

2. 为了防止矢状窦破裂出血，可沿矢状缝暴露大脑。（　）

3. 破坏小鼠的小脑时，用金属探针从顶骨后方中央刺入。（　）

（六）问答题

1. 试述中枢内神经兴奋传递的特征。

2. 试述大脑皮层对躯体运动支配的特点。

附：参考答案

（一）单项选择题

1. A　2. D　3. C　4. A　5. C　6. D　7. A

（二）多项选择题

1. ABDE　2. AD　3. ABCE

（三）名词解释

1. 破坏脑组织，保留完整脊髓的蛙。

2. 以脊髓为反射中枢的反射。

3. 肢体皮肤接受伤害性刺激时，受刺激一侧的肢体出现屈曲。

4. 反射活动中，感受器接受刺激到效应器出现反应所需的时间。

（四）填空题

1. 感受器，传入神经，反射中枢，传出神经，效应器
2. 结构，功能
3. 疼痛，收缩
4. 矢状缝，冠状缝，人字缝
5. 兔脑皮层后肢体感区，动物头皮切口
6. 潜伏期，主反应，后发放

（五）判断题

1. 对
2. 错（在矢状缝两侧分别暴露两侧大脑半球）
3. 错（用金属探针垂直穿透一侧小脑上的顶间骨）

（六）问答题

1. 特征：①单向传递；②中枢延搁；③时间总和、空间总和；④兴奋节律的改变；⑤后发放；⑥对内环境变化的敏感和易疲劳。

2. 特点：①交叉性支配：一侧运动区支配对侧躯体运动；②倒置支配：支配下肢肌肉运动的部位位于运动区的上部；③代表区的大小与肌肉运动的精细程度有关；④刺激皮层运动区引起的肌肉运动为少数或个别肌肉的收缩。

八、感觉器官

（一）单项选择题

1. 在视敏度测定时受试者应站在视力表外（　　）

A. 3 米　　B. 4 米　　C. 5 米　　D. 6 米　　E. 5.5 米

2. 若测得某人的视角为 1 分角，根据视力的计算公式其视力应为（　　）

A. 5.0　　B. 4.0　　C. 4.5　　D. 5.5　　E. 4.8

3. 视野范围最大的颜色是（　　）

A. 红色　　B. 黄色　　C. 绿色　　D. 蓝色　　E. 白色

4. 测定视野时需要使用（　　）

A. 视力表　　B. 角膜表面电极
C. 视野图表　　D. 手电筒
E. 色盲图谱

5. 若某人对红色缺乏辨别能力，则属于（　　）

A. 第一原色盲　　B. 第二原色盲
C. 第三原色盲　　D. 单色盲
E. 全色盲

6. 若某人对绿色缺乏辨别能力，则属于（　　）

A. 第一原色盲　　B. 第二原色盲

C. 第三原色盲　　D. 单色盲
E. 全色盲

7. 若某人对蓝色缺乏辨别能力，则属于（　　）
A. 第一原色盲　　B. 第二原色盲
C. 第三原色盲　　D. 单色盲
E. 全色盲

8. 在色盲检查时，被检查者每次检查的时间不应超过（　　）
A. 1 分钟　　B. 45 秒　　C. 30 秒　　D. 20 秒　　E. 15 秒

9. 临床上较为多见的色盲是（　　）
A. 红色盲　　B. 绿色盲
C. 黄色盲　　D. 红绿色盲
E. 黄蓝色盲

10. 检查瞳孔对光反射时需使用（　　）
A. 视力表　　B. 角膜表面电极
C. 视野图表　　D. 手电筒
E. 色盲图谱

11. 记录视网膜电图时角膜表面电极应置于（　　）
A. 瞳孔上方　　B. 瞳孔下方
C. 口腔　　D. 下肢
E. 上肢

12. 振动的音叉放在患者前正中发际，双耳比较，以右耳为响，当分别将振动音叉置于左右外耳道口测试，结果右耳音响不如左耳，应诊断为（　　）
A. 左耳传导性耳聋　　B. 右耳传导性耳聋
C. 左耳感音性耳聋　　D. 右耳感音性耳聋
E. 左右耳皆感音性耳聋

13. 声音传入内耳的主要途径是（　　）
A. 骨传导
B. 颅骨—耳蜗
C. 外耳—鼓膜—鼓室空气—圆窗—内耳
D. 外耳—鼓膜—听骨链+圆窗—内耳
E. 外耳—鼓膜—听骨链—前庭窗—内耳

（二）多项选择题

1. 检查视力时需要用到的工具是（　　）
A. 视野图表　　B. 遮眼罩
C. 视力表　　D. 指示棒
E. 电筒

2. 按照视觉的三原色学说，三种视锥细胞的敏感颜色是（　　）

A. 红　B. 绿　C. 白　D. 黑　E. 蓝

3. 盲点测定时需要用的工具是（　　）

A. 视力表　B. 米尺　C. 白纸　D. 遮眼罩　E. 铅笔

（三）名词解释

1. 视敏度
2. 单色盲
3. 视野
4. 视网膜电图
5. 耳蜗微音器电位

（四）填空题

1. 检查视力时应从______到______。
2. 经检查缺乏红、绿、蓝三种感光细胞的任何一种，称为______。
3. 经检查对三种原色反应能力下降为________。
4. 视野的____ 侧和______侧较小，____ 侧和______侧较宽。
5. 视盘没有感光细胞，外来光线投射于此不能引起视觉，称为________。
6. 记录视网膜电图应在__________内进行。
7. 照射角膜后诱发的视网膜电图首先出现较小的______波，随后出现较高的______波。
8. 耳蜗接受声音刺激后，产生的电位变化称为________。

（五）判断题

1. 颜色视野范围最小的是红色。（　　）
2. 若测得某人的骨传导大于气传导，可判断为传导性耳聋。（　　）
3. 正常人进行瞳孔对光反射检查时，只有照射侧瞳孔缩小。（　　）

（六）问答题

1. 怎样检查视力？
2. 色盲和色弱有什么不同？
3. 如果瞳孔不等大或瞳孔对光反射不存在，说明什么问题？

附：参考答案

（一）单项选择题

1. C　2. A　3. E　4. C　5. A　6. B　7. C　8. C　9. D　10. D　11. A　12. B　13. E

（二）多项选择题

1. BCD　2. ABE　3. BCDE

（三）名词解释

1. 眼睛能分辨两点间最小距离的能力。

2. 对红色或绿色缺乏辨别能力。

3. 单眼固定注视正前方一点时所能看到的空间范围。

4. 视网膜神经元在接受光刺激时发生的综合电反应。

5. 耳蜗接受声音刺激后首先产生的电位变化，与刺激声波的波形、频率相一致的电位变化。

（四）填空题

1. 上，下

2. 色盲

3. 色弱

4. 鼻，额，颞，下

5. 盲点

6. 暗室

7. 正，负

8. 耳蜗微音器电位

（五）判断题

1. 错（应该是绿色）

2. 对

3. 错（两侧的瞳孔都会缩小）

（六）问答题

1. 将视力表悬挂在光线充足而均匀的墙上，但不能让阳光直接照到视力表上，高度应与受试者头部相当。让受试者站在离视力表 5 米远处，先检查右眼，遮住左眼，按实验者的指点说出图形上字母“E”字的缺口方向，检查时应当从上到下指点视标，如果到某一行看不清，应当退回上一行检查。直至该行全部看到，记下边上的视力数，如 1.0 全部看到，则记为“1.0”。如最上一行都看不清，可以让受试者向视力表逐步走近，直至看清楚最大的视标为止。受试者能看清楚的最小图形旁边的数字即为受试者的视力。再用同样的方法测试左眼。

2. 色盲是缺乏红、绿、蓝三种视锥细胞中的任何一种，多为先天性的，绝大多数与遗传有关；而色弱指对三种原色的反应能力下降，患者不缺乏视锥细胞，但对某种视锥细胞的反应能力比正常人低，多是后天引起的。两者之间的区别是：色盲是完全不能分辨一些颜色；而色弱是指分辨颜色的能力差，虽然能分辨，但不能很快地分辨清楚。

3. 瞳孔对光反射的中枢在中脑，因此临床上常把它作为判断中枢神经系统病变部位、麻醉深度和病情危重程度的重要指标。瞳孔不等大或者瞳孔对光反射不存在提示颅内病变可能已侵犯至中脑。

十、综合性实验

（一）单项选择题

1. 家兔的颈外静脉位于（　　）

A. 颈总动脉鞘内

B. 气管旁

C. 颈后部皮下

D. 颈部外侧皮下

E. 颈前肌肉与气管之间

2. 急性失血性休克时，当血压刚低于 40mmHg 时，以下变化正确的是（　　）

A. 心率减慢

B. 尿量增多

C. 微动脉口径缩小

D. 中心静脉压降低

E. 皮肤黏膜出现发绀

3. 急性失血性休克时，当血压维持在 40mmHg 时，以下变化错误的是（　　）

A. 脉搏细数

B. 无尿

C. 呼吸困难

D. 中心静脉压增高

E. 微循环灌流量减少

4. 在抢救失血性休克的家兔中，采用补充血容量的同时先后注射异丙肾上腺素和酚妥拉明的方案，其抢救效果好的原因是（　　）

A. 补充血容量

B. 加强心功能

C. 改善微循环

D. 补充血容量、加强心功能、改善微循环

E. 收缩血管，使血压增高

5. 有机磷农药急性中毒时，只缓解 M 样症状的解救药是（　　）

A. 解磷定

B. 氯解磷定

C. 阿托品

D. 氯筒箭毒碱

E. 十烃季铵

6. 下列有机磷农药急性中毒症状中属于 N 样症状的是（　　）

A. 瞳孔缩小

B. 心率减慢

C. 唾液分泌增多

D. 肌震颤

E. 小便失禁

（二）多项选择题

1. 失血性休克实验的观察指标有（　　）

A. 动脉血压

B. 心率

C. 呼吸频率和幅度

D. 中心静脉压

E. 尿量

2. 给家兔静脉注射敌百虫后出现的中毒症状有（　　）

A. 瞳孔缩小　　B. 呼吸加深、加快

C. 唾液分泌增多　　D. 肌震颤

E. 肌张力增强

3. 能全面解救有机磷农药急性中毒症状的药物是（　　）

A. 解磷定　　B. 氯解磷定

C. 阿托品　　D. 氯筒箭毒碱

E. 十烃季铵

（三）名词解释

1. 失血性休克

2. 中心静脉压

3. 微循环

4. 缺血-再灌注损伤

5. 自由基

6. 氧自由基

（四）填空题

1. 影响动脉血压的因素有______、______、______、______。

2. 对失血性休克的治疗首先强调的是______、______，以提高有效循环血量、心排出量，改善组织灌流，其次合理运用血管活性药物，改善______状态。

3. 有机磷农药急性中毒症状包括____ 样症状和______样症状。

4. 解磷定缓解有机磷农药急性中毒症状的机制是______________________。

5. 心肌缺血时，能量代谢产物中对心脏有保护作用的是______。

（五）判断题

1. 抢救失血性休克时，止血的同时输入丢失的血液量即可。（　　）

2. 有机磷农药中毒的机制是促进神经纤维末梢释放大量的乙酰胆碱。（　　）

3. 血中胆碱酯酶能将乙酰胆碱水解为乙酸和胆碱。（　　）

4. 血中胆碱酯酶活力测定在60%以下，表示中毒。（　　）

5. 缺血预处理组和腺苷预处理组心律失常发生率高于直接缺血-再灌注组。（　　）

（六）问答题

1. 分析失血性休克时，血压降低、中心静脉压降低、尿量减少、微循环灌流量减少的原因是什么？

2. 分析静脉注射阿托品后，瞳孔扩大、唾液分泌减少、心率增快的原因。

附：参考答案

（一）单项选择题

1. D　2. C　3. D　4. D　5. C　6. D

（二）多项选择题

1. ABCDE　2. ACDE　3. AB

（三）名词解释

1. 因大量失血而引起的休克（有效循环血量急剧减少，组织血液灌流量严重不足）。

2. 右心房和胸腔内大静脉的压力。

3. 微动脉与微静脉之间的血液循环。

4. 在一定时间的缺血的基础上，恢复血流灌注后，不仅没使组织器官功能恢复，反而使缺血组织和器官的功能障碍及结构破坏进一步加重，这种现象或病理过程称为缺血-再灌注损伤。

5. 外层轨道上有单个不配对价电子的原子、原子团和分子的总称。

6. 以氧为中心的自由基。

（四）填空题

1. 心输出量，外周阻力，大动脉管壁的弹性，循环血量和血管容量的关系

2. 止血，补充血容量，微循环

3. M，N

4. 恢复胆碱酯酶活性

5. 腺苷

（五）判断题

1. 错（还应运用血管活性药物改善微循环）

2. 错（抑制胆碱酯酶的活性）

3. 对

4. 对

5. 错（低于）

（六）问答题

1 血压降低：失血性休克时，由于血量明显减少，使循环系统平均充盈压降低，引起血压降低。中心静脉压降低：由于血压降低，使回心血量减少，引起中心静脉压降低。

尿量减少：由于血量减少，对左心房容量感受器的刺激减弱，引起 ADH 合成和分泌增加，使肾远曲小管和集合管上皮细胞对水的通透性增强，水的重吸收增

加，尿量减少；休克时，交感神经系统兴奋，使肾血管收缩，肾血流量减少，引起尿量减少；当肾血管收缩时，使球旁细胞分泌肾素增多，进而引起 ADS 分泌增多，作用于肾小管上皮细胞，使水的重吸收增加，引起尿量减少。微循环灌流量减少：由于交感神经兴奋，使微动脉、微静脉等血管收缩，尤其是微动脉收缩明显，引起微循环灌流量减少。

2. 虹膜括约肌由胆碱能神经支配，阿托品可阻断其上的 M 受体，使虹膜括约肌松弛，瞳孔扩大；阿托品通过阻断唾液腺的 M 胆碱受体而抑制其分泌；阿托品阻断心脏窦房结的 M_2 胆碱受体，解除了迷走神经对心脏的抑制作用，使心率加快。

参考文献

[1] 王庭槐. 生理学 [M]. 北京：人民卫生出版社，2018.

[2] 郭健，杜联. 生理学实验 [M]. 北京：人民卫生出版社，2019.

[3] 王建枝，钱睿哲. 病理生理学 [M]. 北京：人民卫生出版社，2018.

[4] 王建枝，钱睿哲. 病理生理学实验指导 [M]. 北京：人民卫生出版社，2017.

[5] 邓树勋，王建，乔德才，等. 运动生理学 [M]. 北京：高等教育出版社，2019.

[6] 王瑞元. 运动生理学 [M]. 北京：人民体育出版社，2012.

[7] 许红. 功能实验指导 [M]. 北京：中医古籍出版社，2006.

[8] 孙飙. 运动生理学实验指导 [M]. 北京：人民体育出版社，2011.

[9] 蒋萍，王红梅，沈岳良. 生理与病理生理学实验指导 [M]. 北京：科学出版社，2006.

[10] 杨芳炬. 机能实验学 [M]. 2 版. 成都：四川大学出版社，2004.

[11] 高兴亚，汪晖，戚晓江，等 [M]. 机能实验学. 北京：科学出版社，2001.

[12] 莫书荣. 实验生理科学 [M]. 2 版. 北京：科学出版社，2003.

[13] 李康，朱佐江. 生理学实验指导 [M]. 北京：人民军医出版社，2000.

[14] 高建新，赵晓光，陈连璧. 生理学实验指导 [M]. 北京：人民卫生出版社，1999.

[15] 施雪筠. 生理学实验指导 [M]. 上海：上海科学技术出版社，1995.